AF009581

INFO-DIENST
Harnsäurestoffwechsel

Urolithiasis 1
Herausgegeben von W. Vahlensieck

Epidemiologie
Allgemeine Kausal-
und Formalgenese
Diagnostik

Unter Mitarbeit von D. Bach H.-P. Bastian
E. Doppelfeld M. Gebhardt A. Hesse
W. Hicking W. Vahlensieck

Mit 52 Abbildungen und 8 farbigen Tafeln

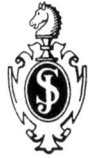

Springer-Verlag Berlin Heidelberg GmbH 1979

ISBN 978-3-662-40736-3   ISBN 978-3-662-41218-3 (eBook)
DOI 10.1007/978-3-662-41218-3

Das Werk ist urheberrechtlich geschützt. Die dadurch begründeten Rechte, insbesondere die der Übersetzung, des Nachdruckes, der Entnahme von Abbildungen, der Funksendung, der Wiedergabe auf photomechanischem oder ähnlichem Wege und der Speicherung in Datenverarbeitungsanlagen bleiben, auch bei nur auszugsweiser Verwertung, vorbehalten. Bei Vervielfältigung für gewerbliche Zwecke ist gemäß § 54 UrhG eine Vergütung an den Verlag zu zahlen, deren Höhe mit dem Verlag zu vereinbaren ist.

Dieses Buch ist ein Vorabdruck aus dem Werk UROLITHIASIS, Vahlensieck, W. (Hrsg.)

© by Springer-Verlag Berlin Heidelberg 1979
Ursprünglich erschienen bei Springer-Verlag Berlin Heidelberg New York 1979

Die Wiedergabe von Gebrauchsnamen, Handelsnamen, Warenbezeichnungen usw. in diesem Werk berechtigt auch ohne besondere Kennzeichnung nicht zu der Annahme, daß solche Namen im Sinne der Warenzeichen- und Markenschutz-Gesetzgebung als frei zu betrachten wären und daher von jedermann benutzt werden dürften.

Satz- und Bindearbeiten: G. Appl, Wemding.
2121/3140-543210

Vorwort

Das Harnsteinleiden zeigt in den letzten Jahren eine ansteigende Tendenz und gewinnt damit für Diagnostik und Therapie zunehmende Bedeutung. Es erscheint deshalb sinnvoll, die in der Literatur verstreuten Forschungsergebnisse zu Epidemiologie, Pathogenese, Diagnostik und Therapie zusammenzutragen und für den Leser das gesicherte Wissen umfassend und verständlich darzustellen.
Erfreulicherweise konnten für die einzelnen Kapitel versierte Experten gewonnen werden, denen ich für ihre Bereitwilligkeit zur Mitarbeit, Anregungen sowie präzise und prompte Manuskripterstellung zu danken habe. Diese Kooperation dokumentiert die Vielschichtigkeit der Probleme und die Notwendigkeit der Zusammenarbeit verschiedener Fachleute, um zu weiteren Erkenntnissen sowie zu einer optimalen Diagnostik und Therapie zu kommen.
Mit den Koautoren hoffe ich, daß die Bände interessierte Aufnahme finden und den Studenten sowie allen am Thema interessierten Ärzten Anregungen und Hilfen bieten können.

Bonn, Juni 1979 W. Vahlensieck

Mitarbeiterverzeichnis

Dr. med. D. Bach
Urologische Universitäts-Klinik
Sigmund-Freud-Straße 25
D-5300 Bonn 1

Priv.-Doz. Dr. med. H.-P. Bastian
Urologische Abteilung des
St. Josef-Hospitals
Schloßstr. 18
D-5210 Troisdorf

Dr. med. E. Doppelfeld
Institut für Klinische und
Experimentelle Nuklearmedizin
der Universität Bonn
D-5300 Bonn-Venusberg

Prof. Dr. M. Gebhardt
Mineralogisch-Petrologisches Institut
der Universität Bonn
Poppelsdorfer Schloß
D-5300 Bonn 1

Dr. rer. nat. A. Hesse
Urologische Universitäts-Klinik
Sigmund-Freud-Straße 25
D-5300 Bonn 1

Dipl. Biol. W. Hicking
Urologische Universitäts-Klinik
Sigmund-Freud-Straße 25
D-5300 Bonn 1

Prof. Dr. med. W. Vahlensieck
Direktor der Urologischen Universitäts-Klinik
Sigmund-Freud-Straße 25
D-5300 Bonn 1

Inhaltsverzeichnis

1	**Epidemiologie** (W. Vahlensieck)	1
1.1	Häufigkeit	1
1.2	Altersverteilung	3
1.3	Geschlechtsverteilung	4
1.4	Vererbung	5
1.5	Konstitution	6
1.6	Umwelteinflüsse	7
1.7	Ernährung	8
2	**Allgemeine Kausal- und Formalgenese** (W. Vahlensieck)	9
2.1	Kausalgenese	9
2.1.1	Pathologische Nierenmorphologie	10
2.1.2	Störung der Urodynamik	10
2.1.3	Disponierende Harnkomposition	10
2.1.3.1	Ungenügende Harndilution	10
2.1.3.2	Vermehrte Ausscheidung lithogener Substanzen	11
	Hyperkalziurie	11
	Hyperoxalurie	14
	Hyperphosphaturie	15
	Hyperurikosurie	16
	Zystinurie	18
	Xanthinurie	19
2.1.3.3	Disponierender Urin-pH	19
	Harnsäurende Faktoren	20
	Harnalkalisierende Faktoren	21
2.1.3.4	Mangel an Inhibitoren	22
2.2	Formalgenese	23

3 Diagnostik ... 34

- 3.1 Klinische Untersuchung (inkl. Röntgenuntersuchung) (W. Vahlensieck) ... 34
- 3.2 Nuklearmedizinische Untersuchungen und ihre Indikation (D. Bach u. E. Doppelfeld) . 40
- 3.2.1 Funktionsuntersuchungen ... 41
- 3.2.1.1 Nierenclearance ... 41
- 3.2.1.2 Isotopennephrogramm (ING) ... 42
- 3.2.2 Lokalisationsuntersuchung ... 43
- 3.2.2.1 Szintigraphie ... 43
- 3.2.3 Anwendung nuklearmedizinischer Untersuchungen in der Urolithiasisdiagnostik ... 45
- 3.2.3.1 Abflußstörung im Nierenhohlraumsystem ... 45
- 3.2.3.2 Ausgußsteine ... 46
- 3.2.4 Leitsätze für die Anwendung nuklearmedizinischer Untersuchungsverfahren in der Urologie ... 46
- 3.3 Ultraschalldiagnostik (D. Bach) ... 47
- 3.4 Laboruntersuchungen ... 49
- 3.4.1 Harn- und Serumuntersuchungen (A. Hesse) ... 49
- 3.4.1.1 Harnuntersuchungen beim Steinleiden ... 50
  - Harngewinnung ... 50
  - Harnkonservierungsmethoden ... 51
  - Harnfarbe ... 51
  - pH-Wert ... 51
  - Dichte des Harns ... 52
  - Osmolalität des Harns ... 52
  - Harnmenge ... 52
  - Schnelltests ... 53
  - Das Harnsediment ... 53
  - Klinisch-chemische Harnuntersuchungen ... 56
- 3.4.1.2 Serumuntersuchungen ... 62
  - Normalbereiche im Serum ... 62
- 3.4.1.3 Laboruntersuchungen bei der Harnsteinkolik ... 62
- 3.4.1.4 Differentialdiagnostik mit Hilfe von Belastungstests ... 62
  - Ammoniumchlorid-Belastungstests (renale tubuläre Azidose) ... 63
  - Harnsäure-Belastungstest (latente Hyperurikämie) ... 64

	Kalzium-Belastungstest (Hyperabsorption, primärer HPT)	64
3.4.1.5	Labordiagnostik bei primärem Hyperparathyreoidismus	65
3.4.2	Harnsteinanalysen	66
3.4.2.1	Chemische Harnsteinanalyse (D. Bach)	66
	Steinpräparation	66
	Qualitative chemische Analyse	66
	Quantitative chemische Analyse	68
	Zusammenfassung	70
3.4.2.2	Harnsteinanalyse mittels Infrarotspektroskopie (A. Hesse)	70
	Prinzip der Methode	70
	Geräte	72
	Untersuchungstechnik	72
3.4.2.3	Harnsteinanalyse mittels Röntgendiffraktion (M. Gebhardt)	77
	Kristall- kristallines Aggregat	77
	Röntgendiffraktion	83
	Analysenmethoden	98
	Ergebnisse der quantitativen Harnsteinanalyse	118
3.4.2.4	Polarisationsmikroskopische Harnsteinanalyse (W. Hicking)	121
	Theoretische Bemerkungen	122
	Untersuchung von Körnerpräparaten	124
	Untersuchung von Dünnschliffpräparaten	125
3.4.2.5	Raster-Elektronenmikroskopie (H.-P. Bastian)	127
	Wirkungsweise des REM	128
	Probenpräparation	128
	Die Critical-Point-Trocknung	128
	Morphologie kristalliner Harnsteinkomponenten im REM	130

Literatur 135

Tafelanhang 143

1 Epidemiologie
W. Vahlensieck

Berichte aus der Antike, über die Steinschneider des Mittelalters wie aus der Neuzeit belegen, daß das *Harnsteinleiden* zu allen Zeiten ein schmerzhaftes Problem war und auch heute noch ist. Trotz der in aller Welt intensivierten Forschungsarbeit und zunehmend neuer Erkenntnisse über Pathogenese, Diagnostik und Therapie, sind noch viele Fragen zu klären und bedarf es weiterer intensiver Bemühungen aller mit diesem Krankheitsbild konfrontierten Fachgebiete, um in intensiver und enger Kooperation endlich auch dieses Leiden in den Griff zu bekommen.

1.1 Häufigkeit

Die Feststellung der Häufigkeit des Harnsteinleidens basierte in der Regel auf *Krankenhausstatistiken*. So hatten BOYCE et al. 1956 in einer groß angelegten Krankenhausstudie für die USA festgestellt, daß pro Jahr etwa 0,1% der gesamten Bevölkerung wegen eines Harnsteinleidens in ein Krankenhaus eingewiesen wurden. Ähnliche Zahlenangaben kamen 1964 von ANDERSON für Großbritannien und 1976 von ALMBY et al. für Schweden. Problematisch waren diese Statistiken, weil sie nicht die Morbidität ganzer Populationen widerspiegelten. So wies HEDENBERG (1951) bei einer umschriebenen Population in Schweden nach, daß nur 23% der Harnsteinkranken in ein Krankenhaus eingewiesen worden waren. Auf bestimmte Bezirke und Zeitabschnitte bezogene Erhebungen haben dann auch deutlich gemacht, daß die Inzidenz wesentlich höher anzusetzen ist, als bisher angenommen wurde und daß insbesondere auch in den letzten 2 Jahrzehnten eine eindeutige Zunahme dieses Leidens zu verzeichnen ist.
SCHMINCKE und LENGWINAT berichteten 1968 über eine statistische Erhebung im Kreis Zittau (108052 Einwohner), nach der sich eine Morbidität von 10,7‰ bei Männern und von 5‰ bei Frauen ergeben hatte, sowie die Tatsache, daß 2,2% aller Männer zwischen 25 und 55 Jahren

Harnsteine hatten. HIENZSCH (1973) sprach unter der Annahme, daß 1–2% der Bevölkerung harnsteingefährdet oder -krank sind, von einer „Volkskrankheit", wobei er Parallelen zum Diabetes mit 1,5% und Rheumatismus mit 1% aufzeigte. LJUNGHALL und HEDSTRAND (1975) stellten dann bei 2322 Männern in Uppsala im Alter von 49 und 50 Jahren fest, daß 13,7% dieser Männer bis zu diesem Zeitpunkt Steinepisoden erlebt hatten. Bei einer Gruppe von 331 Männern im Alter von 60 Jahren registrierten LJUNGHALL und WAERN (1977) sogar in 18,1% der Fälle Steinepisoden. Bei 4960 Männern im Alter von 35–63 Jahren, die in Stockholm bzw. Uppsala zwischen 1970 und 1975 an einer Gesundheitsüberwachung teilnahmen, registrierten LJUNGHALL et al. (1977) bis zum Zeitpunkt der Erhebung in 8,9% der Fälle Steinepisoden. Bei 9532 Frauen im Alter von 35–63 Jahren konnten die Autoren bei ihren Erhebungen jedoch nur in 3,2% der Fälle Steinepisoden konstatieren. Die Auswertung der gesamten Studie an 17145 Individuen beider Geschlechter im Alter von 35–63 Jahren (74–84% Beteiligung von Menschen dieses Alters in Stockholm und Uppsala) ergab eine Inzidenz des Harnsteinleidens zwischen 1–3% bei den Männern, sowie 0,5% bei den Frauen, d. h. dieser Prozentsatz der Population erkrankte im 5-Jahres-Beobachtungszeitraum erstmals an einem Harnsteinleiden. Besonders beachtenswert war bei diesen Erhebungen die Feststellung, daß die jüngeren Patienten häufiger die Manifestation eines Steinleidens erlebten, als die älteren Patienten es im gleichen Lebensabschnitt erlebt hatten. So waren bei den jüngeren Männern bis zum 30. Lebensjahr Steinepisoden in 3,2% der Fälle zu konstatieren, während die älteren Probanden nur in 1,4% der Fälle bis zum 30. Lebensjahr Steinepisoden registriert hatten. Bei den Frauen ergaben sich Prozentsätze von 2,7:0,4%. Diese Fakten wurden als eindeutiger Beweis für die Zunahme des Harnsteinleidens in den letzten beiden Jahrzehnten angesehen.

Gleichzeitig wurde bei bekannten Steinbildnern eine Rezidivquote von 42% bei den Frauen und von 42–52% bei den Männern festgestellt. Diese hohen Rezidivquoten sind dadurch zu erklären, daß im Beobachtungszeitraum auch Patienten mit Rezidiven erfaßt wurden, bei denen die erste Steinmanifestation viele Jahre zurücklag und die schließlich ohne Rezidivprophylaxe gelebt hatten. Ansonsten läßt sich heute durch eine konsequente Behandlung die Rezidivquote sowohl bei Kindern wie bei Erwachsenen auf 10–5% herabdrücken (VAHLENSIECK 1968, 1973, 1977, 1978). Faßten LJUNGHALL et al. (1977) und LJUNGHALL (1978) die Patienten mit erstmaliger Steinmanifestation und mit Rezidivsteinen zusammen, ergab sich im 5-Jahres-Beobachtungszeitraum in Abhängigkeit von der Altersgruppe eine Steinmanifestation beim gesamten Kollektiv der Männer zwischen 3 und 8% und bei den

Frauen von rund 1%. Ähnliche Zahlen haben LARSEN und PHILIP (1962) für Dänemark sowie WESTLUND (1973) für Norwegen angegeben und muß man wohl für ganz Europa kalkulieren.

1.2 Altersverteilung

2–3% der Harnsteinpatienten sind Kinder. Umstritten ist hier die Frage nach bestimmten Altersgipfeln. ECKSTEIN (1965) sowie HELBIG und GHARIB (1969) konstatierten einen Häufigkeitsgipfel zwischen 2. und 5., OSTERHAGE et al. (1977) im 2. sowie im 7. und 8. Lebensjahr. VENDL (1975 a u. b) registrierte bei 400 Steinkindern in 4,5% der Fälle erste Symptome im 1., in 15% im 1.–3., in 24,5% im 3.–6. und in 56% im 6.–15. Lebensjahr. Im eigenen Krankengut konnte bei 94 Kindern mit Harnsteinen kein eindeutiger Altersgipfel festgestellt werden. Auch MARQUARDT und NAGEL (1977) sahen bei 143 Kindern mit Harnsteinen keine besondere Häufung in einem bestimmten Lebensalter. 45% dieser Kinder kamen während der ersten 4 Lebensjahre zur Behandlung. Nimmt man alle diese Statistiken zusammen, ergibt sich, daß bei etwa $^1/_3$ der Kinder zwischen 1. und 5. Lebensjahr, $^1/_3$ zwischen 5. und 10. Lebensjahr und einem weiteren $^1/_3$ zwischen 10. und 15. Lebensjahr ein Harnsteinleiden diagnostiziert wird. Zweifellos sind auch bei diesen Statistiken Ungenauigkeiten zu sehen, da auch diese Zahlen von den Zufälligkeiten der Krankenhausstatistik abhängen. So wies auch OTTO-UNGER (1978) darauf hin, daß bei Kleinstkindern Steine seltener abgehen und die Infektrate höher ist als bei Schulkindern. Diese Kinder brauchen vermehrt den Operateur und Spezialisten, gehen also auch mehr in die Statistiken operativer Abteilungen ein. Dies war nicht so bei Schuljungen, bei denen die Pädiater Steine spontan zum Abgang brachten und die Kinder auch nicht dem Urologen vorstellten, wenn Harnwegsanomalien ausgeschlossen worden waren. Die Hälfte dieser Kinder wurde also in den Statistiken der regionären operativen Abteilungen nicht erfaßt.

Bei einer Population von 200 000 Kindern im Alter von der Geburt bis zu 12 Jahren stellte OTTO-UNGER (1978) bei 91 Kindern, d. h. bei 5‰, Steinepisoden oder ein manifestes Harnsteinleiden fest. In zwei weiteren Beobachtungsjahren wurde dann pro Jahr jeweils 1 neue Steinmanifestation pro 10 000 Kinder registriert. Interessant war dabei, daß die neuen Steinmanifestationen vorwiegend zwischen dem 7.–12. Lebensjahr diagnostiziert wurden (6 Vorschulkinder gegenüber 34 Schulkindern). Diese Zahlen geben zumindest Anhaltspunkte, wenngleich auch hier Probleme der Statistik darin zu sehen sind, daß die Kinder von 13–15 Jahren fehlen und die von OTTO-UNGER (1978) selbst aufgeworfene Frage, ob die häufigere Entdeckung im Schulalter nicht mit einer konsequenteren Untersuchung (Dispensairebetreuung) „der nicht wenigen jüngeren Schulkinder mit Hämaturie, als deren Ursache sich nach einiger Zeit öfter eine Urolithiasis herausstellt", zusammenhängt.

Interessante Daten lieferte eine Studie von MEHNERT und HOKO (1978), die alle 1974 in der DDR stationär behandelten Fälle von Harnsteinen auswerteten, wobei als Bezugsgröße zur Häufigkeit des kindlichen Harnsteinleidens aus dem statistischen Jahrbuch der DDR für 1975 die Einwohnerzahl, aufgeschlüsselt nach Altersgruppen und Geschlecht, herangezogen wurde. In Anbetracht der bekannten Fehlerquote der Signierstreifenkodierung wurden allerdings in die Berechnung nur die operativen Fälle und die Spontanabgänge einbezogen. Die ermittelte Häufigkeit der kindlichen Urolithiasis pro 10^5 Kinder des gleichen Alters und Geschlechts 1974 in der DDR ließ keinen eindeutigen Altersgipfel erkennen. In den ersten 3 Lebensjahren wurden pro 10^5 Kinder bei 5,5 Knaben und 2,9 Mädchen Harnsteine manifest, von 3–6 Jahren bei 4,8 Jungen und 2,0 Mädchen, von 6–9 Jahren bei 6,5 Knaben und 4,0 Mädchen, von 9–12 Jahren und 4,8 Jungen und 7,6 Mädchen, von 12–15 Jahren bei 6,6 Jungen und 5,5 Mädchen.

Schwierig zu beurteilen und mit den üblichen Vorbehalten gegen die Statistik ist auch die Altersverteilung bei Erwachsenen. Für Männer wurde wiederholt ein Altersgipfel zwischen 25 und 40 Jahren beschrieben. Demgegenüber fanden sich bei Frauen zwei Gipfel, nämlich zwischen 25 und 40 Jahren, sowie zwischen dem 50. und 60. Lebensjahr (HAUCK, 1943; ALKEN u. HERMANN, 1957; HIENZSCH, 1973). MATES und KRIŽEK (1955) sowie INADA et al. (1958) fanden in ihrem Krankengut jedoch diese Zweigipfligkeit bei Frauen nicht bestätigt. Die Untersuchungen von LJUNGHALL et al. an Populationen in Stockholm und Uppsala bestätigten das relativ seltene Vorkommen von Harnsteinen vor dem 20. Lebensjahr. Von da an war bei Männern wie bei Frauen praktisch ein linearer Anstieg der Häufigkeit von Steinmanifestationen mit zunehmendem Alter zu konstatieren, ohne daß sich eindeutige Altersgipfel ergaben.

1.3 Geschlechtsverteilung

Auch über die Geschlechtsverteilung gab es recht differente Angaben, doch wurde zumeist eine häufigere Manifestation beim männlichen Geschlecht konstatiert (BOSHAMER 1961). MEHNERT und HOKO (1978) errechneten für die Kinder bis zum 15. Lebensjahr ein Verhältnis von Jungen zu Mädchen von 1,3:1. Bei Mitberücksichtigung der Lebensjahre von 16–18 ergab sich dann ein Verhältnis von 1,1:1. LJUNGHALL (1978) stellte kürzlich fest, daß die Häufigkeit einer Harnsteinmanifestation bis zum 30. Lebensjahr bei seinen männlichen und weiblichen Probanden etwa gleich war. Auch OTTO-UNGER (1978) konnte bei ihrer Jahreserhebung an 200000 Kindern bei Knaben und Mädchen bis zum 12. Lebensjahr keinen eindeutigen Geschlechtsunterschied feststellen (0,5‰:0,4‰). Sie fand auch kein Überwiegen der Knaben mit primärem Steinbefall im Schulalter, obwohl 1975 und 1976 bei den Neuzugängen der Schulkinder das Verhältnis von Knaben zu Mädchen 1,6:1 betrug.

Unstreitig ist dagegen, daß bei Patienten über 30 Jahre eine Harnsteinmanifestation bei Männern 2–3 mal häufiger vorkommt, als bis zum 30. Lebensjahr, während die Inzidenz bei Frauen etwa gleichbleibend ist (LJUNGHALL 1978).

1.4 Vererbung

GRAM (1932) beschrieb das Auftreten eines Oxalatsteinleidens in einer Familie über fünf Generationen und erörterte die Möglichkeit der Vererbung einer Disposition zur Harnsteinbildung. MATES und KRIŽEK (1955) registrierten bei 2340 Patienten mit Harnsteinen, daß bei 12,5% der Fälle auch Eltern und Geschwister ein Harnsteinleiden hatten. 5% der Kranken von GROSSMANN (1931), 7% der Patienten von HELLSTRÖM (1925), jedoch nur 2,6% der Harnsteinkranken von ALKEN und HERMANN (1957) legten den Verdacht auf eine vererbte Disposition nahe.

Bis heute haben sich keine eindeutigen Hinweise auf die Möglichkeit einer grundsätzlichen, genbedingten Disposition für ein Harnsteinleiden ergeben. Dagegen spricht auch die außerordentliche Variabilität der Kausalgenese von Harnsteinen und die sehr unterschiedliche Konstellation verschiedenster Kausalfaktoren im Rahmen der multifaktoriellen Kausal- und Formalgenese, die praktisch jeder Manifestation eines Harnsteines die individuelle Note geben. Möglich ist allerdings die Vererbung bestimmter Störungen, die als Kausalfaktoren der Harnsteingenese anzusehen sind (siehe Abschnitt 2). Nachdem heute bekannt ist, daß der vermehrte Konsum an tierischem Eiweiß direkt mit der zunehmenden Häufigkeit von Harnsteinen korreliert, ist anzunehmen, daß die Ernährungsgewohnheiten einer Familie eher als Ursache einer familiären Häufung des Harnsteinleidens anzusehen sind, als vererbte Anlagen (VAHLENSIECK 1977). Typisches Beispiel dafür ist auch die Tatsache, daß die Schwarzen in Afrika, trotz disponierender klimatischer Verhältnisse, relativ selten Harnsteine bilden, die Häufigkeit aber ansteigt, wenn die Schwarzen in eine Umgebung mit häufigerer Steinmanifestation kommen (EICKENBERG 1978). Andererseits ist eine latente Disposition nicht auszuschließen, die erst bei einem Überkonsum an lithogenen Substanzen zur Steinbildung führt und erklärt, warum nicht alle Menschen unter gleichen Bedingungen Steine bilden.

1.5 Konstitution

Wie sehr die Konstitution die Frage der Entstehung eines Harnsteines auf kausalpathogenetischer Seite mitbestimmen kann, ist wiederum am Beispiel der Schwarzen zu belegen. Abgesehen von speziellen Ernährungsgewohnheiten wurde das seltene Vorkommen von Harnsteinen bei Schwarzen von WINSBURY-WHITE (1955) darauf zurückgeführt, daß das *Hautpigment* einen Schutz vor übermäßiger Vitamin-D-Bildung gewährt. Da bei Weißen unter vermehrter Sonneneinwirkung tatsächlich ein verstärkter Vitamin-D-Metabolismus mit konsekutiver Hyperkalziurie beobachtet wurde, kommt diesem konstitutionellen Merkmal der Schwarzen bezüglich der Frage der Häufigkeit einer Steinmanifestation wohl echt eine Bedeutung zu und erklärt auch, warum bei Umstellung auf eine disponierende Kost, die Häufigkeit der Steinmanifestation immer noch geringer bleibt, als bei Weißen unter gleichen Bedingungen.

Hinzuweisen ist hier auch auf den Einfluß von *Oestrogen* auf den Harnsäurestoffwechsel. Frauen weisen während des gebärfähigen Alters eindeutig tiefere Serumharnsäurewerte auf als Männer und daraus resultiert konstant auch eine niedrigere Ausscheidung von Harnsäure im Urin. Damit ist die Gefahr, daß die Harnsäure im Urin saure Mukopolysaccharide, d. h. Hemmkörper der Kristallisation von Kalzium-Oxalat, blockiert, sehr viel geringer. Darin dürfte zweifellos ein Grund für die geringere Harnsteininzidenz bei Frauen zu sehen sein.

Weitere zur Harnsteinbildung disponierende konstitutionelle Faktoren werden im Abschnitt 2 unter den Kausalfaktoren *(pathologische Nierenmorphologie, Störungen der Urodynamik* sowie Faktoren zur Bildung einer *disponierenden Harnkomposition)* im Detail erörtert.

1.6 Umwelteinflüsse

Entscheidende Bedeutung für die Harnsteinbildung können schließlich verschiedene Umwelteinflüsse haben.
Im Vordergrund der Betrachtung standen hier die sogenannten ausgesprochenen *Steingebiete* wie Ungarn, Süditalien, Sardinien, Sizilien, Ägypten, Südchina, Nordwestindien und der Wolgadistrikt. Es handelt sich hier um Gebiete, in denen früher vorwiegend Harnblasensteine gefunden wurden, deren Vorkommen auf subvesikale Abflußbehinderungen und einen Mangel an Phosphatzufuhr zurückgeführt wurde. Mit der besseren und früheren Erfassung und Behandlung solcher Veränderungen ist die Manifestation von Harnblasensteinen eindeutig rückläufig und finden sich Harnsteine mehr in den typischen Lokalisationen, soweit nicht durch lokale Besonderheiten (z. B. Bilharziose in Ägypten) hier noch andere Kausalfaktoren hineinspielen. Zu erwähnen sind aber auch die von BOSHAMER (1961) zusammenfassend dargestellten, kleineren, umschriebenen Gebiete, in denen ebenfalls eine häufigere Harnsteinbildung registriert wurde, wobei jedoch Blasensteine eher seltener vorkamen. Hier ist Irland zu nennen und in England die Gebiete Norfolk, Cambridgeshire und Suffolk. Holland gilt als steinreich, in Frankreich der Osten und Südosten, in Deutschland Schlesien, Rheinland, Württemberg und Oberbayern. Auch in der Türkei, in Nordchina und in Japan kommen mehr Nieren- als Blasensteine vor. In den USA ist der südöstliche Teil zu nennen, in Südamerika Südecuador, Nord- und Zentralchile, Nordost-Brasilien, Peru und Teile Argentiniens.
Der *Härtegrad* des Wassers wurde hier immer wieder als ursächlicher Faktor diskutiert, doch fanden sich häufige Steinmanifestationen sowohl in Gebieten mit hartem wie mit weichem Wasser. SIERAKOWSKI et al. haben kürzlich auch für die gesamten Vereinigten Staaten nochmals aufgezeigt, daß der Härtegrad des Wassers keinen entscheidenden Einfluß hat.
Offen ist die von PRIEN (1955) diskutierte Frage, ob ein an *Magnesium* besonders armer Boden hier eine Rolle spielen kann. Auch beim Magnesium-Symposium in Jena 1975 wurde der differente Magnesiumgehalt in Böden unterschiedlicher geologischer Herkunft bestätigt und die Möglichkeit einer ungenügenden Versorgung des Menschen mit Magnesium aus Trinkwasser und Gemüse diskutiert (SCHNEIDER u. ANKE 1976). Da das Magnesium als Inhibitor der Harnsteinbildung gilt, sind diese Fragen nicht ohne Bedeutung.
Besondere Aufmerksamkeit ist auch den *klimatischen* Verhältnissen zu schenken. Heiße trockene Luft führt zu einer überdurchschnittlichen

Transpiration mit konsekutivem, geringen Urinvolumen und hoher Konzentration der lithogenen Substanzen. Inwieweit diese Gegebenheiten allerdings zu einem Teilfaktor der Harnsteinbildung werden, hängt absolut vom Umfang der ausgleichenden Flüssigkeitszufuhr ab. Dasselbe gilt selbstverständlich auch bei starkem Flüssigkeitsverlust durch *körperliche Anstrengung*, bei entsprechenden *Arbeitsplatzbedingungen* (z. B. Arbeit am Hochofen) sowie in der *Sauna* und bei *Fieber*.

Zu eruieren sind hier schließlich auch besondere *berufliche* und *private* Situationen. HAUCK (1943) wie ALKEN und HERMANN (1957) wiesen eindeutig den relativ höchsten Steinbefall bei sitzenden Berufen und stehenden Schwerarbeitern sowie wetterausgesetzten Berufsgruppen nach. Bei den beiden ersten Gruppen ist in pathogenetischer Hinsicht an eine mangelhafte Durchblutung wie an eine Harnalkalisierung im Gefolge der Bewegungsarmut zu denken, während in der letzten Gruppe insbesondere Infektionen der Harnwege im Vordergrund stehen dürften. In heutiger Zeit sind zu den Bewegungsarmen aus dem privaten Bereich auch die passionierten Autofahrer und Fernsehzuschauer zu nennen. Im beruflichen, wie im privaten Bereich ist aber auch nicht ganz selten eine zunehmende Streßbelastung zu registrieren, aus der bei gesteigertem Grundumsatz und zunehmender motorischer Unruhe schließlich auch Harnsäuerungen und eine vermehrte Ausscheidung von Harnsäure, d. h. zwei Kausalfaktoren der Harnsäuresteinbildung resultieren können.

1.7 Ernährung

Wesentlicher Kausalfaktor der Harnsteinbildung ist aber schließlich die Ernährungsweise, wobei eine falsche und zu üppige Ernährung im Vordergrund steht. Die Details einer zur Harnsteinbildung disponierenden Kost und Flüssigkeitszufuhr werden im Abschnitt 2 ausführlich dargelegt. Bestätigt wird diese Auffassung nicht zuletzt durch die beobachteten *Harnsteinwellen* in Zeiten der Prosperität und das deutlich seltenere Auftreten von Harnsteinen während des ersten Weltkrieges, der Weltwirtschaftskrise 1928, des zweiten Weltkrieges und der Nachkriegszeit, als die Menschen nicht mehr zu essen bekamen als sie unbedingt benötigten. Mit hinein spielen aber auch aus dem Überkonsum resultierende Erkrankungen wie Herz- und Kreislauferkrankungen, Diabetes, Adipositas und Gicht sowie schließlich der Abusus von Alkohol und Tabletten.

2 Allgemeine Kausal- und Formalgenese
W. Vahlensieck

Die Entstehung eines Harnsteins ist stets Folge eines multifaktoriellen Geschehens, bei dem zwischen kausalgenetischen und formalgenetischen Aspekten zu unterscheiden ist.

2.1 Kausalgenese

Es gibt eine Vielzahl von Kausalfaktoren der Harnsteinbildung, deren Art und Zusammentreffen bestimmen, ob und wo ein Stein entsteht sowie welche Komponenten er enthält. Die Schwierigkeit der Klärung der Kausalgenese im Einzelfall liegt darin, daß nach einer Vielzahl möglicher Ursachen gefahndet werden muß, ferner daß das Zusammentreffen der disponierenden Ursachen nur temporär manifest gewesen sein kann und schließlich, daß die Aufdeckung der Ursachen nicht selten aufwendige und schwierige Untersuchungsmethoden erfordert.

Tabelle 1. Kausalfaktoren der Harnsteinbildung

I. Pathologische Nierenmorphologie
II. Störungen der Urodynamik
1. Dystopien von Nieren und Harnwegen
2. Angeborene oder erworbene Harnwegsengen
3. Funktionelle Dyskinesien
III. Disponierende Harnkomposition
1. Harnübersättigung
a) Ungenügende Harndilution
b) Vermehrte Ausscheidung lithogener Substanzen
2. Disponierender Urin-pH
3. Mangel an Inhibitoren

Die Tabelle 1 zeigt eine Klassifikation der Kausalfaktoren, denen dann jeweils noch eine Vielzahl von Subfaktoren zuzuordnen ist.

2.1.1 Pathologische Nierenmorphologie

Als pathomorphologische, zur Harnsteinbildung disponierende *Nierenveränderungen* sind Markzysten, pyelogene Zysten, polyzystische Nierendegeneration sowie durchblutungsbedingte Gewebsdegenerationen bzw. Nekrosen anzusehen. Hervorzuheben ist in diesem Zusammenhang die sog. Kalziummilchniere, die Nephrokalzinose und der typische Papillenstein, der wie ein Stalaktit im Gefolge der Inkrustation nekrotisierter Papillen (bei Diabetes, extremer Hypotonie) anmutet.

2.1.2 Störung der Urodynamik

Eine *Störung des Harnabflusses* infolge von Nierenfehllage (Beckenniere, Nephroptose) bzw. Formanomalie (L-Niere, Hufeisenniere) oder angeborener bzw. erworbener Engen der Harnwege, ist als weiterer bedeutsamer Teilfaktor anzusehen. Kelchhalsstenosen, Harnleiterabgangsstenosen, prävesikale Harnleiterstenosen, Ureterocelen, Refluxe, Harnblasenausgangs- und Harnröhrenstenosen sind nicht selten sehr diskret, genügen u. U. aber doch, um Nukleationen, Kristallbildungen und Aggregationen zu fördern, indem ihre Ausschwemmung mit dem Harnstrom behindert wird.
Die gleiche Bedeutung haben auch funktionelle urodynamische Störungen wie etwa bei einer Immobilisation, neurologischen Läsionen oder während der Gravidität. Bei sorgfältiger Suche ist bei etwa 60 bis 70% der Patienten mit sog. idiopathischen Harnsteinen eine mehr oder weniger ausgeprägte Störung des Harntransportes festzustellen.

2.1.3 Disponierende Harnkomposition

Nicht minder bedeutsam als Teilfaktoren der Harnsteinbildung sind alle Ursachen, die zu einer *disponierenden Harnkomposition* führen, bei der es im Gefolge der Überschreitung des Löslichkeitsproduktes dann zu einer Nukleation kommen kann.

2.1.3.1 Ungenügende Harndilution

Eine *ungenügende Harndilution* infolge unzureichender Flüssigkeitszufuhr oder im Gefolge ungewöhnlichen Flüssigkeitsverlustes (Klima, Arbeitsbedingungen, Sauna, Fieber usw.) ohne ausreichende Substitution führt zu einer hohen Konzentration der Steinbildner im Urin. Bei Hinzutreten anderer Kausalfaktoren besteht dann die erhöhte Gefahr einer Harnsteinbildung.

2.1.3.2 Vermehrte Ausscheidung lithogener Substanzen

Als weiteres Risikomoment ist die *vermehrte Ausscheidung lithogener Substanzen* im Urin anzusehen. Die Problematik der Erfassung derartiger Ursachen liegt einmal darin, daß die Ausscheidung bestimmte Spitzen oder Rhythmen haben kann, die aber bei der Untersuchung des 24-Std.-Sammelurins maskiert werden. Zum anderen sind die Untersuchungsmethoden z. T. recht diffizil, so daß ein solches Screening insgesamt zweifellos nicht zu den Routineuntersuchungen zu zählen und in der Regel speziellen Untersuchungsstellen vorbehalten ist.

Hyperkalziurie

Wiederholt ist nachgewiesen worden, daß sich mit ansteigender Ausscheidung von Kalzium im Urin auch das Risiko einer Harnsteinbildung erhöht. Als normal wird dabei eine Kalziumausscheidung von unter 200 mg in 24 Std angesehen.

Tabelle 2. Ursachen einer Hyperkalziurie

I. Gesteigerte intestinale Absorption
1. Vitamin-D-Überdosierung oder Überproduktion von Metaboliten (M. Boeck)
2. Hyperparathyreoidismus (primär oder sekundär)
3. Überkonsum von Kalzium

II. Gesteigerte Knochenresorption
1. Hyperparathyreoidismus (primär oder sekundär)
2. Osteoporose [Immobilisation (M. Paget, Trauma, Plegien), M. Cushing, Thyreotoxikose, lange Behandlung mit ACTH oder Cortison, postklimakterisch]
3. M. Kahler
4. Knochenmetastasen

III. Gesteigerter renaler Verlust
1. Verminderte renale Kalzium-Resorption

Für eine Hyperkalziurie gibt es eine Vielzahl von Ursachen und es muß im Einzelfall nach der speziellen Ursache gefahndet werden. Grundsätzlich sind dabei folgende Formen zu unterscheiden: absorptive Form, resorptive Form, renale Form.

Bei der *absorptiven Form* steht eine intestinale Hyperabsorption von Kalzium im Vordergrund. Die resultierende erhöhte Serumkonzentration führt zu einer vermehrten renalen Filtration und zu einer Suppression der Nebenschilddrüse mit konsekutiver Verminderung der tubulären Reabsorption. Durch diesen Regelmechanismus wird der Serumkalziumwert normal gehalten.

Zu unterscheiden sind dann hier nach PAK (1978) wiederum 3 Typen:

Typ I: Hyperabsorption und Hyperkalziurie unabhängig von der Kalziumaufnahme

Typ II: Gesteigerte Kalziumexkretion nur bei übernormaler Kalziumaufnahme

Typ III: Niedrige Phosphor-Serum-Konzentration, ansonsten wie Typ I oder II

Bei *Typ I* ist an eine *Vitamin-D*-Überdosierung, bzw. an eine Überproduktion von Vitamin-D-Metaboliten zu denken. Letzteres wird auch beim M. Boeck (Sarkoidose) angenommen. Zu beachten ist auch eine jahreszeitlich unterschiedliche Kalziumausscheidung, mit deutlicher Erhöhung im Sommer. Als Ursache wird hier eine durch das Sonnenlicht angeregte, vermehrte körpereigene Vitamin-D-Synthese mit resultierender vermehrter intestinaler Kalziumabsorption angenommen. Schließlich wirkt sich auch wohl *Parathormon* auf die Absorption aus, so daß es im Gefolge eine Hypersekretion von Parathormon bei primärem oder sekundärem Hyperparathyreoidismus (Vitamin-D-Mangel, gestörter Vitamin-D-Metabolismus bei Niereninsuffizienz) auch zu einer vermehrten intestinalen Absorption von Kalzium mit konsekutiver Hyperkalziurie kommt.

Bei *Typ II* steht der *Überkonsum an Kalzium* zur Debatte. Als normale Tageszufuhr werden dabei etwa 800 mg Kalzium angesehen. Wenngleich neuerdings eher ein Rückgang der Kalziumzufuhr mit der Nahrung registriert wurde, muß doch angenommen werden, daß vielfach eine Tendenz zum Überkonsum besteht. Eigene Untersuchungen an Gesunden und Harnsteinträgern ergaben immer erst dann Normwerte der Ausscheidung, wenn lange genug eine Standardkost verabreicht worden war. Festgestellt wurde insbesondere eine Korrelation zwischen Steininzidenz und Überkonsum an tierischem Eiweiß und es wurde hier als Ursache eine ansteigende intestinale Absorption diskutiert. Während man keine Korrelation zwischen dem Härtegrad des Wassers und der Steininzidenz feststellen konnte, kann andererseits der Überkonsum von stark kalziumhaltigem Mineralwasser durchaus zu einer Hyperkalziurie führen.

In diesem Zusammenhang ist auch die Gefahr einer medikamentös induzierten Hyperkalziurie unter langdauernder Zufuhr kalziumhaltiger Präparate zu erwähnen. Dies gilt auch für die perorale PAS-Kalzium-Behandlung bei der Tuberkulose.

Die *resorptive Form* der Hyperkalziurie ist durch eine erhebliche Knochenresorption charakterisiert. Bekannteste Form ist der primäre *Hyperparathyreoidismus,* bei dem die Knochenresorption durch eine Hypersekretion vom Parathormon ausgelöst wird. Durch die gleichzeitig vermehrte intestinale Absorption von Kalzium kommt es zu einem Anstieg der Serumkonzentration von Kalzium und einer vermehrten glomerulären Filtration, wobei Parathormon gleichzeitig eine vermehrte tubuläre Reabsorption bewirkt. Daß trotzdem häufig beim primären Hyperparathyreoidismus eine Hyperkalziurie auftritt, ist so zu erklären, daß die Kalziummenge im Ultrafiltrat die Kapazität der Reabsorption einfach überwiegt. Interessant und ein weiterer wichtiger Hinweis auf das multifaktorielle Geschehen bei der Harnsteingenese ist die Beobachtung, daß zwar 70% der Patienten mit einem primären Hyperparathyreoidismus ein Harnsteinleiden entwickeln und etwa 7% eine Nephrokalzinose, andererseits aber bei den Harnsteinpatienten insgesamt nur in 1,5–5% der Fälle, bei Rezidivsteinbildnern allerdings in 8,5–20% der Fälle ein primärer Hyperparathyreoidismus gefunden wird. Zu den resorptiven Formen gehört auch der sekundäre *Hyperparathyreoidismus* bei Vitamin-D-Mangel (gestörte intestinale Absorption bei Malabsorption, Dauermedikation mit Diphenylhydantoin), bzw. im Gefolge eines gestörten Vitamin-D-Metabolismus bei Niereninsuffizienz.

Ferner sind alle *Osteoporosen* verschiedenster Ursache [Immobilisation (M. Paget, Trauma, Plegien), M. Cushing, Thyreotoxikose, längerfristige Behandlung mit ACTH oder Cortison, postklimakterisch] hier zu nennen, bei denen infolge Verminderung der Knochenmatrix ein verminderter Kalziumbedarf besteht und das intestinal resorbierte Kalzium überwiegend über die Nieren ausgeschieden wird.

Ähnlich wirkt sich die Knochendemineralisation beim *M. Kahler* und Knochenmetastasen von *Malignomen* aus.

Die renale Form der Hyperkalziurie ist durch eine Störung der tubulären Reabsorption von Kalzium gekennzeichnet. Daraus resultiert eine Erniedrigung des Serumkalziums, die eine Stimulation der Nebenschilddrüse bewirkt. Dies führt zu einer starken Mobilisation von Kalzium aus dem Skelett und einer gesteigerten intestinalen Absorption. Der Serumkalziumwert wird durch die vermehrte Ausscheidung normal gehalten. Damit hat man das Bild eines sekundären Hyperparathyreoidismus.

Hyperoxalurie

Schon eine relativ gering vermehrte Oxalatausscheidung im Urin kann zu einer Überschreitung des Löslichkeitsproduktes für Kalziumoxalat und zur Bildung von Kalzium-Oxalat-Kristallen führen, so daß im Einzelfall bei Kalzium-Oxalat-Steinen oder Mischsteinen mit Oxalatanteil auch nach einer Hyperoxalurie sorgfältig gefahndet werden muß.

Als normal wird die Ausscheidung von 30–40 mg Oxalat im Urin in 24 Std angesehen.

Tabelle 3. Ursachen einer Hyperoxalurie

I. Primäre Hyperoxalurie
  (endogen bei Oxalose)
II. Sekundäre Hyperoxalurie
  1. Überkonsum mit der Nahrung
  2. Massive Zufuhr von Vitamin C
  3. Enterale Hyperabsorption (bei Krankheiten mit Steatorrhoe und Gallensäurenmalabsorption)
     a) bei M. Crohn, Colitis ulcerosa, Sprue, chron. Pankreatitis, Leberzirrhose, Diabetischer Enteropathie, Blind-Loop-Syndrom, Drainage des Ductus choledochus, Saccharose-Isomaltose-Intoleranz
     b) nach Ileostomie, ausgedehnter Dünndarmresektion, ileo-jejunalem Bypass
---

Eine *primäre Hyperoxalurie* beruht auf zwei verschiedenartigen, angeborenen Enzymdefekten, die zu einer vermehrten Umwandlung von Glyoxylat in Oxalsäure und zu einer um das 2–3 fach erhöhten Oxalsäureausscheidung im Urin führen.

Sekundäre Hyperoxalurien sind Folge einer vermehrten intestinalen Absorption und daraus resultierender Verschiebung des ansonsten etwa 50:50 ausmachenden Verhältnisses von exogenem zu endogenem Oxalatanteil. Der *Überkonsum* stark oxalathaltiger Nahrungsmittel (Spinat, Rhabarber, Schokolade) ist ebenso wie der Überkonsum von schnell resorbierbaren, oxalathaltigen Flüssigkeiten (Bohnenkaffee, schwarzer Tee) von Bedeutung für die Oxalatausscheidung. Bei reichlich kalziumhaltiger Nahrung (Milch und Käse) wird im Darm mehr Oxalat gebunden und damit der exogene Oxalatanteil vermindert. Bei gesteigerter Absorption von Kalzium aus dem Darmlumen steht dagegen weiter distal mehr freie, d. h. nicht im oberen Darmabschnitt als unlösliches Kalzium-Oxalat ausgefällte Oxalsäure zur Absorption zur Verfügung. Auch hier wird ein Überkonsum von tierischem Eiweiß mit konsekutiv vermehrter Absorption von Kalzium und Oxalat und einer daraus resultierenden Hyperkalziurie und Hyperoxalurie diskutiert.

Möglich erscheint ursächlich auch ein gesteigerter Metabolismus der Aminosäuren Glyzin, Phenylalanin, Tyrosin und Tryptophan.

Eine massive Zufuhr von *Vitamin C* führt – wohl über eine Steigerung der endogenen Oxalatproduktion – zu einer Hyperoxalurie.

Intestinale Funktionsstörungen können ebenfalls zu einer vermehrten Absorption von Oxalat und damit zu einer Hyperoxalurie führen. Normalerweise bildet der größte Teil der mit der Nahrung aufgenommenen Oxalsäure im Darm einen schwer löslichen Kalziumkomplex. Ist die Resorption der Fettsäuren gestört, binden sie im Darm Kalzium, das dann für die Oxalsäurebindung fehlt. Der Schweregrad der Steatorrhoe korreliert dabei mit der Absorption von Oxalat und dem Grad der Hyperoxalurie. Bei Störungen der Gallensäurerückresorption oder vermehrtem Angebot von Gallensäuren im Darm, wird auch dadurch die Oxalatresorption in Dünn- und Dickdarm gesteigert, mit konsekutiver Hyperoxalurie.

Hyperphosphaturie

Der überwiegende Anteil des Glomerulumfiltrates an anorganischem Phosphat wird im proximalen Tubulus reabsorbiert, so daß physiologischerweise nur geringe Mengen mit dem Urin ausgeschieden werden. Der Schwellenwert liegt dabei nahe an den Plasmawerten und es ist anzunehmen, daß die Niere in die Kontrolle der Plasma-Phosphatkonzentration einbezogen ist.

Tabelle 4. Ursachen einer Hyperphosphaturie

I. Hyperparathyreoidismus
II. Phosphat-Diabetes
III. Fanconi-Syndrom
IV. M. Cushing

Bei einem *Hyperparathyreoidismus* führt Parathormon zu einer Mobilisation von Kalzium und Phosphat aus den Knochen, zu einer Erniedrigung des Schwellenwertes für Phosphat und damit zu einer excessiven Phosphaturie. Daß trotz Hyperphosphaturie und Hyperkalziurie beim Hyperparathyreoidismus sowohl Kalzium-Oxalat-Steine wie Oxalat-Phosphat-Mischsteine und reine Kalzium-Phosphatsteine gefunden

wurden, zeigt einmal mehr die Variabilität der multifaktoriellen Steingenese.
Eine vermehrte Phosphatausscheidung findet sich auch beim sog. *Phosphat-Diabetes,* einer seltenen Anomalie in Form einer verminderten Reabsorptionsfähigkeit des proximalen Tubulus für Phosphat. Die Folge sind rachitische Knochenveränderungen, die mit Vitamin D nicht bzw. nur mit sehr hohen Dosen beeinflußt werden können.
Auch beim *De Toni-Debré-Fanconi-Syndrom* besteht auf Grund einer Anomalie des proximalen Tubulus eine Störung der Phosphatrückresorption für Glukose, eine Reihe von Aminosäuren und Harnsäure. Die Folge sind Hypoglykämie, erhöhte Ketonsäureproduktion und metabolische Azidose und eine Hypophosphatämie, welche zur Rachitis führt. Daß es trotz der Hyperphosphaturie selten zur Bildung von Harnsteinen oder einer Nephrokalzinose kommt, wird auf die gleichzeitig normale Kalziumausscheidung zurückgeführt.
Beim *Cushing-Syndrom* kommt es unter der Einwirkung des vermehrt ausgeschiedenen Cortisons zu einer Erniedrigung des Schwellenwertes mit ansteigender Phosphatausscheidung, Demineralisation des Skelettes und Tendenz zu Spontanfrakturen und Harnsteinbildungen.

Hyperurikosurie

Der Hyperurikosurie kommt im Rahmen der Harnsteinpathogenese sowohl bezüglich der Bildung von Harnsäuresteinen wie Mischsteinen mit Harnsäureanteilen, wie aber auch bezüglich der Blockade von Inhibitoren der Harnsteinbildung besondere Bedeutung zu. Normalerweise werden rund 90% der Harnsäure des Glomerulumfiltrates im proximalen Tubulusbereich und den Henleschen Schleifen reabsorbiert und eine Harnsäureresekretion im Bereich des proximalen Tubulus wird durch die gleichzeitige Reabsorption verdeckt. Bei einer Reduktion des Volumens der tubulären Flüssigkeit und daraus resultierender hoher Harnsäurekonzentration, wird eine unkontrollierte Diffusion in die interstitielle Flüssigkeit durch eine vermehrte Sekretion von Harnsäure verhindert. Diese Zusammenhänge erklären, daß unter freiem Flow Stoffe, die allgemein die tubuläre Sekretion hemmen, zu einer Verminderung der Harnsäureausscheidung führen. Bei erheblichem Overload und gleichzeitiger Reduzierung des tubulären Flüssigkeitsvolumens kann es aber auch zu einer massiven Anreicherung und Kristallisation von Harnsäure im proximalen Tubulus, bis hin zur Verstopfung der Tubuli kommen.
Ansonsten liegt bei einem pH unterhalb der Dissoziationskonstante (pH 5,8) überwiegend freie Harnsäure vor und erfolgt die Auskristallisation mehr pH- als konzentrationsabhängig, d. h. daß es auch bei einer

normalen Harnsäureausscheidung (450–650 mg in 24 Std) bei disponierendem Urin-pH zu einer Harnsäuresteinbildung kommen kann. Bei einem Überschuß an Harnsäure und einem pH über 5,8 überwiegt der Ausfall von Natrium- und Ammonium-Urat.

Differentialdiagnostische Schwierigkeiten ergeben sich gelegentlich dadurch, daß eine Hyperurikämie keineswegs immer mit einer Hyperurikosurie einhergeht. So kommt es bei Störungen, die mit einer Erhöhung der Laktat-Konzentration einhergehen (Fruktosezufuhr, Glukose-6-Phosphatase-Mangel) zu einer Hyperurikämie, bei sekundär verminderter renaler Elimination. Das bedeutet, daß bei Feststellung einer Hyperurikämie auch stets die Harnausscheidung geprüft werden muß.

Tabelle 5. Ursachen einer Hyperurikosurie

I. Primäre Hyperurikosurie
  a) Mangel an Hypoxanthin-Guanin-Phosphoribosyltransferase
  b) Erhöhte Aktivität von Phosphoribosylpyrophosphatsynthetase
II. Sekundäre Hyperurikosurie
  1. Überkonsum von Nahrungspurinen
  2. Alkoholbelastung
  3. Tumorzerfall (auch unter Strahlen- und Zytostatika-Therapie)
  4. Medikamentwirkungen
     a) Urikosurika
     b) Aminosäureninfusion
     c) Oestrogenapplikation bei Männern

Auch für die Hyperurikosurie gibt es eine Vielzahl von Ursachen. Hier ist zunächst die seltene, endogene Überproduktion von Harnsäure zu nennen, die auf einem *enzymatischen Defekt* beruht. Ein Mangel an Hypoxanthin-Guanin-Phosphoribosyltransferase führt zur Hyperurikämie und dem klinischen Bild der Gicht, gleichzeitig aber auch zu einer Hyperurikosurie. Ebenso findet sich eine Überproduktion von Harnsäure bei Patienten mit überhöhter Aktivität des Enzyms Phosphoribosylpyrophosphatsynthetase.

Zu beachten ist auch eine *jahreszeitliche Schwankung* der Harnsäurewerte bei gesunden Erwachsenen. So sind im Sommer höhere Harnsäurewerte im Serum zu registrieren als im Winter. Man führt das auf den Einfluß des Sonnenlichtes auf die Haut mit konsekutivem erhöhten Zellumsatz zurück. Bei *primären Nierenerkrankungen* resultiert eine Hyperurikosurie offenbar aus einer vermehrten Harnsäuresekretion, was auch das seltene Vorkommen einer sekundären Gicht erklärt.

Ansonsten wurde festgestellt, daß eine Hyperurikosurie in aller Regel auf einen *Überkonsum purinhaltiger Nahrungsmittel* zurückzuführen war. Die Bedeutung von Übergewicht und Gicht in diesem Zusammenhang ist allgemein bekannt. Interessant ist, daß, offenbar auf Grund unterschiedlicher Resorption, die Zufuhr von Ribonukleinsäure zu einer stärkeren Steigerung der Purinausscheidung führt, als die Zufuhr von Desoxyribonukleinsäure. Nachgewiesen wurde, daß insbesondere der Überkonsum an tierischem Eiweiß zu einer vermehrten Ausscheidung von Harnsäure führt. Entgegen einer weit verbreiteten Meinung läßt dagegen Bohnenkaffee den Harnsäurestoffwechsel nahezu unbeeinflußt. Bei absolutem *Fasten* kommt es zwar zu einer Hyperurikämie, jedoch zu einer verminderten Harnsäureelimination. Wird aber die Fastenperiode unterbrochen, resultiert initial eine Hyperurikosurie.

Hervorzuheben ist die deutliche Harnsäure-de-novo-Synthese unter *Alkoholbelastung,* wobei es zunächst zwar im Gefolge der gleichzeitigen Hyperlaktatämie zu einer verminderten renalen Elimination der Serumharnsäure kommt, sekundär aber dann doch zu einer vermehrten Ausscheidung, so daß der Überkonsum an Alkohol als besonderer Risikofaktor anzusehen ist.

Zu denken ist auch an eine vermehrte Ausscheidung von Harnsäure beim *Zerfall von Tumoren,* insbesondere unter Einwirkung von Bestrahlung oder Zytostatika.

Bei den *Medikamenten,* die zu einer vermehrten Harnsäureausscheidung führen, stehen die *Urikosurika* im Vordergrund. Festgestellt wurde auch, daß parenteral verabreichte *Aminosäuren* die Serumharnsäure stark senken und dies auf eine urikosurische Wirkung der Aminosäurenmischlösung zurückzuführen war.

Auch *Östrogen* hat Einfluß auf die Harnsäurewerte. Darauf wird zurückgeführt, daß Frauen während des gebärfähigen Alters tiefere Serumharnsäurekonzentrationen aufweisen als Männer. Möglicherweise ist durch dieses Faktum die geringere Inzidenz von Harnsteinen bei Frauen begründet, insbesondere wenn man auch an die inhibitorblockierende Wirkung der Harnsäure denkt. Wird beim Mann ein Prostatakarzinom mit Östrogen behandelt, kommt es auch zu einer Erniedrigung der Serumharnsäurekonzentration, mit gleichzeitiger Steigerung der renalen Harnsäureausscheidung.

Zystinurie

Unter der Zystinurie versteht man eine Harnausscheidung von mehr als 40–80 mg Zystin im 24-Stunden-Urin. Unter den Harnsteinpatienten machen die Zystinsteinbildner etwa 1–2% aus. Die Zystinausschei-

dung liegt bei den Steinbildnern meist über 500 mg, doch fanden sich auch schon bei Ausscheidungen um 250 mg Steinbildungen.
Es handelt sich um ein rezessives Erbleiden und bei homozygoten Erbträgern wurden auch schon Zystinausscheidungen bis zu über 1 g/l Urin beobachtet. Die Ausfällung erfolgt in Abhängigkeit von der Konzentration und dem Urin-pH, wobei größere Mengen von Zystin erst in einem pH-Bereich oberhalb 7,5 in Lösung gehen. Normalerweise sind Zystinsteine röntgennegativ, doch finden sich nicht ganz selten – insbesondere bei Urinalkalisierung durch komplizierende Infekte mit ureasebildenden Bakterien – röntgenologisch schwach schattengebende Steine.
Gelegentlich findet sich gleichzeitig eine primäre Hyperurikämie, wobei für beide Störungen eine kongenitale Störung der tubulären Rückresorption angenommen wird, die sich außerdem auch auf Lysin, Ornithin und Arginin erstrecken kann.

Xanthinurie

Xanthin entstammt dem Purinstoffwechsel, wird aber normalerweise im Urin nur in kleinen Mengen (weniger als 22 mg/24 Std) ausgeschieden. Auch seine Löslichkeit im Urin hängt von der Konzentration und dem Urin-pH ab. Bei einem pH um 5,0 können ca. 50 mg/l in Lösung gehalten werden, mit ansteigendem pH mehr, bei pH 7 etwa 130 mg/l. Störungen dieser Relationen und damit des Löslichkeitsproduktes kommen ausgesprochen selten vor und somit sind Xanthinsteine auch Raritäten. Möglich sind Steinbildungen bei einem angeborenen Mangel an *Xanthinoxidase,* der zur primären Xanthinurie führt.
Beobachtet wurden aber auch Xanthinsteinbildungen bei Patienten mit Hyperurikosurie, die mit dem Xanthinoxidasehemmer *Allopurinol* behandelt wurden. Es zeigte sich aber, daß eine Xanthinsteinbildung keineswegs grundsätzlich bei einer Behandlung mit Allopurinol zu erwarten ist, sondern nur bei Patienten mit komplettem, angeborenem Mangel an Hypoxanthin-Guanin-Phosphoribosyltransferase (=Lesch-Nyhan-Syndrom) oder mit Störungen der Markproliferation (Lymphosarkom, Burkitt-Tumor).

2.1.3.3 Disponierender Urin-pH

Ein *disponierender Urin-pH* ist in der Regel ein wesentlich mitentscheidener Faktor der Harnsteingenese. Dies ist darauf zurückzuführen, daß der Ionisierungsgrad der Steinbildner stark vom pH abhängt und die daraus resultierende freie Ionenkonzentration den Grad der

Urinsättigung bestimmt. Typisches Beispiel dafür ist die Tatsache, daß nur etwa 30–40% der Harnsäuresteinpatienten eine erhöhte Harnsäureausscheidung aufweisen, also bei disponierendem Urin-pH („Säurestarre" um pH 5,5) eine Steinbildung auch ohne vermehrte Ausscheidung lithogener Substanzen stattfinden kann. Das Ausmaß der Löslichkeit der verschiedenen lithogenen Substanzen im Urin korreliert direkt mit dem pH-Wert. So nimmt die Löslichkeit von Phosphat ab, je höher der Urin-pH steigt, während Harnsäure, Xanthin und Zystin im sauren Milieu ausfallen und umso größere Mengen in Lösung gehalten werden können, je alkalischer der Urin ist. Die Oxalatlöslichkeit ist dagegen weder durch eine Säuerung noch durch eine Alkalisierung des Urins eindeutig zu verbessern.

Die Tabelle 6 zeigt, welche Ursachen zu einer Harnsäuerung und welche zu einer Harnneutralisierung bzw. Alkalisierung führen.

Tabelle 6. Disponierender Urin-pH

I. Harnsäuernde Faktoren
1. Verminderte Ammoniakbildung
2. Azidose
3. Nahrungsmittel (Eiweiß, Johannisbeersaft)
4. Medikamente (Azidol-Pepsin, Ammoniumchlorid, Extin, Methionin, Vitamin C).

II. Harnalkalisierende Faktoren
1. Hyperparathyreoidismus
2. Renal tubuläre Azidose (RTA)
3. Verminderte Phosphatausscheidung
4. Infekt mit ureasebildenden Bakterien
5. Immobilisation
6. Nahrungsmittel (Zitrusfrüchte)
7. Medikamente (Bikarbonat, Zitratgemische)

Harnsäuernde Faktoren

Zunächst ist hier an eine *verminderte Ammoniakbildung* der Nieren zu denken.

Zu einer Senkung des Urin-pH kommt es aber auch bei allen Störungen, die zu einer *Azidose* führen, auch bei stärkerer körperlicher Mobilisation.

Auch der *Überkonsum an tierischem Eiweiß* führt zu einer pH-Verschiebung in den sauren Bereich.

Wir selbst fanden heraus, daß *Johannisbeersaft* den Urin deutlich säuert.

Demgegenüber fanden wir bei sog. *harnsäuernden Mineralwässern* keine signifikanten pH-Verschiebungen. An Medikamenten führen Azidol-Pepsin, Ammoniumchlorid, Extin, Methionin ebenso zu einer Säuerung des Urins wie Vitamin C.

Harnalkalisierende Faktoren

Beim *Hyperparathyreoidismus* beeinträchtigt das vermehrt produzierte Parathormon die Säureausscheidung im Urin mit resultierender Harnalkalisierung. Ein durch Säurebelastung nur ungenügend zu korrigierender erhöhter Urin-pH ist bei der *renal-tubulären Azidose* (RTA) vom distalen Typ manifest. Ursache ist eine angeborene oder erworbene Insuffizienz des distalen Tubulus einen ausreichenden pH-Gradienten zwischen Tubuluszellen und Lumen aufrecht zu erhalten. Diese Störung führt zu einer Verminderung der Löslichkeit von Phosphat und ist bei rund 30% der Phosphatsteinträger mit Infekt zu finden. Bei einer *verminderten Phosphatausscheidung* wird die Azidität des Urins limitiert, d. h. er wird relativ alkalisch, was zu einer Begünstigung der Ausfällung von Brushit (ab pH 6,5) und damit zu einer Verstärkung des Phosphatmangels, mit Aufrechterhaltung der neutralen Urinreaktion führt.

Bei Infektionen mit ureasebildenden Bakterien (vorwiegend: Proteus; seltener: Pseudomonas, Klebsiella, Aerobacter aerogenes, bestimmte Coli-Stämme) wird der Urinharnstoff in CO_2 und Ammoniak gespalten, was zu einer deutlichen Alkalisierung führt. Pathognomonisch für ein solches Geschehen ist die Bildung von Struvitsteinen (Magnesium-Ammonium-Phosphat), doch können sich auch Brushit- und Apatitsteine bilden, wobei sich Brushit sekundär in Apatit umwandelt.

Auch eine längerdauernde, weitgehende *Immobilisation* führt bereits nach 8–10 Tagen zu einer Verschiebung des Urin-pH zu neutralen bzw. alkalischen Werten. Damit wird neben der gleichzeitig auftretenden vermehrten Kalziumausscheidung und der in der Regel auch festzustellenden Verzögerung des Harnabtransportes ein dritter Kausalfaktor manifest und ihr Zusammenwirken erklärt die häufige Steinmanifestation bei Immobilisation, wenn keine Präventivmaßnahmen durchgeführt werden.

Bei den *Nahrungsmitteln* steht eindeutig fest, daß *Zitrusfrüchte* und die *Säfte von Zitrusfrüchten* zu einer deutlichen Verschiebung in den neutralen bis alkalischen Bereich führen, während wir mit den sog. *harnalkalisierenden Mineralwässern* keine signifikanten Änderungen erreichen konnten.

Medikamentös ist eine Harnalkalisierung mit Bikarbonat sowie mit Zitratgemischen (Eisenbergsche Lösung, Uralyt-U, Harolan-Brause-Granulat) zu erreichen.

2.1.3.4 Mangel an Inhibitoren

Die *Inhibitoren der Harnsteinbildung* im Urin spielen als Kausalfaktoren ebenfalls eine wichtige Rolle. Sie verbinden sich mit den steinbildenden Ionen zu leicht löslichen Komplexen und tragen auf diese Weise zu einer Reduzierung der Urinsättigung bei. Störungen können aus einer Verminderung wie aber auch aus einer Blockierung von Inhibitoren durch andere Substanzen resultieren.

Tabelle 7. Inhibitoren der Harnsteinbildung im Urin

1. Zitrat	5. Magnesium?
2. Pyrophosphat	6. Methylenblau?
3. EHDP	7. Glykosaminoglykane?
4. Saure Mukopolysaccharide	

Zitrat ist als sehr wirksamer Hemmkörper der Kalziumoxalat- wie der Kalziumphosphatkristallbildung und Aggregation dieser Kristalle anzusehen. Seine Wirksamkeit beruht darauf, daß es ein hochwirksamer Komplexor für Kalzium ist. Eine typische Verminderung der Zitratausscheidung findet sich z. B. bei der renal tubulären Azidose (RTA).

Auch *Pyrophosphat* hemmt die Bildung von Kalziumoxalat- und Kalziumphosphatkristallen sowie deren Aggregation. Ebenso die Umwandlung von amorphem Phospat in Apatit. Die Häufung von Harnblasensteinen in manchen Ländern wurde auf einen Mangel an resorbierbarem Phosphat in der Nahrung zurückgeführt. Grundsätzlich fand man bei über 60% der Männer mit sog. idiopathischen, rezidivierenden **Kalziumsteinbildungen** einen Pyrophosphatmangel. Außerdem konstatierte man, daß die kristallisationshemmende Wirkung von Pyrophosphat im Urin von gesunden Kontrollpersonen durch bisher unbekannte Faktoren gesteigert wird, welche bei den meisten Steinbildnern fehlten.

Als sehr effektive Hemmer des Kristallwachstums ist auch *Ethane-1-Hydroxy-1,1-Diphosphonat (EHDP)* anzusehen, nach dessen Applikation es zu einem raschen Anstieg einer – nicht pyrophosphatbedingten – Hemmaktivität gegen das Kristallwachstum von Kalziumoxalat und Kalziumphosphat kommt. Interessanterweise normalisiert sich unter EHDP-Behandlung eine anfänglich verminderte Pyrophosphatausscheidung, die auch nach Absetzen von EHDP längere Zeit im Normbereich bleibt, so daß die Diphosphonatbehandlung nur noch intermittierend erforderlich ist.

Saure Mukopolysaccharide erwiesen sich als wirksame Hemmkörper der Kristallisation und Aggregation von Kalziumoxalat und Apatit. Im Gegensatz zu gesunden Kontrollpersonen fanden sich bei Patienten mit Oxalatrezidivsteinen wesentlich größere Kristalle und Kristallaggregate. Von größter Bedeutung war in diesem Zusammenhang die Beobachtung, daß die sauren Mukopolysaccharide durch Harnsäure blockiert werden können und dadurch das Kristallwachstum von Kalziumoxalat und die Aggregation gefördert wird. Dadurch wurden frühere Beobachtungen erklärt, nach denen Allopurinol bei der Rezidivprophylaxe von Kalziumoxalatsteinen sehr effektiv sein kann.

Auch *Magnesium* wurde als potenter Inhibitor der Kalziumoxalatsteinbildung angesehen, zumal es Mitteilungen über einen Magnesiummangel im Urin von Oxalatsteinbildnern bzw. einen erhöhten Kalzium-Magnesium-Quotienten sowie über eine effektive Rezidivprophylaxe unter alleiniger Gabe von Magnesium gab. Andererseits wurde die Rolle von Magnesium als Inhibitor auch bezweifelt, wobei insbesondere darauf hingewiesen wurde, daß Magnesium mit Zitrat einen Komplex bildet und damit einen bekannten und wichtigen Inhibitor blockiert. Dieser Vorgang würde auch den Mangel sowohl an Zitrat wie an Magnesium erklären. Zur definitiven Beurteilung wird man hier wohl Verbesserungen der Methodik zur Differenzierung der Gesamt- und ionisierten Anteile an Magnesium im Urin abwarten müssen.

Methylenblau wurde ebenfalls als ein Inhibitor der Harnsteinbildung angesehen. Andererseits wurde nach oraler Applikation auch eine vermehrte Steinbildung sowie ein Größenwachstum manifester Steine beobachtet. Experimentell wurde bei unterschiedlichen Konzentrationen einerseits eine Hemmung des Wachstums von Kalziumoxalatkristallen nachgewiesen, andererseits eine verminderte Löslichkeit, so daß bezüglich der definitiven Beurteilung der Effektivität weitere Studien abgewartet werden müssen.

Als sehr wirksame Aggregationshemmkörper wurden neuerdings auch *Glykosaminoglykane* angesehen, doch liegen dazu bisher noch nicht genug Erfahrungen vor.

2.2 Formalgenese

Harnsteine sind Grenzfälle der Biomineralisation, d. h. jenes Vorganges, in dessen Verlauf lebende Organismen Hartteile ausscheiden. Alle Biomineralisate setzen sich aus winzigen Kristallen zusammen, deren Größe im ultramikroskopischen Bereich, d. h. bei Dimensionen von

10^{-8} bis 10^{-6} (1–100 Å) liegt. Da diese Kristalle von lebenden Organismen gebildet werden, nennt man sie Biokristalle, die sich aber ansonsten in physikochemischer und kristallographischer Hinsicht genauso verhalten wie Kristalle derselben Mineralart in der anorganischen Natur. Ein wesentlicher Unterschied liegt aber darin, daß Harnsteine neben den anorganischen Komponenten stets auch noch organische Substanz enthalten. Diese, vorwiegend aus Proteinen bestehende, organische Substanz findet sich zwischen den Kristallaggregaten.

Für die Harnsteinbildung sind – wie im vorigen Abschnitt dargelegt – eine Vielzahl von Kausalfaktoren und insbesondere bestimmte, disponierende Konstellationen dieser Faktoren primär verantwortlich. Sie schaffen die Voraussetzungen zur Keimbildung. Die Variabilität der Bildungsfaktoren sowie der Fixierungsmechanismen entscheidet letztlich darüber, ob die Keime zu Kristallen, Kristallaggregaten sowie letztlich zu Harngries oder Steinen heranwachsen. Dieses Heranwachsen der Harnsteine ist jedoch auch bestimmten Gesetzen der *Formalgenese* unterworfen, wobei grundsätzlich zwischen der Matrixtheorie und Kristallisationstheorie unterschieden wird.

Die *Matrixtheorie* basiert auf der Beobachtung, daß praktisch in allen Harnsteinen zwischen den kristallinen Harnsteinkomponenten auch organische Substanz gefunden wurde. Es wird angenommen, daß die etwa 2–10% des Steines ausmachende Matrix eine steuernde Funktion für den Steinaufbau hat. Die Vorstellung geht dahin, daß die organische Matrix Kalzium und andere Ionen absorbieren kann und sich auf diesen Ionen dann eine matrixorientierte, weitere Kristallisation schwer löslicher Salze abspielt. Insbesondere BOYCE und GARVEY (1956) sahen diese Auffassung durch die Tatsache bestätigt, daß die organische Substanz parallel zu der konzentrischen Schichtung in den Steinen eingeschlossen gefunden wurde. Sie folgerten daraus, daß die Matrix eine architektonische Rolle bei der Harnsteinbildung spiele. Infrage wurde diese These durch experimentelle Beobachtungen von VERMEULEN et al. (1950) gestellt, die harnsteinähnliche Verkrustungen auf einer Drahtschlinge erzeugen konnten, obwohl mit ultrafiltrierten Harnen, d. h. mit Urinen, die keine organische Substanz enthielten, gearbeitet worden war. Diese matrixfrei gewachsenen „Wire objects" galten als Beweis dafür, daß die Harnsteinbildung eher ein Kristallisationsprozeß sei und der Einlagerung von organischen Substanzen mehr eine zufällige Bedeutung zukomme. DOSCH (1978) legte jedoch dar, daß diese Experimente eher als Beweis für die Matrixtheorie anzusehen seien, weil die Drahtschleife zahllose Zentren für eine heterogene Keimbildung bot, die verwendeten Urinlösungen stark übersättigt waren sowie regelmäßig durch frische Lösungen ersetzt wurden und dadurch eine rhythmische Substanzabscheidung und Massenkristallisation ermöglicht würde.

Unter diesen Aspekten ist es durchaus denkbar, daß die in den Harnsteinen nachgewiesene organische Substanz als Fremdstoffpartikel eine heterogene Keimbildung auslösen kann. Dafür könnte auch sprechen, daß in den vorwiegend aus Proteinen gebildeten feinsten Membranen zwischen den einzelnen Kristallen bzw. im Kristallaggregat auch kalziumbindende Anteile (active sites) gefunden wurden.

Andererseits glaubt man heute nicht, daß die organische Substanz bei der Harnsteinbildung wie eine Matrize wirkt, d. h. daß aktive Punkte selektiv die Kristallkeimbildung induzieren und die Textur bestimmen. Es ist auch durchaus denkbar, daß sich zunächst eine homogene Keimbildung ereignet und der Organismus in einer Art Abwehrreaktion diese Keime durch organische Substanz zu umkleiden versucht, um dadurch einer Kristallaggregation und dem weiteren Wachstum zum Harnstein vorzubeugen. Dafür würde auch die Beobachtung von BASTIAN et al. (1977) sprechen, daß eine Kristallaggregation sich immer nur an Stellen abspielt, die nicht von organischer Substanz eingehüllt sind, bzw. an denen Kristalle die organische Substanz durchbrochen haben. Diese Auffassung würde auch erklären, wieso es – unabhängig von der Frage der Inhibitoren durch Komplexbildung – in vielen Fällen trotz deutlicher Kristallurie nicht zu Kristallaggregationen und Harnsteinbildungen kommt. Unter Berücksichtigung der Morphologie der Harnsteine, ihr Gefüge und ihre Textur nahm DOSCH (1978) an, daß die Bestandteile der Matrix einen Einfluß auf die Viskosität der Lösung haben und damit die Bildungsbedingungen beeinflussen. Dabei wird angenommen, daß etwa apatitreiche Steine in einem zäheren Medium entstehen als Steine, die sehr viel Weddellit enthalten. Um den wachsenden Stein bildet die Matrix eine für die verschiedenen Steinarten unterschiedlich visköse, gelartige Hülle, die als Diffusionsbarriere wirkt und die den Rhythmus der Steinbildung, die Textur der Steine sowie die konzentrische Schichtung um einen Kern oder die Zusammenlagerung mehrerer konzentrisch geschichteter Aggregate zu größeren, mehrkernigen Aggregaten mit einheitlicher oder unterschiedlicher Textur und schließlich gemeinsamen umgebenden Schichten erklärt.

Die *Kristallisationstheorie* wurde bereits 1860 von HELLER *inauguriert*. Von PHILIPSBORN wies 1958 aus der Sicht des Mineralogen darauf hin, daß es sich bei der Harnsteinbildung um eine gleichzeitige Ausscheidung von Kristallen und organischer Substanz handele und daß nicht anzunehmen sei, daß die organische Substanz Ursache einer sekundären Inkrustation sei. Im Vordergrund stehen bei der Kristallisationstheorie die physikalisch-chemischen und kristallographischen Grundla-

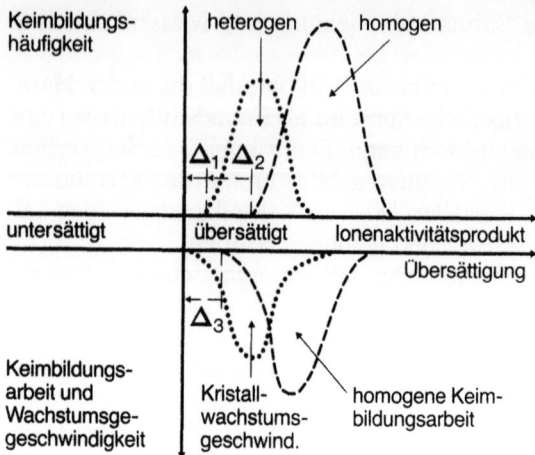

Abb. 1. Keimbildungshäufigkeit bzw. Keimbildungsarbeit und Kristallwachstumsgeschwindigkeit in Abhängigkeit von der Übersättigung. Der Keim entsteht nicht sofort bei Erreichen der Übersättigung (Schnittpunkt der Enthalpiekurven von Kristall und Lösung), sondern erst, wenn die nach OSTWALD und MIERS benannte Überschreitungszone überschritten wird. Dabei ist der Überschreitungsbetrag für den Beginn der heterogenen Keimbildung ($\Delta 1$) geringer, als der für die homogene Keimbildung ($\Delta 1 + \Delta 2$). Sind erst einmal Keime gebildet, genügt eine geringere Übersättigung zum Weiterwachstum. Das Maximum der Keimbildungshäufigkeit folgt erst nach einer metastabilen Übersättigungszone ($\Delta 3$). Dies bedeutet: Hohe Übersättigungen initiieren viele Keime, die auf Grund ihrer gegenseitigen Behinderungen nur zu relativ kleinen Kristallen auswachsen können. Bei geringen Übersättigungsbeträgen, wenige Keime vorausgesetzt, wachsen dagegen große, derbe Kristalle (aus DOSCH, W.: Med. Welt 29, 39, 1978)

gen der Keimbildung und des Kristallwachstums, wie sie in den letzten Jahren insbesondere von DOSCH (1978), GEBHARDT (siehe Abschn. 3. 4. 2. 3), NANCOLLAS (1976) und PREISINGER (siehe Gasser et al. 1973) dargelegt wurden.

Voraussetzung für jedes Kristallwachstum ist zunächst die Bildung wachstumsfähiger *Kristallkeime*, die nur in einer übersättigten Lösung gebildet werden können.

Die steinbildenden Substanzen liegen im Urin partiell oder vollständig in Form von Ionen vor, wobei das Ausmaß ihrer Löslichkeit von verschiedenen Faktoren bestimmt wird. Hier spielen zunächst die Konzentrationen der verschiedenen Ionen und das *Ionenaktivitätsprodukt* eine entscheidende Rolle für das Löslichkeitsprodukt. Kommt zu einer mit bestimmten Ionen gerade gesättigten Lösung die eine oder andere Ionensorte in relevantem Umfang hinzu, kommt es zur Übersättigung und im Hinblick auf die Limitierung des Lösevermögens zu einer metastabilen Situation mit der Gefahr der Keimbildung. Eine entscheidende

Rolle spielt dabei aber auch das Ionenaktivitätsprodukt, wobei ausnahmsweise sogar die Zufuhr eines gleichionigen Salzes eine Löslichkeitserhöhung bewirken kann. Es kommt nur dann zu einer Keimbildung, wenn das Ionenaktivitätsprodukt größer ist als das minimale thermodynamische Löslichkeitsprodukt. Eine solche erhöhte Löslichkeit im Urin ist z. B. für Struvit und Harnsäure bekannt, die also trotz Überhöhung der Gesamtkonzentration dann nicht aussalzen. Auch die Zugabe von Salzen ohne gemeinsames Ion erhöht die Löslichkeit ebenso wie eine eventuelle Komplexbildung, wobei die Ionen zugunsten der Bildung besser löslicher Komplexe der Bildung schwerlöslicher Komplexe entzogen werden. Mit der Übersättigung nimmt ansonsten die Keimbildungshäufigkeit sehr rasch zu. Das Weiterwachstum zu einem Kristall hängt dann davon ab, ob die Zahl der sich anlagernden Ionen, Ionengruppen oder Moleküle größer wird als die der abdissoziierenden. Dieser Vorgang kann sich bei wesentlich geringerer Übersättigung abspielen und wird bei gleichbleibender Ionensituation als *homogene Keimbildung* bezeichnet.

Durch die Anwesenheit von Fremdstoffpartikeln kann die Aussalzung auch im Sinne einer Keimbildung an fremden Oberflächen erfolgen, wobei die Keimbildungsarbeit herabgesetzt, der Aussalzungsvorgang beschleunigt ist und weitere Kristallisationsprozesse möglich werden. Man spricht dann von einer *heterogenen Keimbildung*. Als derartige spezifische Grenzflächen dürften bestimmte Proteine, Polyelektrolytaggregate, pathologisch veränderte Oberflächen der Harnwege sowie ausgeschiedene oder eingebrachte Fremdkörper in den Harnwegen anzusehen sein.

Nach der Bildung wachstumsfähiger Keime erfolgen bei anhaltender Übersättigung weitere Kristallisationen auf den Keimoberflächen bis hin zur Bildung von *Kristallen*. Die *Epitaxie* spielt dabei eine wesentliche Rolle zur Bildung von Kristallen mit unterschiedlichen Kristallkeimen sowie auf fremden Oberflächen, wobei sie zu einer orientierten Verwachsung führt. Während dieses Wachstumsprozesses kann der Kristall auch Fremdstoffe wie fremde Ionen und Proteine absorbieren, wobei hier die Rolle der kalziumbindenden Proteine mehr darin gesehen wird, daß sie aufgrund ihrer Kalziumbindungsfähigkeit an Kristallkeime und Kristalle angelagert werden können und dieser Prozeß mehr zufällig und je nach Vorhandensein abläuft, als daß sie im Sinne einer Matrix für die Keim- und Kristallbildung entscheidend sind.

Bei anhaltender oder rezidivierender Übersättigung mit den gleichen Ionen und aus irgend einem Grund verhinderter Ausschwemmung der Keime bzw. Kristalle ist dann schließlich eine *Kristallaggregation* zu erwarten. Soweit der Urin mehrere Steinbildner in Übersättigung enthält, können sich auch Kristallaggregate aus verschiedenen Kristallar-

Tabelle 8. Kristalline Bestandteile von Harnsteinen der chemischen Gruppen [O = Oxalate, P = Phosphate, U = Urate, A = Aminosäuren, S = Sonstige (Artefakte)]. Häufiger werden nur die durch Dreiecke markierten Substanzen angetroffen (aus Dosch, W.: Med. Welt 29, 39, 1978)

	Chemische Bezeichnung	Formel	Mineralname	Kristallsystem	
△	Kalziumoxalat-monohydrat	$CaC_2O_4 \cdot H_2O$	Whewellit	monoklin	
△	Kalziumoxalat-dihydrat	$CaC_2O_4 \cdot 2H_2O$	Weddellit	tetragonal	O
	Eisen-2-oxalat-dihydrat	$FeC_2O_4 \cdot 2H_2O$	Humboldtin	monoklin	
△	Hydroxylapatit	$Ca_{10}(PO_4)_6(OH)_2$	Hydroxyl-Apatit	hexagonal	
	Karbonatapatit	$Ca_{10}(PO_4CO_3OH)_{10}(OH)_2$	Dahllit	hexagonal	
	β-Trikalziumphosphat	$Ca_3(PO_4)_2$	Whitlockit	hexagonal	
	Octakalziumphosphat	$Ca_8H_2(PO_4)_6 \cdot 5H_2O$	–		
△	Monokalziumhydrogenphosphat-dihydrat	$CaHPO_4 \cdot 2H_2O$	Brushit	monoklin	
	Monokalziumhydrogenphosphat	$CaHPO_4$	Monetit	triklin	P
	Trimagnesiumphosphat-octahydrat	$Mg_3(PO_4)_2 \cdot 8H_2O$	Bobierrit	monoklin	
	Magnesiumhydrogenphosphat-trihydrat	$MgHPO_4 \cdot 3H_2O$	Newberyit	orthorhombisch	
	Zinkphosphat-tetrahydrat	$Zn_3(PO_4)_2 \cdot 4H_2O$	Hopeit	orthorhombisch	
△	Magnesiumammoniumphosphat-hexahydrat	$MgNH_4PO_4 \cdot 6H_2O$	Struvit	orthorhombisch	
	Magnesiumammoniumphosphat-monohydrat	$MgNH_4PO_4 \cdot H_2O$	–	orthorhombisch	
△	Harnsäure = 2,6,8-Trihydroxypurin (I)	$C_5H_4N_4O_3$	–	monoklin	
△	Harnsäure-dihydrat	$C_5H_4N_4O_3 \cdot 2H_2O$	–	pseudo-orthorhombisch	U
△	Ammoniumhydrogenurat (II)	$C_5H_7N_5O_3$	–	monoklin	
	Natriumhydrogenurat-monohydrat	$C_5H_3N_4O_3Na$	–	oder triklin	
	2,8-Hydroxy-adenin (III)	$C_5H_5N_5O_2$	–		
	L(−)-Zystin	$C_6H_{12}O_4N_2S$ [−S−CH$_2$CH(NH$_2$)$-COOH]_2$	–	hexagonal	A
△	Xanthin = 2,6-Dihydroxy-purin	$C_5H_4N_4O_2$	–		
	Kalziumkarbonat	$CaCO_3$	Aragonit	rhombisch	
	Kalziumkarbonat	$CaCO_3$	Kalzit	trigonal	
	Kalziumsulfat-dihydrat	$CaSO_4 \cdot 2H_2O$	Gips	monoklin	S
	Siliciumdioxid	SiO_2	α-Quarz	trigonal	
	Cholesterin	$C_{27}H_{46}O$	–	triklin	
	Indigo	$C_{16}H_{10}N_2O_2$	–		

ten bilden. Diese sog. Mikrolithe wachsen bei entsprechender Fixation und unter gleichbleibenden oder wiederkehrenden Bildungsbedingungen dann schließlich zu makroskopischen Harnsteinen heran.

Tabelle 8 zeigt die tpyischen Komponenten menschlicher Harnsteine sowie ihre Häufigkeit in reinen Steinen bzw. Mischsteinen.

Von besonderer Bedeutung für die Morphologie des Harnsteines ist schließlich die Kenntnis der Möglichkeiten der Phasenumwandlung von Steinkomponenten, ihrer Kristallformen und Aggregationsarten (s. auch Abschn. 3. 4. 2. 5).

Beim tetragonalen *Weddellit* ist eine Umwandlung in Whewellit möglich. Weddellitkristalle zeigen charakteristisch flache, tetragonale Dipyramiden („Briefumschlagform"), die schließlich zu Steinen ausschließlich oder vorwiegend dieser Mineralart führen. Häufiger ist bei den Oxalatsteinen jedoch Weddellit und Whewellit kombiniert, wobei Weddellit in Form derber Kristalle die äußere Hülle von Whewellitsteinen bildet oder als lockeres Aggregat idiomorpher Kristalle Kerne in Oxalat- oder Mischsteinen bildet.

Das monokline *Whewellit* ist als häufigste Harnsteinkomponente anzusehen, wobei tafelförmige Kristalle im Vordergrund stehen. Diese können folienartig mit verschmolzenen Begrenzungen und dichter Textur übereinanderliegen, wobei sich die Kristalle mit der Ebene ihrer geringsten Wachstumsgeschwindigkeit parallel zur Oberfläche anordnen. Häufig findet sich aber auch ein dichtes Gefüge aufeinanderliegender, langgestreckter Plättchen, die fächerförmig, unterbrochen durch radiale Störungen infolge von Schwankungen im Oxalatangebot, von mehreren Kristallisationszentren aus wachsen. Die raumfüllende Kristallisation erfolgt im Sinne eines Parallel-, seltener Radialwachstums, doch finden sich auch Steine ohne raumfüllende Bruchtextur, wobei Whewellitkristalle über Hohlräume hinweg locker miteinander verbunden sind. Dabei können auch die Whewellit-Rosen, d. h. von einem Kristallisationszentrum ausstrahlende Zwillinge beobachtet werden. Möglich ist auch der Aufbau aus Einzelkristallen in Form von Zwillingen oder unverzwillingt sowie sehr derben Kristallen mit muscheligem Bruch.

Der hexagonale *Apatit* mit deutlich kristallinem Aufbau ist in Harnsteinen selten und schwer nachweisbar, da das kristalline Ordnungsgefüge jeweils nur kurzfristig anhält. Überwiegend kommt Apatit in feinkörniger Gelform vor, auf der dann folienartig Apatitschollen oder kugeligschollige Apataggregate zu finden sind, aber auch Abdrucke von Bakterien und aufgewachsene andere Kristalle. Größere Brocken gealterter Apatitgele können bei der rasterelektronenmikroskopischen Untersuchung aufgrund ihrer derben, meist scharfkantigen, hexagonalen Symmetrie Apatitkristalle vortäuschen.

Orthorhombisches *Struvit* kommt in Harnsteinen in Form des glatten, pockigen oder muschelig gebrochenen Gels mit Schrumpfrissen und zwischensitzenden Bakterien wie als Struvitnadeln und als Aggregat derber idiomorpher Struvitkristalle vor.

Das hexagonale *Whitlockit* besteht aus dünnen Täfelchen, die sich regellos durchkreuzen und z. T. an der Längsachse miteinander verwachsen sind. Es handelt sich hier um eine relativ seltene Harnsteinkomponente.

Monoklines *Brushit* ist strukturell mit Gips verwandt, zeigt aber eine stärker gerichtete Textur wie Gipsplaster. Es finden sich parallelstreifig miteinander verwachsene Kristallsäulen, deren Längsachsen parallel zur Richtung des Steinwachstums angeordnet sind.

Orthorhombisches *Newberyit* bildet nadelförmige Kristalle, die rasenförmig, u. U. mit dazwischen liegenden anderen Kristallen, angeordnet sein können oder sternförmige, wie Igel aussehende Aggregate bilden, die klettenartig miteinander verfilzt sind.

Bei der monoklinen *Harnsäure* erfolgt die Kristallisation xenomorph, d. h. die Kristalle haben nur zufällige, unregelmäßige Berührungsflächen mit Nachbarkristallen. Es findet sich eine radialstrahlige, seltener parallelstreifige Textur mit Kristallsäulen, die sich lückenlos vom Aggregationskern bis zur Steinoberfläche erstrecken, wobei die Zwischenräume durch ungeregelt kristallisierte Harnsäure ausgefüllt werden.

Das monokline oder trikline *Natriumhydrogenurat-Monohydrat* bildet Nadeln, die gipsartig verfilzt werden und dadurch eine besondere Festigkeit erlangen.

Zystin kristallisiert in dünnen, hexagonalen Plättchen, auf denen orientiert kleinere Kristalle aufwachsen können. *Xanthin* bildet ebenfalls Kristallsäulen mit zwischengelagerten, ungeregelt auskristallisierten Xanthinkristallen.

Beim Heranwachsen der Keime zu *Gries* oder *Harnsteinen* sind einige Besonderheiten zu beachten. Hier ist zunächst das Heranwachsen von Kristallkeimen zu idiomorphen großen Kristallen zu nennen, die für sich allein oder miteinander verwachsen auftreten, zum Spontanabgang kommen oder bei weiterer Aggregation zur Bildung von Gries oder Harnsteinen führen können. Typisches Beispiel ist Weddellit, mit spontanem Abgang von idiomorphen, großen Kristallen oder Kristallaggregaten. Möglich ist aber auch ein lockeres, poröses Steingefüge, das, oft ohne erkennbaren Kern, aus radialstrahlig angeordneten Säulen aus derbem Weddellit besteht oder die Ausbildung einer Schale aus weitgehend idiomorphem Weddellit um einen Steinkern.

Ungeregelte Gefüge aus idiomorphen Kristallen, die insbesondere

Zwischenräume in geregelten Steinformationen ausfüllen, bilden Whewellit, Struvit und Zystin.

Bei einer starken Übersättigung können sich auch zahlreiche Keime bilden, die im Rahmen einer Massenkristallisation zu locker aggregierten, ungeregelten Kristallhaufen führen, bei deren Aggregation dann poröse Steine entstehen, in denen sich je nach Steinbildungssituation dann weitere Kristallisationen abspielen können.

Von Bedeutung für die Steinbildung ist dann schließlich auch noch die Art der *Keimfixierung*. Bei freier Umspülung des Keimes ist eine radialstrahlige, kugelige Aggregation mit konzentrischer Schichtung entsprechend der variablen Steinbildungssituation im Urin zu erwarten, während es bei einseitiger Fixierung des Keimes eher zur Ausbildung eines Gefüges paralleler Kristallsäulen mit Wachstumsrichtung auf die vom Harn umspülte Seite hin kommt.

Offen ist die Frage des Fixationsmechanismus, d. h., warum Kristallkeime, Kristalle und Kristallaggregate bei den Harnsteinbildnern nicht ausgeschwemmt werden, zumal es auch bei Gesunden gelegentlich zu Urinübersättigung mit lithogenen Substanzen und bei entsprechender Konstellation der disponierenden Faktoren zur Bildung von Keimen, Kristallen und Kristallaggregaten kommt, diese aber ohne weiteres ausgeschwemmt werden und nicht zur Steinbildung führen. Insbesondere ROBERTSON (1976) hat aber nachgewiesen, daß bei Harnsteinbildnern sowohl die Kristalle wie auch die Kristallaggregate größer waren als bei Gesunden. Dies wird auf einen Mangel oder eine Blockierung von Inhibitoren der Kristallisation bei Steinpatienten zurückgeführt. Das kann aber nicht der alleinige Grund sein, da aus der Klinik bekannt ist, daß bis zu 80% der Harnleitersteine bis zu Bohnengröße spontan zum Abgang zu bringen sind, man also die Ausschwemmung von Kristallaggregaten und Mikrolithen ohne Schwierigkeiten erwarten sollte.

Ein wesentlicher Faktor dürfte hier zweifellos die Geschwindigkeit des Steinbildungsprozesses sein. Ohne weiteres verständlich ist der „rapide" Steinbildungsprozeß, wenn es plötzlich, und aufgrund der drastischen Resorptions- und Sekretionsvorgänge wohl meist im Tubulusbereich, so schnell zu einer massiven Aussalzung kommt, daß die Diskussion weiterer spezieller Fixierungsmechanismen sich erübrigt. Typische Beispiele dafür sind die Manifestationen von Harnsäure-, Zystin- und infektbedingten Phosphatsteinen.

Bei einem massiven Anfall von Harnsäure mit dem Glomerulumfiltrat kann es aufgrund der limitierten tubulären Resorption wie einer gleichzeitig vermehrten Sekretion zu einer rapiden Kristallisation im Bereich der ohnehin engeren Henleschen Schleifen kommen und dem Kliniker ist eine solche Situation bei Abbruch einer Nulldiät durchaus vertraut.

Disponierend wirkt hier außerdem eine Reduzierung des Harnvolumens und ein saurer Urin-pH.
Eine ähnliche Situation ergibt sich, wenn die Zystinausscheidung die Löslichkeitsgrenze bei dem angeborenen Resorptionsdefekt der Tubuli überschreitet. Ganz entscheidend ist hier auch die Frage des Urinvolumens und insbesondere des Urin-pH, da die Löslichkeit von Zystin im alkalischen Urin weitaus höher ist als im sauren Urin. Hinzu kommt eine hohe Wachstumsgeschwindigkeit von Zystinkristallen im sauren und geringvolumigen Urin, so daß hier sehr schnell überkritische Konkrementgrößen erreicht werden können.
Eine sehr rasche Bildung großer Harnsteine ist auch bei einer Infektion mit ureasebildenden, harnstoffspaltenden Bakterien *(Proteus, Pseudomonas, Klebsiella, Aerobacter aerogenes,* bestimmte *Coli-*Stämme) bekannt, wobei es sich dann um Struvit- oder Apatitsteine handelt. Jedem Kliniker ist die rasante Entwicklung von Ausgußsteinen und Korallensteinen durchaus geläufig. Wesentliche Voraussetzung ist die Alkalisierung des Urins durch das reichlich gebildete Ammoniak. Außerdem verbindet sich aber das Ammoniak mit dem im Urin gelösten Magnesium und Phosphat zu schwerlöslichem Struvit (Ammonium-Magnesium-Phosphatstein). Verständlich dürfte es sein, daß bei einem solchen rapiden Steinwachstum die Mikroorganismen selbst, aber auch zufällig anwesende organische Substanzen und sonstige Fremdpartikel mit eingeschlossen werden. Weist der Urin im Moment der Alkalisierung eine Übersättigung mit Kalzium auf, entstehen eher Apatitsteine.

Außer Zweifel steht dabei, daß jede Art einer *Störung des Harnabtransportes* dann noch zu einer Kumulation des Steinbildungsprozesses führen muß. Primär auf Grund der bisher genannten Mechanismen gebildete Kristalle und Kristallaggregate wirken ihrerseits wieder als Fänger für andere Kristalle, Kristallaggregate oder Fremdkörper und daraus erklärt sich dann das Auftreten von Mischsteinen. Aus klinischer Sicht müssen hier die zahlreichen Ursachen einer Störung des Harnabtransportes in den Vordergrund gestellt werden, da urodynamische Untersuchungen ergeben haben, daß auch bei sehr diskreten und klinisch oft sehr schwer erfaßbaren Veränderungen der Harnwege bis in den Tubulusbereich zurückreichende Störungen des Harnabtransportes manifest werden können. Infrage kommen hier angeborene oder erworbene Engen der Harnwege vom Kelchhals bis zum Meatus urethrae, wie auch funktionell bedingte Störungen des Harnabtransportes bei Immobilisation, hormonellen oder neurologischen Störungen. Bei sorgfältiger Untersuchung der Patienten sind solche Störungen bei etwa 70% der Harnsteinbildner festzustellen und es dürfte verständlich sein, daß die Bildung von Kristallkeimen unter diesen

Bedingungen begünstigt sowie ihre Ausschwemmung – u. U. auch durch Turbulenzen – verhindert wird und schließlich die Aggregate so groß werden, daß sie die Engen dann nicht mehr passieren können oder bei anhaltender Abflußstörung durch lokale Gegebenheiten (untere Kelchgruppe) in einer das appositionelle Steinwachstum fördernden Position gehalten und schließlich durch ihre eigene Größe und ihre Oberflächenverhältnisse fixiert werden.

Als weitere Möglichkeit ist eine *elektrokinetische Fixierung* von Kristallkeimen im Tubulus- und Sammelrohrbereich zu diskutieren. Man denkt dabei an die Vorgänge bei der Elektroosmose, bei der Lösungen (Dispersionsmittel) durch das Anlegen von gegensinnigen Potentialen an den Enden von Kapillaren zur Bewegung gebracht werden können. Im Sinne einer Umkehrung der Elektroosmose kommt es bei der Strömung des Ultrafiltrates durch die Tubuli zu Strömungspotentialen, die eine Aufladung der Kapillarwandung gegenüber der Flüssigkeit zur Folge hat. Man kann erwarten, daß bei diesem Vorgang in der Tubuluswand Aufladungen mit beachtlicher Feldstärke erfolgen und diese Felder dann die Kristallkeime anziehen und auch in der Phase ihres Weiterwachstums fixieren können. Man nimmt an, daß solche Vorgänge auch eine entscheidende Rolle bei der Verkrustung von Fremdkörpern im Harntrakt spielen. Typisches Beispiel dafür dürfte die Inkrustation der Papillenspitze mit der Ausbildung sog. Papillensteine sein, bei der als Ausgangspunkt eine Degeneration oder Nekrose der Papillenspitze infolge einer Durchblutungsstörung (bei Diabetes, extremer und langanhaltender Hypotonie) anzusehen ist.

3 Diagnostik

3.1 Klinische Untersuchung (inkl. Röntgenuntersuchung)

W. Vahlensieck

Je nach Größe, Oberflächenbeschaffenheit und Verhalten in Nieren und Harnwegen ist die *Symptomatik* der Harnsteine recht verschieden. Nephrokalzinose, fixierte Papillensteine oder kleine, vom Urin umspülte Kelchsteine, die wegen eines relativ zu engen Kelchhalses nicht zum Abgang kommen können, machen nicht selten *keinerlei Beschwerden*. Das gilt auch für Nierenbeckenausgußsteine, wenn sie das Nierenbecken komplett ausfüllen, sich also bei Bewegungen des Patienten kaum oder nicht bewegen und die Schleimhaut irritieren können, der Urin aber um sie herum frei abfließen kann. Auch Ausgußsteine von Kelchgruppen – mit oder ohne mehr oder weniger ausgeprägtem Anteil im Nierenbecken –, die mehr oder weniger fixiert sind, insbesondere Korallensteine, machen häufig erst Beschwerden, wenn Teile abbrechen und zu Verschlüssen der Harnwege oder zu einem Transit dieses Teiles durch die Harnwege führen. Entdeckt werden diese Steine oft erst dann, wenn auf Grund einiger Leukozyten, Erythrozyten oder Epithelien im Urin ein Urogramm veranlaßt wurde oder wenn bei Abdomenübersichtsaufnahmen bzw. Skelettaufnahmen die kalkdichten Verschattungen als Nebenbefund entdeckt und Anlaß einer weiteren diagnostischen Abklärung wurden.

Andererseits können diese Steine aber auch zu dauernden oder wiederkehrenden *unklaren Rückenschmerzen* führen, die oft auf die Wirbelsäule bezogen und fehlgedeutet werden. Gibt der Patient mit Rückenschmerzen nicht in der Wirbelsäule lokalisierte und von Lage- und Haltungsveränderung abhängige, typische Beschwerden an und findet schließlich auch der Orthopäde keine Erklärung für die geklagten Rückenschmerzen, sollte man an Nierensteine denken und eine entsprechende Diagnostik in die Wege leiten. Dies umso mehr, wenn der Patient angibt, daß die Schmerzen stets nur nach gravierender körperlicher Bewegung auftreten, in Ruhelage aber sofort nachlassen bzw. wieder verschwinden. Hier ist an einen mobilen Stein im Nierenbekken-Kelchbereich zu denken, der gelegentlich auch einmal zur Obturation des Nierenbeckenausganges (Nierenbeckenventilstein) mit erheblichem Stauungsschmerz führen kann, der bei Lagewechsel des Patienten und Steins aber wieder abklingt oder fixiert bleibt und dann zu einer Intervention (Zurückstoßen mit dem Ureterenkatheter, insbesondere bei Indikation zur medikamentösen Auflösung, ansonsten operativen Entfernung) zwingt. Ähnlich kann die Situation bei Steinen in der Harnblase und subvesikalem Abflußhindernis sein. Bei stärkerer Bewegung gibt der Patient jeweils ein „dumpfes Gefühl" in der Harnblase, meist auch verbunden mit imperativem Harndrang an. Bei der Miktion verlegen die Harnblasensteine dann gelegentlich den Ausgang mit plötzlicher Unterbrechung des Harnstrahles während der Miktion und starken Schmerzen, die bis in die Penisspitze projeziert werden. Bei Lagewechsel (ruckartige Bewegungen, Schütteln oder Miktionsversuch im Sitzen) ist die Miktion meist bis zum nächsten Einklemmen des Steines wieder möglich (= Harnstottern). Unter ähnlicher Symptomatik kann ein kleinerer Stein sich aber auch in der Harnröhre festsetzen und einen andauernden Harnverhalt herbeiführen. Hier ist der Stein dann in der Regel tastbar und instrumentell zurückzustoßen oder zu entfernen.

Damit ist bereits zu der Harnsteinsymptomatik übergeleitet, mit der wir in der täglichen Praxis am häufigsten konfrontiert werden, nämlich der *Harnsteinkolik*. Häufig ist der Patient auf Grund der außerordentlich starken Schmerzen und vegetativen Irritation (motorische Unruhe, Transpiration, Blähbauch, Brechreiz, Bradykardie) nicht in der Lage anzugeben, welche Seite betroffen ist, doch verhilft hier eine vorsichtige Prüfung der Klopfempfindlichkeit der Nierenlager in der Regel sehr rasch zur richtigen Seitenlokalisation. Die Kolik kann sich durch ziehende Beschwerden ankündigen oder wie ein Blitz aus heiterem Himmel auftreten. Ursache der ziehenden Beschwerden sind Schleimhautläsionen durch Kristalle oder Kristallaggregate (Gries, Sand) oder Steine im Transit. Kleine, runde und glatte Konkremente können den Harnleiter u. U. mit einem Urinbolus in einem Schub passieren. Sie bleiben gern an der physiologischen Enge prävesikal bzw. intramural stecken und lösen dann eine Kolik aus. Dies ist primär wiederum durch die lokale Schleimhautirritation zu erklären, insbesondere, wenn auf der Oberfläche des Steines aufsitzende spitze Appositionskristalle sich im Gefolge einer erheblichen Transitgeschwindigkeit tief in die Schleimhaut bohren. Auf diese – im Einzelfall unterschiedlichen – Gegebenheiten sowie das sich sofort entwickelnde und zusätzlich fixierende Oedem, ist die unterschiedliche Fixierungs- bzw. Transitzeit eines Steines zurückzuführen und verständlich, daß diese mehr von der Form und Oberflächenbeschaffenheit als von der Größe des Steines abhängt. Bei größeren und unregelmäßig geformten Steinen sind an den physiologischen Engen auch Verkantungen möglich, wobei dann Dehnungen der Harnleiterwand bzw. die daraus resultierende Ischämie zu den Schmerzen führt, die bei Verschluß des Harnleiters dann noch durch den konsekutiven Stauungsschmerz verstärkt werden.

Je nach dem Ort der Steinfixation werden die Koliken mit etwas anders gerichteten Ausstrahlungsschmerzen angegeben. Beim Nierenbeckenventilstein tritt im Moment des Verschlusses ein heftiger Rücken- bzw. Flankenschmerz auf, dem – bei Fixation des Steines – ein stauungsbedingter, anhaltender dumpfer Schmerz in derselben Region folgt. Ähnlich ist die Situation bei der Fixation eines hochsitzenden Harnleitersteines, doch werden hier meist auch ausstrahlende Schmerzen entlang des Harnleiterverlaufes bis in die Leisten und zum Genitale hin angegeben. Bei tieferer, insbesondere intramuraler Fixation eines Steines tritt neben den Kolikbeschwerden mit Ausstrahlung in den Genitalbereich meist ein gehäufter Harndrang in den Vordergrund.

Hinweisend auf einen Stein kann auch eine *Blutdruckerhöhung*, speziell des diastolischen Wertes sein, die bei etwa 20% der Patienten mit Steineinklemmung zu registrieren ist. *Differentialdiagnostisch* ist insbesondere in Verbindung mit einer Makrohämaturie an eine Harnleiterverlegung durch *Blutkoagel* zu denken. Ursache können Zysten, Nieren- oder Nierenbecken- bzw. Harnleitertumoren, Uro-Tbc, gelegentlich auch akute, hämorrhagische Pyelonephritiden sein.

Bei rechtsseitigen Koliken ist eine *Gallenkolik* abzugrenzen. Im Gegensatz zur Harnsteinkolik wird das Schmerzzentrum vom Patienten mehr im Oberbauchbereich rechts angegeben, mit Ausstrahlung in die rechte Rückenpartie. Bei Beklopfung des Nierenlagers gibt der Patient zwar auch meist einen Schmerz an, doch nicht so heftig wie bei einer Nierenstauung und meist auch nach vorn zu. Bei der Palpation des rechten Oberbauches und der Leber bei In- und Exspiration ergibt sich dann in der Regel eine deutlichere Druckempfindlichkeit der Gallenblase und Leber als der Niere.

Schwierig kann gelegentlich die differentialdiagnostische Abgrenzung rechtsseitiger Harnleitersteinbeschwerden von denen einer *akuten Appendizitis* sein. Deutliche und wehenartig wiederkehrende Koliken sprechen eigentlich eher für einen Harnleiterstein. Mäßig ausgeprägte Flankenschmerzen können bei hochsitzendem Harnleiterstein mit Stauung, aber partiell erhaltenem Harnabfluß ebenso auftreten wie bei der akuten Entzündung eines retrozäkal gelegenen Appendix. Ein sehr langer und bis ins kleine Becken reichender akuter Appendix kann bei der rektalen Untersuchung im Douglasbereich ebenso eine Druckschmerzhaftigkeit ergeben wie ein Stein im unteren Harnleiterdrittel.

Bauchdeckenspannung, Loslasschmerz, deutliche Differenz zwischen rektaler und axial gemessener Temperatur sowie eine Leukozytose bei fehlendem Harninfekt sprechen dann eher für eine Appendizitis, während der sehr heftige und wiederkehrende Kolikschmerz mit Klopfempfindlichkeit des Nierenlagers und/oder Ausstrahlung entlang dem Harnleiter bis zum Genitale oder gehäufter Harndrang eher für eine Harnsteinkolik spricht.

Die Entzündung eines *Meckelschen Divertikels* sowie eine Eierstockentzündung, die Stieldrehung einer Ovarialzyste oder die Ruptur einer Tubargravidität kann ebenfalls mit plötzlichen, sehr heftigen Schmerzen einhergehen. Die Symptomatik des akuten Abdomens, Loslasschmerz und bimanueller Untersuchungsbefund sowie eine Leukozytose und Temperaturerhöhungen lassen meist bereits klinisch eine Abgrenzung von einer Harnsteinkolik zu.

Nach der ersten orientierenden Untersuchung steht vor jeder weiteren Untersuchung dann zunächst die *Schmerzausschaltung* im Vordergrund. Am schnellsten und sichersten sind Koliken durch die i. v. Applikation von 5 ml Novalgin o. ä. zu beheben. Opiate sollten nur im Ausnahmefall zur Anwendung kommen, um Nebenwirkungen wie Atemdepression, Verstärkung der Darmparese, Harnverhaltung und Sucht zu vermeiden. Um nach der ersten Schmerzkupierung dann die weiter notwendigen diagnostischen Maßnahmen durchführen zu können, sollte man eine „*fortgesetzte Spasmoanalgesie*" mit regelmäßiger Einnahme von Spasmoanalgetika (Novalgin-Tropfen, Spasmo-Cibalgin comp. Supp., Urol-Kapseln o. ä.) in die Wege leiten.

Nach der Schmerzbekämpfung bei Koliken, ansonsten primär, sollte die *Anamnese* ausführlich erhoben werden, da dadurch bereits in vielen Fällen wichtige Erkenntnisse bezüglich der Pathogenese zu gewinnen sind. Angaben über ein familiär gehäuftes Vorkommen von Harnsteinen sprechen seltener für eine *genetische Disposition* (primäre Hyperoxalurie, Zystinurie), häufiger für familienspezifische Ernährungsgewohnheiten mit resultierender absorptiver Hyperkalziurie. Hier wäre speziell nach dem Umfang des Konsums von tierischem Eiweiß, aber auch nach sonstigem Überkonsum von Nahrungsmitteln, die reichlich lithogene Substanzen enthalten, zu fragen. Besonders wichtig ist auch die exakte Eruierung der täglichen Flüssigkeitszufuhr, da gerade bei Steinbildnern nicht selten festzustellen ist, daß die Zufuhr bei ihnen weit unter den als Minimum für notwendig gehaltenen 2 Litern liegt. Festzuhalten sind auch die allgemeinen Lebensgewohnheiten, insbesondere bezüglich der regelmäßigen Einnahme der Mahlzeiten, einschließlich ausreichender Ballaststoffe, der Frage nach ausreichender Bewegung und ausreichendem Schlaf. Gerade bei Harnsteinbildnern sind auch die besonderen Bedingungen des Arbeitsplatzes (Bewegungsarmut? Trockene, warme Luft? Zug, Nässe oder Kälte? Streß?) von besonderer Bedeutung. Sehr genau ist auch nach früheren Erkrankungen, Verletzungen oder Operationen zu fragen, da nicht ganz selten schon fast vergessene Vorgänge doch Bedeutung für die Entstehung von Harnsteinen haben können. Beispielhaft sei hier an die Spätmanifestation einer Urogenitaltuberkulose, die Hyperoxalurie nach Darmerkrankungen oder Operationen oder die späte Manifestation einer Harnröhrenstriktur mit Harnabflußstörung nach Gonorrhoe erinnert. Frühere Behandlungen wegen eines Adipositas mit temporärer Hyperurikosurie, Gichtbeschwerden, *Abusus* von Laxantien oder sonstigen, insbesondere phenacetinhaltigen Medikamenten werden häufig in der Anamnese „vergessen", können für die Harnsteinbildung aber ebenso große Bedeutung haben wie Nieren-und Harnwegsanomalien bzw. Erkrankungen, Stoffwechselstörungen oder sonstige Störungen, die zu einer vermehrten Ausscheidung lithogener Substanzen im Urin, Störungen des normalen Urin-pH oder Mangel an Inhibitoren der Harnsteinbildung im Urin führen. Bei Rezidivsteinbildnern sollte man möglichst genaue Angaben über alle vorangegangenen Steinepisoden und erhobenen Befunde sowohl vom Patienten wie von den vorbehandelnden Ärzten zu erhalten suchen. Darauf basierend kann dann durch weitere spezielle Untersuchungen die Ursache der erneuten Steinbildung und ggf. auch ein Ansatzpunkt für eine effektive Rezidivprophylaxe gefunden werden.

Die Röntgenuntersuchungen sollten stets mit einer *Nierenübersichtsaufnahme* begonnen werden. Nach Koliken ist die Beurteilung von Lage, Form und Größe der Nierenparenchymschatten sowie die Entdeckung von Konkrementen im Bereich der Nieren und Harnwege oft durch Überlagerungen stark gasgefüllten Darms sehr schwierig oder überhaupt nicht möglich. In diesen Fällen kann ein *Tomogramm* weiterhelfen oder es sollte gewartet werden, bis – nach Verabreichung eines Laxans und/oder gasbindenden Medikamentes -- eine Gas- und Stuhlentleerung stattgefunden hat und das Abdomen bei der Perkussion weitgehend gasfrei erscheint. Gallensteine projizieren sich in der Regel außerhalb der Nierenparenchymschatten und bei *seitlicher Aufnahme* deutlich mehr ventralwärts als Nierensteine. Verkalkte Mesenteriallymphknoten sind auf Grund ihrer Größe, unregelmäßigen Kontur und Kontrastintensität sowie Lageveränderungen in der Regel leicht von Konkrementen abgrenzbar. Letzteres gilt auch für Fremdkörper im Darm (Tabletten oder Tablettenreste, Schrotkugeln etc.). Verkalkte Rippenknorpel wie Verkalkungen der Beckengefäße lassen sich auf Grund ihrer strich- oder bandartigen Zeichnung meist von Harnsteinen abgrenzen. Schwieriger ist dies gelegentlich bei kleinen Kompaktainseln im Bereich der Ileosakralgelenke sowie den Phlebolithen, wobei letztere jedoch meist durch ihre runde, glatte Form und die sehr symphysennahe Projektion die Abgrenzung von einem Stein erleichtern. Gerade beim Harnsteinleiden ist schließlich dem dargestellten Skelett besondere Aufmerksamkeit zu schenken, da Demineralisationsprozesse ein wichtiger Hinweis auf die Kausalpathogenese, speziell die resorptive Form der Hyperkalziurie sein können. Projezieren sich kalkdichte Verschattungen mit typischer Steinform eindeutig auf Nieren oder Harnwege und passen sie zum Beschwerdebild, können weitgehende therapeutische Entscheidungen notfalls bereits getroffen werden. Soweit kurzfristig wiederkehrende Koliken, Allgemeinzustand und Kreatininwert dem nicht entgegen stehen, sollte man sich aber in der Regel doch zunächst durch ein *Urogramm* (bei anhaltender Klopfempfindlichkeit des Nierenlagers = Stauung: erhöhte Kontrastmitteldosis oder Infusionsurogramm) weiteren Aufschluß über die Morphologie der Harnwege und die Abflußverhältnisse verschaffen. Dies gilt bei Verdacht auf ein Harnsteinleiden insbesondere dann, wenn auf der Übersichtsaufnahme kein Konkrement zu erkennen war. Beim Urogramm werden dann nicht oder wenig schattengebende Konkremente (Harnsäure, Zystin, Xanthin) als Aussparungen erkennbar oder können kleine, kalkdichte Steine, die auf der Übersichtsaufnahme durch die Beckenknochen verdeckt waren, an der Stelle des Kontrastmittelstops im Harnleiter identifiziert werden. Dafür sind in der Regel *Spätaufnahmen* erforderlich, deren zeitliche Anordnung sehr von der Darstellung nach 5, 10 und 30 min abhängt. Findet sich ein normaler Abfluß, muß daran gedacht werden, daß ein kleines Konkrement den Harnleiter bereits verlassen hat. Ist die Darstellung von Nierenbeckenkelchsystem und Harnleiter bis zu 30 Minuten erfolgt, aber noch nicht sehr intensiv, sind weitere Aufnahmen in stündlichem Abstand bis zur kompletten Darstellung angeraten. Ist bis zu 30 min kaum eine Darstellung des Nierenbeckenkelchsystems zu erkennen, andererseits aber eine Kontrastmittel-Anreicherung im Parenchym („Nephrographie"), genügt es, weitere Aufnahmen in 4–6-stündigem Abstand zu machen, wobei nicht selten die optimale Darstellung bis zum Konkrement erst nach 12–24 Std gelingt. Zu betonen ist dabei nochmals, daß das Urogramm bei einem akuten Stein möglichst erst nach vollständigem Abklingen der Beschwerden durchgeführt werden soll, da es bei der akuten Stauung mit weiterem Druckanstieg durch Forcierung der Diurese durch das Kontrastmittel zu *Fornixrupturen* mit pyelointerstitiellem Reflux, aber auch zum Übertritt von Urin und Kontrastmittel in das peripelvine und retroperitoneale Gewebe mit sekundärer Fibrosierung und der Gefahr der Ausprägung von Kompressionen der Harnwege kommen kann.

Ist über den nephrographischen Effekt hinaus auch nach sonstiger Stabilisierung der Situation keine Darstellung zu erreichen, ist die Indikation zu einer *retrograden Pyelographie* zu diskutieren. Wegen der Gefahr der äußerst foudroyant verlaufenden ascendierenden, abscedierenden, anurischen Pyelonephritis bei Persistenz eines Verschlußsteines, sollte dieser Eingriff nur unter streng aseptischen Kautelen und der Prämisse durchgeführt werden, daß man gleichzeitig zur Entlastung am Stein vorbei einen Harnleiterkatheter einlegen, den Stein mit der Schlinge oder baldmöglichst operativ entfernen will.

Ansonsten – wie auch bei bekannter Kontrastmittelallergie und Nieren ohne nephrographischen Effekt (= stumme Niere) – sind primär zur weiteren Orientierung *echographische* Untersuchungen (Ultraschall) und/oder *nuclearmedizinische* Untersuchungen (Isotopennephrographie, Szintigraphie) angeraten. Ergeben diese Untersuchungen eine ausgeprägte Ektasie des Nierenbeckenkelchsystems, kommt zur primären Entlastung auch eine *perkutane Nierenfistelung* mit der Möglichkeit der *orthograden Pyelographie* in Betracht. Alternativ und insbesondere wenn – etwa bei Ausguß- oder Korallensteinen – kompliziertere Operationen zu erwarten sind, ist eine *Nierenangiographie* angezeigt, die neben der exakten Beurteilung der Parenchymdicke auch die Beurteilung der Gefäßverteilung und Kaliber ermöglicht.

Die Möglichkeiten und Indikationen zur Ultraschalluntersuchung wie zu den nuklearmedizinischen Untersuchungen und die zur Abrundung der Diagnostik erforderlichen Laboruntersuchungen werden in den anschließenden Kapiteln detaillierter dargestellt.

3.2 Nuklearmedizinische Untersuchungen und ihre Indikation

D. Bach u. E. Doppelfeld

Nuklearmedizinische Verfahren zur Untersuchung der Nieren gehören heute zum festen diagnostischen Repertoire in der Urologie. Man unterscheidet *Funktionsuntersuchungen* (Nephrographie, Nierensequenzszintigraphie, Clearancemethoden) und *Lokalisationsuntersuchungen* (Szintigraphie). Für beide Methoden werden radioaktiv markierte chemische Verbindungen, sogenannte *Radiopharmaka* (z. B. ^{131}J markierte Orthojodhippursäure, ^{99m}Tc markierter Technetium-Dimercapto-Succinatkomplex, ^{51}Cr-EDTA, ^{99m}Tc markierte Tetracycline etc.) verwendet.

3.2.1 Funktionsuntersuchungen

Es ist sinnvoll, nur solche Radiopharmaka für Funktionsprüfungen einzusetzen, die einem weitgehend gleichen Ausscheidungsmechanismus unterliegen, wie die klassischen Clearancesubstanzen Inulin und Paraaminohippursäure, weil dann auch vergleichbare Ergebnisse mit diesen Untersuchungsmethoden erwartet werden können.
Das von WINTER im Jahre 1956 entwickelte *Isotopennephrogramm (ING)* ist ein qualitatives Verfahren zur getrenntseitigen Aussage über die Nierenfunktion geblieben, obwohl zahlreiche Versuche unternommen wurden, um mittels ING und der Bestimmung des Aktivitätsabfalls im Plasma zu quantitativen Ergebnissen zu gelangen. Eine quantitative seitengetrennte Funktionsbeurteilung ermöglichte erst die von OBERHAUSEN (1968) entwickelte katheterlose seitengetrennte Bestimmung der *Nierenclearance*. Hierbei wird die renale Elimination der Clearancesubstanz anhand einer über dem renovesikal abgeschirmten Teilkörper registrierten Kurve bestimmt.
Anhand dieser *Ganzkörperkurve* und des gleichzeitig aufgezeichneten ING der rechten und linken Niere können die Hippuran-Gesamtclearance und die Leistungen der einzelnen Niere bestimmt werden. Dabei legt man bei der Ermittlung der anteiligen Leistung diejenige Fläche zugrunde, die aus der Ganzkörperkurve und dem bis zur 120. s p. i. registrierten Teilsegment der entsprechenden Nephrographiekurve gebildet wird (Phase 2 in Abb. 2).

3.2.1.1 Nierenclearance

Die Bestimmung der Clearance ist eine klassische Methode in der Nephrologie zur Beurteilung der Nierenfunktion. Die Clearance gibt dasjenige Plasmavolumen an, das durch die Funktion der Niere von einer bestimmten Substanz in der Zeiteinheit „geklärt" wird. Bezüglich der theoretischen Grundlagen der *nuklearmedizinischen Clearancebestimmung* sei auf die entsprechende Literatur verwiesen (OBERHAUSEN, 1968, 1977; OBERHAUSEN u. ROMAHN, 1968).
Bei direkter Messung kann auf eine Urinsammlung verzichtet werden, da mit der von OBERHAUSEN angegebenen Meßmethodik die Abnahme der Clearancesubstanz im Körper in Abhängigkeit von der Zeit unmittelbar verfolgt wird. Für diese direkte Messung werden mit *Gamma-Strahlern* markierte Clearancesubstanzen wie ^{131}J-*Hippuran* (tubulosekretorische Leistung) oder ^{51}Cr-*EDTA* (glomeruläre Filtration) verwandt, für die glomeruläre Filtrationsrate (GFR) z. T. aber auch

^{99m}Tc-DTPA. Die seitengetrennte Clearance hat klar festgelegte Indikationen (Tabelle 9). Sie ist bezüglich der Beurteilung der Restfunktion der kranken Niere, wie auch der kontralateralen Niere, von großer Hilfe bei der Festlegung des therapeutischen Vorgehens.

Tabelle 9. *Indikationen* für die Durchführung der *seitengetrennten Clearance* mit Hilfe radioaktiver Indikatorsubstanzen (modifiziert nach PFANNENSTIEL et al., 1976)

	Indiziert	Indikation fraglich
Erstuntersuchung	1. **Präoperative Diagnostik** (Fragestellung **Organerhaltung** oder **Nephrektomie**) 2. Verdacht auf ein- oder doppelseitige Nierenerkrankung (besonders Pyelonephritis bei normalem oder grenzwertigem Kreatinin) 3. Akuter Gefäßverschluß	1. arterielle Hypertonie
Verlaufskontrolle	1. **Bei und nach Steintransit** 2. Nach **plastisch rekonstruktiven Operationen** und **Operation am Nierenparenchym** 3. Nach Nierentraumen 4. Nach Nierentransplantation	

Die Clearance-Untersuchung ist relativ einfach durchführbar. Sie läßt sich innerhalb von 25 min bei einer Injektion und 2 Blutentnahmen und einer Auswertezeit von wenigen Minuten routinemäßig mit einer Genauigkeit von ± 5% durchführen. Sie stellt auch praktisch keine Belastung für den Patienten dar. Insbesondere ist die mit dieser Untersuchung verbundene *Strahlenbelastung* sehr gering. Pro injiziertem mCi beträgt sie bei ^{131}J-Hippuran für den Ganzkörper 0,1 mrem und für die Nieren 3,5 mrem.

3.2.1.2 Isotopennephrogramm (ING)

Nach einmaliger Injektion von *^{131}J-Hippuran* wird 20 min lang mittels Na-J-Detektoren der Zeitaktivitätsverlauf (ING) über beiden Nieren getrennt registriert. Hierbei ergeben sich nicht unerhebliche Schwierigkeiten einer exakten Positionierung der Detektoren über den Nierenlagern. Bei der *Nierensequenzszintigraphie* mittels Gamma-Kamera und Prozeßrechensystem wird diese Schwierigkeit vermieden. Das ING

Sequenzszintigraphie und der nuklearmedizinischen Clearancebestimmung dient es jedoch der seitengetrennten Ermittlung der renalen Leistung.

Das Nephrogramm (s. Abb. 2) besteht aus 3 Phasen, die heute nur noch mit den neutralen Indizes 1, 2 und 3 bezeichnet werden. Die früheren Bezeichnungen („Durchblutungsphase", „Sekretionsphase", „Exkretionsphase") beschreiben nämlich nicht exakt die *renale Kinetik des ^{131}J-Hippuran.*

Für einen *Seitenvergleich der Nierenfunktion* wird das initiale Teilsegment der 2. Phase des ING herangezogen. Zur Berücksichtigung der Backgroundaktivität wird die Ganzkörperkurve in das ING projiziert. Die Fläche zwischen diesen beiden Kurven und den Zeitpunkten t_1 und t_2 (45. bis 120. s) ist dann ein Maß für die selektive Anreicherung des Hippuran in der Niere (Abb. 2).

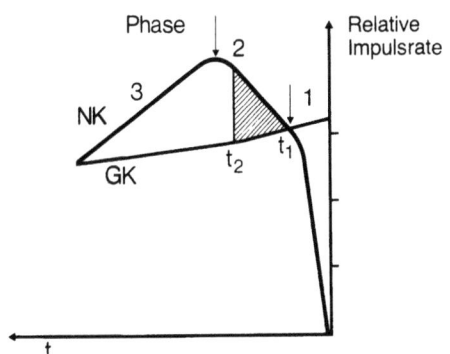

Abb. 2. Seitengetrennte Bestimmung der Nierenfunktion nach OBERHAUSEN; GK = Ganz-Körper-Kurve; NK = Nephrographiekurve; 1, 2, 3 = Phasen 1, 2, 3 des ING

3.2.2 Lokalisationsuntersuchung

3.2.2.1 Szintigraphie

Durch die Szintigraphie werden räumliche Verteilungen von Gammastrahlenden Radionukliden bzw. entsprechend markierten Radiopharmaka flächenhaft dargestellt. Man unterscheidet *statische Szintigraphie* und *dynamische Nierensequenzszintigraphie*. Angesichts der konkurrierenden Verfahren in der Lokalisationsdiagnostik wie Ultraschall oder Computertomographie nimmt die Bedeutung des statischen Nierenszintigramms zur Zeit ab. Demgegenüber setzt sich die Nierensequenz-

Tabelle 10. *Indikationen* für die *Nierenszintigraphie* modifiziert nach PFANNENSTIEL et al. (1976)

	Indiziert	Indikation fraglich
Erstuntersuchung	Zur Lokalisation funktionstüchtigen Nierenparenchyms bei 1. Kontrastmittelallergie 2. Nierentraumen 3. Niereninfarkt 4. Lage- und Formanomalie der Niere 5. „stumme" Niere im i. v. Urogramm 6. **unklare Anurie (Konkremente)** 7. **Harnstauungsniere (Steine)** 8. **Kolik (DD renale/extrarenale Genese)**	1. Nierengefäßerkrankung 2. Verdacht auf raumfordernde Prozesse (3. Refluxprüfung)
Verlaufskontrolle	1. Nach Nierentransplantation 2. Nach Nierentraumen 3. **Vor und nach Nierenoperationen (Steine)**	

szintigraphie zunehmend durch. Sie ergänzt die katheterlose seitengetrennte Bestimmung der ^{131}J-Hippuran-Clearance. Gemeinsam stellen beide Methoden heute die optimale Möglichkeit nuklearmedizinischer Nierendiagnostik dar (HEIDENREICH 1977). Die Nierensequenzszintigraphie wird unter Verwendung von ^{131}J-Hippuran durchgeführt. Zur statischen Szintigraphie verwendet man z. B. ^{99m}Tc-Tetrazyklin. Die vorzugsweise mit der Szintillationskamera aufgezeichneten Szintigramme vermitteln Informationen über Größe, Form und Lage funktionstüchtigen Nierenparenchyms. Diese Untersuchungsmethode der *topographischen Zuordnung der Ausscheidungsfunktion* schließt eine diagnostische Lücke zwischen der röntgenmorphologischen Abbildung des Nierenhohlraumsystems im Urogramm und der Nierengefäße im Renovasogramm.

Der besondere Vorteil der Nierensequenzszintigraphie ist in der Möglichkeit zu sehen, daß Informationen sowohl über die Nierenfunktion (ING) als auch über die Morphologie (Summationsbild) gewonnen werden kann. Auch für die Nierenszintigraphie gibt es bestimmte Indikationen (Tabelle 10).

Die *Strahlenbelastung* ist von untergeordneter Bedeutung. Bei der üblicherweise applizierten Aktivität von 2mCi ^{99m}Tc beträgt sie etwa 50 mrem.

3.2.3 Anwendung nuklearmedizinischer Untersuchungen in der Urolithiasisdiagnostik

Die nuklearmedizinischen Untersuchungen, mit deren Hilfe Nierenfunktion und funktionstüchtiges Nierenparenchym dargestellt wird, dürfen keineswegs in Konkurrenz zur Röntgendiagnostik, die Veränderungen am Nierenhohlraumsystem und den Gefäßen nachweist, gesehen werden.

3.2.3.1 Abflußstörung im Nierenhohlraumsystem

Abflußstörungen können durch *Steinobstruktion* der ableitenden Harnwege hervorgerufen sein. Den Urologen interessiert dabei primär, innerhalb welcher Zeit mit einem irreversiblen Schaden der Parenchymleistung gerechnet werden muß. Im Gegensatz zum Nephrologen, der zur Diagnostik bzw. für Verlaufskontrollen auf die globale Clearance angewiesen ist, muß der Urologe auf exakte seitengetrennte Parameter Wert legen. Mit der seitengetrennten Clearance ist es möglich, die Funktion der Niere auch über einen längeren Zeitraum zu kontrollieren und den richtigen *Zeitpunkt zur operativen Intervention* zu erfassen. Bei Clearancewerten von weniger als 100 ml/min und unter 20% des Normalwertes ist eine Reparation fraglich und eine einseitige Nephrektomie zu diskutieren. Bei der *Diagnostik von Abflußstörungen* und bei den Schlußfolgerungen aus den Untersuchungsergebnissen ist zwischen chronischen, meist *inkompletten Abflußbehinderungen* (z. B. subpelvine Harnleiterstenose) und *komplettem Verschluß* (z. B. durch Steine) zu unterscheiden. Nuklearmedizinische Meßmethoden haben gezeigt, daß bei inkompletten Abflußstörungen schwere Funktionsbeeinträchtigungen eher die Ausnahme sind. Die vergleichenden Untersuchungen mit der Radio-Clearance und der Ausscheidungsurographie von MAY (1973) beweisen, daß infektfreie Harnstauungsnieren mit inkompletter Abflußbehinderung meist über lange Zeiträume leistungsfähig bleiben. Um das Ausmaß des noch vorhandenen funktionstüchtigen Nierengewebes bestimmen zu können, sollte in Fällen von komplettem Verschluß der ableitenden Harnwege im Anschluß an die seitengetrennte Clearanceuntersuchung die Nierensequenzszintigraphie angeschlossen werden.

Bei kompletten Verschlüssen kommt es innerhalb von 3 Wochen zu einer raschen Depression der Sekretionsleistung bis auf ca. 20% des Ausgangswertes (MAY 1973). Besteht die Abflußblockade fort, wird in den nächsten 45 Tagen nur eine vergleichsweise langsam *fortschreitende Funktionsminderung* eintreten. Eine *operative Intervention* ist also nur innerhalb der ersten 3 Wochen nach Eintreten der Abflußblockade erfolgversprechend.

Wie sehr bei einer Harnabflußstörung entgegen üblicher Anschauung die Ergebnisse der renalen ^{131}J-Hippuran-Clearance verfälscht werden können, konnten DOPPELFELD et al. (1978) zeigen. Bei Untersuchungen von Harnstauungsnieren ergaben sich wiederholt erhebliche Diskrepanzen zwischen der Clearance und dem intraoperativ festgestellten papierdünnen Parenchymsaum der entsprechenden Niere. An klinischen Beispielen und in systematischen Tierversuchen konnten die Autoren nachweisen, daß der Verlauf des für die seitengetrennte Funktionsbeurteilung relevanten ING-Abschnitts keineswegs in jedem Falle die tatsächliche Parenchymleistung widerspiegelte (DOPPELFELD u. WEISSBACH 1979). Sie wiesen nach, daß eine stauungsbedingte Aufrichtung der gesamten 2. Phase des ING möglich ist. Daraus folgt, daß bei einer Harnabflußstörung die *Bestimmung der renalen ^{131}J-Hippuran-Clearance* zu einer *Überschätzung der Leistung von Harnstauungsnieren* führen kann.

3.2.3.2 Ausgußsteine

Bei Ausgußsteinen im Nierenbecken-Kelchsystem ist die Funktionseinschränkung sowohl durch die Harnstauung, als auch durch die meist gleichzeitig bestehende *sekundäre Pyelonephritis* bedingt. Es ist daher wichtig, neben dem Grad der Funktionseinschränkung auch die *Lage* des noch gesunden und des *nicht mehr funktionstüchtigen Gewebes* zu erkennen. Dies erreicht man durch die Kombination einer seitengetrennten Clearance mit einem Sequenzszintigramm (Tafelbilder I.1–I.4, S. 144).
Da sehr oft *Nephrotomien* zur Entfernung der großen Ausgußsteine notwendig sind, kann aus dem Szintigramm entnommen werden, welche Geweberegionen zu schonen und welche aufgrund von Speicherdefekten mit Nierenteilresektion behandelt werden müssen.

3.2.4 Leitsätze für die Anwendung nuklearmedizinischer Untersuchungsverfahren in der Urologie

1. Funktionsbestimmung der Niere durch seitengetrennte ^{131}J-Hippuran-Clearance im Anschluß an die pathologisch-anatomische Diagnostik mit Hilfe des Ausscheidungsurogramms.
2. Clearance unter 20% des Normalwertes und Leistung von weniger als 100 ml/min spricht für hochgradige Funktionseinschränkung der Niere (eventuelle Nephrektomie).
3. Verlaufskontrolle der Nierenfunktion mit ^{131}J-Hippuran-Clearance, da das Ausscheidungsurogramm nur eine qualitative Beurteilung des Nierenhohlraumsystems zuläßt.

3.3 Ultraschalldiagnostik

D. Bach

Vielseitige und einfache Anwendbarkeit, absolute Komplikationsfreiheit, hohe diagnostische Treffsicherheit und Eignung als ambulante Untersuchungsmethode sind Faktoren, die für eine immer größere Verbreitung der Ultraschalldiagnostik in der Urologie gesorgt haben. Physik und Techniken verschiedener Ultraschallgeräte und -verfahren werden u. a. in den Veröffentlichungen von LUTZ (1978) wie auch EHLER et al. (1977) beschrieben.

Neben *A-Scan* (Amplituden-Scan), *TM-Verfahren* (Time motion) und *Ultraschall-Doppler,* die alle spezielle Indikationsgebiete haben, ist der *B-Scan* das eigentliche bildgebundene Verfahren, das auch in der urologischen Diagnostik verwandt wird.

Das zweidimensionale Ultraschallbild wird dadurch aufgebaut, daß zahlreiche eindimensionale Ultraschallstrahlen in einer Ebene nebeneinander angeordnet in die zu untersuchende Körperregion gestrahlt werden. Jeder einzelne Ultraschallstrahl entspricht einer Bildzeile des *B-Bildes.* Die empfangenen Echos können in Abhängigkeit von ihrer Intensität helligkeitsmoduliert abgebildet werden *(Graustufentechnik).* Für die Urologie erlangt die Ultraschalldiagnostik in den meisten Fällen dann Bedeutung, wenn das Urogramm Fragen offen läßt (Tabelle 11). Für die eigentliche Steindiagnostik ist das Ultraschallverfahren nicht geeignet, da sich der typische Steinschatten nur bei Konkrementen findet, die größer als 6 mm sind. Hier sind die Nierenleeraufnahme und das Ausscheidungs-Urogramm konkurrenzlos.

Tabelle 11. *Indikationen zu Ultraschalldiagnostik der Nieren* (BARTELS u. ALBRECHT, 1976)

1. *Nach vorherigem Ausscheidungs-Urogramm*	2. *Ohne Ausscheidungs-Urogramm*
Stumme Nieren	**Kontrastmittelallergie**
Verdacht auf **Hydro- oder Pyonephrosen**	**Verdacht auf Harnstauungsniere in der Schwangerschaft**
Zystennieren	
Raumfordernde Prozesse der Nieren	
Nierenanomalien	
Nierenruptur	
Pararenale Abzesse, Metastasen oder Tumoren	
Postoperative Verlaufskontrolle bei plastischen Operationen	
Verdacht auf große, röntgennegative Steine	

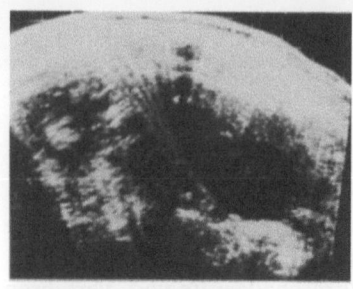 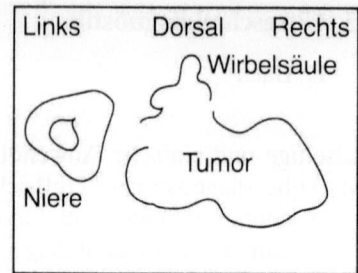

Abb. 3. Transversalschnitt bd. Nieren. Li. Niere unauffällig; Re. Nierenlager vergrößert, Raumforderung mit Reflexionen. Diagnose: Großer Nierentumor re.

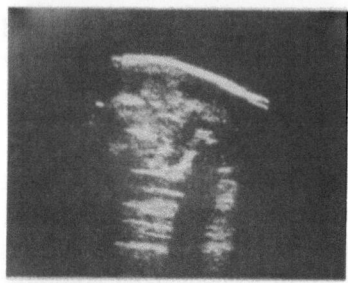 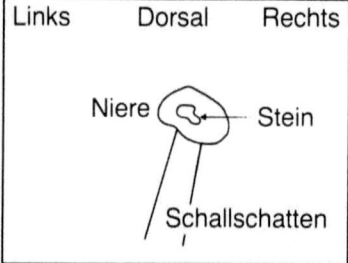

Abb. 4. Transversalschnitt re. Niere. Großer Stein im Nierenbecken mit darunterliegendem Schallschatten (keinerlei Reflexionen). Diagnose: Großer Ausgußstein rechts.

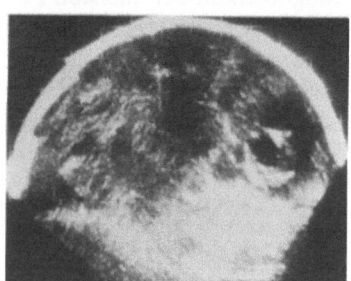 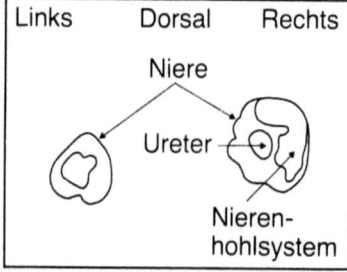

Abb. 5. Transversalschnitt bd. Nieren. Li. Niere unauffällig; re. erweitertes Hohlraumsystem und erweiterter Ureter. Diagnose: Hydronephrose re. mit gestautem Ureter.

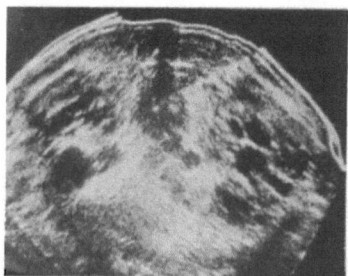 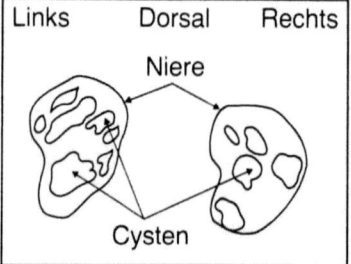

Abb. 6. Transversalschnitt bd. Nieren; Bds. Auseinanderdrängung des Reflexbandes des intrarenalen Hohlsystems mit schallfreien Raumforderungen. Diagnose: Zystennieren bds.

Dagegen ist die Sonographie der Nieren eine gute Methode, die Komplikationen eines Steinleidens verifizieren zu helfen. Hier seien u. a. *steinverschlußbedingte Pyo- und Hydronephrosen* oder auch *stumme Nieren* erwähnt. In der Differentialdiagnostik Tumor oder *nichtschattengebender Stein* ist bei unklarer Ausscheidungsurographie mit der Sonographie die sichere Diagnose zu stellen. Ein *Tumor* (Abb. 3)[1] wird immer graue Echos haben, ein Stein zeigt dagegen einen deutlich erkennbaren *„Schallschatten"* (Abb. 4).

Auch eine *Zyste* ist eindeutig von einem hydronephrotisch gestauten Nierenbeckenkelchsystem abgrenzbar, da die *Hydronephrose* (Abb. 5) an einer Auflockerung der zentralen hellen Reflexe zu erkennen ist, die Zyste jedoch eine rundliche bis ovale Form mit scharfer glatter Begrenzung hat und jeder Strukturreflex fehlt (Abb. 6). Eine *Pyonephrose* kann dagegen manchmal nur unter Schwierigkeiten von einem soliden Tumor unterschieden werden, da der Eiter nicht mehr homogen ist, sondern feste Bestandteile enthält.

Obwohl die Sonographie große Vorteile bietet, wird ihre Indikation in der Diagnostik der Urolithiasis nur auf wenige spezielle Fragen beschränkt bleiben müssen, da es konkurrierende Verfahren gibt, die dafür besser geeignet sind.

3.4 Laboruntersuchungen

3.4.1 Harn- und Serumuntersuchungen

A. Hesse

Die Harnuntersuchung in der Art des „Harnbeschaus" kann als älteste Laboruntersuchung überhaupt angesehen werden, die noch bis in den Anfang dieses Jahrhunderts angewendet wurde. Heute gibt es sowohl beim akuten Ereignis der Harnsteinkolik als auch für die endgültige Abklärung der Ursachen der Steinbildung die qualitative und quantitative Harnanalyse. Der Harn bietet ohne subjektive Belästigung des Patienten diagnostische Möglichkeiten als Basisuntersuchungen in der Urologie. Die pathophysiologischen Veränderungen können unmittel-

---

[1] Die Ultraschallbilder wurden in der Radiologischen Universitätsklinik Bonn (Direktor: Prof. Dr. med. P. Thurn) angefertigt und dankenswerterweise zur Verfügung gestellt.

bar bei der Harnanalyse bestimmt werden. Neben dem klinisch-chemischen Grundprogramm, welches in jedem Kliniklabor durchgeführt werden kann, sind als Ergebnis der Forschungsbemühungen der letzten Jahre, spezielle Stoffwechseluntersuchungen entwickelt worden. Das multifaktorielle Bild der Harnsteingenese ist bei stark rezidivierenden Steinleiden nur durch ein individuell angepaßtes differentialdiagnostisches Programm zu beschreiben. Die quantitative Untersuchung des 24-Std-Sammelurins steht dabei im Vordergrund. Zum Beispiel können durch Untersuchungen bei Einhaltung einer gleichbleibenden Standardkost über 10 Tage Stoffwechselanomalien erkannt werden. Durch Anwendung von Belastungstests werden weitere latente Veränderungen sichtbar. Diese Ergebnisse unter „steady state"-Bedingungen müssen jeweils den alltäglichen Verhältnissen gegenübergestellt werden. Daraus geht hervor, daß eine regelmäßige Betreuung und Motivierung des Steinpatienten außerordentlich wichtig ist. Ein erfolgreiches therapeutisches Eingreifen wird dadurch wesentlich erleichtert.

Zu den jeweiligen quantitativen Harnanalysen müssen die Blut- und Serumuntersuchungen korreliert werden.

3.4.1.1 Harnuntersuchungen beim Steinleiden

Harngewinnung

Alle Harnsedimentuntersuchungen müssen mit dem frisch gelassenen Mitttelstrahlurin vorgenommen werden. Bei Kontrolluntersuchungen ist die Verwendung des ersten Morgenurins besonders wichtig. Die Anreicherung mit Bakterien, zellulären Bestandteilen, sowie kristallinen Ausfällungen ist für die nächtlichen Harnportionen in bestimmten Fällen charakteristisch. Die Untersuchung muß innerhalb von 30 min erfolgen, da durch längeres Stehen und Erkalten es zu Veränderungen der zellulären und kristallinen Bestandteile kommt. Zur Erkennung der Stoffwechselsituation ist die Untersuchung des 24-Std-Sammelurins notwendig. Dazu wird die erste Morgenportion (7 Uhr) verworfen und dann bis zum nächsten Tag (7 Uhr) einschließlich der Morgenportion gesammelt. Als Sammelgefäße müssen gut gesäuberte (sterile) Gefäße verwendet werden und schon am Sammeltag sollte der Harn kühl aufbewahrt werden. Kann der 24-Std-Harn nicht frisch verarbeitet werden, ist eine Konservierung erforderlich.

Zur Sicherung mikrobiologischer Befunde kann es notwendig sein, Harn durch Katheterisieren oder suprapubische Blasenpunktion zu gewinnen.

Harnkonservierungsmethoden

1. Einfrieren ($-18\,°C$)
2. Ansäuerung mit Salzsäure $<$ pH 2,0 (für alle Mineralbestimmungen außer Chlorid)
3. 10%ige Lösung vom Thymol in Isopropanol (0,5 ml/100 ml) (pH-Stabilisierung, bakterizide Wirkung)
4. 37%ige Formaldehyd-Lösung (0,5 ml/100 ml) (Erhaltung der zellulären Bestandteile, es treten aber Störungen bei chemischen Untersuchungen auf).

Harnfarbe

Die Harnfarbe schwankt im Normalfall zwischen hell- und dunkelgelb. Die wichtigsten farbgebenden Verbindungen sind Abbauprodukte des Hämoglobins (Urochrom, Uroerythrin).
Blutbeimengungen färben den Urin rosa bis blutrot. Erfolgt die Blutbeimengung bereits im oberen Harntrakt, so ist infolge der Hämoglobinzersetzung der Harn braun gefärbt.
Durch die Zwei-Gläser-Probe kann eine Harnröhrenblutung diagnostiziert werden. Ist nur die erste Portion verfärbt, so ist die häufigste Ursache beim Mann eine Prostataerkrankung. Bei anhaltender Blutung ist es diagnostisch notwendig, zu zystoskopieren. Harnsteine sind die häufigste Ursache einer Hämaturie.
Die Harnfarbe wird auch durch Arzneimittel und andere pathologische Veränderungen beeinflußt (z. B. Porphyrie, Myoglobinurie, Alkaptonurie).

pH-Wert

Die Messung des pH-Wertes hat beim Steinleiden eine Schlüsselstellung. Die Löslichkeit der steinbildenden Substanzen hängt sehr stark vom aktuellen pH-Wert des Urins ab. Der normale, frisch gelassene Urin ist schwach sauer, pH 6,0–6,5.
Die Messung sollte mit einem Indikatorpapier vorgenommen werden, welches eine genaue Ablesung in Zehntel-Einheiten erlaubt. Für genaue Stoffwechseluntersuchungen ist die potentiometrische Messung mit einer Glaselektrode (Einstabmeßkette) vorzuziehen.
Beim Harnsäuresteinleiden liegt meist eine Säurestarre (pH 5,0–5,5) vor. Therapeutisch wird bei dieser Steinart der pH-Wert bis 6,8 angehoben. Auch für Zystinsteine ist diese Maßnahme günstig. pH-Werte $> 7,0$ begünstigen die Phosphatsteinbildung und sind bei jeder Steinart zu vermeiden. Eine alkalische Reaktion des Harnes tritt bei Infektio-

nen mit harnstoffspaltenden Bakterien und bei renaler tubulärer Azidose auf.
Eiweißreiche Kost führt zu einer Säuerung und Pflanzenkost zu einer Alkalisierung des Harns.

Dichte des Harns

Die Dichte des Harns schwankt in Abhängigkeit von der Flüssigkeitsaufnahme von 1005–1040. Die Messung wird mit einem Urometer vorgenommen. Da die Dichte von der Temperatur abhängt, muß stets die Temperatur der Harnprobe berücksichtigt werden.
Korrektur (Urometer auf 20 °C geeicht):

Für je 3 °C Abweichung nach oben oder unten sind 1 Skalenteil (0,001) zu addieren bzw. zu subtrahieren.

Der Harnsteinpatient muß seine Trinkgewohnheiten so einrichten, daß auch der Morgenurin nicht über 1015 liegt!!
Größere Mengen Glukose und Protein, aber auch nierengängige Kontrastmittel und Medikamente können die Dichte erheblich beeinflussen.

Osmolalität des Harns

Schwankungsbreite im normalen Harn 50–1200 mOsmol/kg. Die Osmo*larität* ist ein Maß für die molare Konzentration aller in einer Lösung osmotisch aktiven Teilchen je *Volumeneinheit*

$$\text{Osmolarität} = \text{Anzahl Osmole} \times \frac{1000}{V\,(\text{ml})}\ \text{Osmol/l}$$

Die Osmo*lalität* ist die molare Konzentration aller osmotisch aktiven Teilchen je *Gewichtseinheit* Lösungsmittel.

$$\text{Osmolalität} = \text{Anzahl Osmole} \times \frac{1000}{\text{Gewicht (Urin)}}\ \text{Osmol/kg}$$

Harnmenge

Die tägliche Harnmenge ist von der Flüssigkeitsaufnahme und der Umgebungstemperatur abhängig. Die Durchschnittswerte liegen bei Frauen zwischen 600–900 ml und bei Männern 1400–1600 ml. Die Harndilution ist der wichtigste Faktor der Harnsteinrezidiv-Prophylaxe. Unabhängig von der Steinart sollte jeder Steinpatient soviel Flüssigkeit aufnehmen, daß er 2000 ml Urin ausscheidet.

Schnelltests

Für die schnelle Bestimmung des „Urinprofils" ist die Anwendung von kombinierten Teststreifen allgemeine Routine in der Praxis. Halbquantitative Aussagen sind möglich. Teststreifen mit folgender Kombination sind geeignet:

pH-Wert	Blut
Protein	Nitrit
Glukose	

Zur bakteriologischen Vorprüfung ist die Anwendung von Uricult erforderlich (Mittelstrahlurin). Ab 10^5 Keimen sollte eine Differenzierung vorgenommen werden.
Ureasebildende Bakterien (*Proteus*, einige *E. coli*-Stämme) mit der Gefahr der Struvit- und Apatitsteinbildung, können auf speziellen Nährböden (UREA-Temmler) auch in geringen Konzentrationen festgestellt werden.
Zystinurie-Test: Die Anwendung des „Urocystin"-Tests (Fa. Dr. Fresenius) erlaubt den qualitativen Nachweis einer Zystinurie im frischen Urin. Die Reaktion beruht auf einer braunen Färbung des l-Zystins im neutralen oder alkalischen Bereich in Anwesenheit von Nickelionen und Natriumhyposulfit. Die Reaktion ist aber auch positiv bei Einnahme von thiolhaltigen Medikamenten wie z. B. Penicillamin, Thiola u. a. (KALLISTRATOS et al., 1977)!!

Das Harnsediment

Die Untersuchung des Harnsediments ist eine wesentliche Vor- und Kontrolluntersuchung bei der Harnsteinerkrankung. Der Nachweis von organischen Anteilen und die genaue Differenzierung der Kristallurie ist erforderlich:

(1) Organische Bestandteile

- Epithelien (für die Harnsteinerkrankung unbedeutend)
- Leukozyten (normal 0–5 /Gesichtsfeld)
  Hinweis auf Entzündungen im Harntrakt
- Erythrozyten (normal 0–2 /Gesichtsfeld)
  Mikrohämaturie (3–20 /Gesichtsfeld)
  Makrohämaturie (massenhaft)

Jeder Hämaturie ist ein ernstzunehmender Befund. Die Form der Erythrozyten gibt einen Hinweis über den Ort der Ausscheidung:

- unveränderte Erythrozyten: Urethra, Prostata, Blase
- geschwollene E., Stechapfelform: Ureter, Niere
- E. zylinder: Niere

(2) Kristalline Bestandteile

Dem kristallinen Harnsediment muß bei der Harnsteinerkrankung besondere Aufmerksamkeit gewidmet werden. Die Art, Form, Größe und Aggregation der Kristalle lassen Rückschlüsse auf die Gefährdungssituation des Steinpatienten zu. Kristalle müssen als erste Anzeichen einer möglichen Rezidivsteinbildung angesehen werden. Das Löslichkeitsprodukt der einzelnen Verbindungen ist bei Auftreten von Kristallen bereits überschritten. Sind zusätzlich Abflußbehinderungen vorhanden oder fehlen Inhibitoren der Aggregation und/oder liegen geschädigte Schleimhautoberflächen vor, kommt es zur Manifestation der Kristallausfällung und damit zur Steinbildung.

Zystin. Durch den Nachweis von Zystinkristallen im Harnsediment wird eine angeborene tubuläre Nierenfunktionsstörung festgestellt, die in 50% der Fälle zur Harnsteinbildung führt. Die sechseckige Form der meist gut ausgebildeten Kristalle kann nicht übersehen werden.
Sie haben einen hohen Brechungsindex. Es muß stets frischer Urin zur Untersuchung kommen, da die Kristalle einem schnellen bakteriellen Abbau unterliegen (Tafelbild IV.18, s. S. 147).

Harnsäure. Harnsäurekristalle treten in verschiedenen Formen auf: Amorph als „Ziegelmehl", als rhombische Prismen oder Rollenform, in Form von Rechtecken oder Wetzsteinen. Massenhaftes Auftreten bedeutet stets eine Hyperurikosurie und „Säurestarre" des Urins (pH 5,0–5,5) (Tafelbilder III.10–III.12, s. S. 146).

Urate. Urate sind Salze der Harnsäure. Sie kommen im Harn vorwiegend als Ammonium- und Natriumurat vor. Kalzium-, Magnesium- und Kaliumurat sind selten und werden gelegentlich im konzentrierten sauren Harn als amorphe Bestandteile gefunden. Mono-Natriumuratkristalle haben eine typische Büschelform und sind doppelbrechend. Sie treten ebenfalls im sauren Harn auf. Mono-Ammoniumurat muß von den anderen Salzen der Harnsäure abgegrenzt werden. Man findet es im alkalischen und neutralen Harn. Seine Bildung geht meist auf eine Überproduktion von Ammoniak durch harnstoffspaltende Bakterien zurück und ist damit Ausdruck einer Harnwegsinfektion. Das gleichzeitige Auftreten mit Struvit und Ca-Phosphatkristallen ist häufig. Mono-Ammoniumuratkristalle finden sich im Sediment als Kügelchen mit dornenartigen Fortsätzen (Tafelbilder IV. 16, s. S. 147).

Ca-Oxalat. Mehr als 60% aller Harnwegskonkremente bestehen aus Ca-Oxalat. Die beiden Hydratformen Ca-Oxalat-Monohydrat (Whewellit) und Ca-Oxalat-Dihydrat (Weddellit) lassen sich bereits im Harnsediment differenzieren und geben Hinweise über den Grad der Hyperoxalurie. Bei geringer Übersättigung bilden sich bevorzugt isolierte kleine Bipyramiden (Briefcouvert-Form). Diese Kristallform ist charakteristisch für Weddellit (Tafelbilder II.1–II.4, s. S. 145).
Bei massiver Hyperoxalurie kommt es zur Bildung der verschiedenen Formen von Monohydratkristallen. Hantel- oder Sanduhrform, Eiform und längsovale Form (Tafelbilder II.5 u. II.6, III.7–III.9, s. S. 145 u. 146). Ein zunehmendes Größenwachstum mit Aggregationen ist bereits der Hinweis auf fehlende Inhibitoren und damit ein Gefährdungssignal. Diese Formen treten im allgemeinen nur bei besonderen Belastungszuständen auf, die bei Steinpatienten im circadianen Rhythmus bei ungenügender Harndilution möglich sind. Es werden dann auch verschiedene Aggregierungsformen mit Anlagerung an organisches Material festgestellt. In Tierversuchen konnten Ca-Oxalat-Zylinder nachgewiesen werden. Vorhandene oder sich vollziehende Nierenschädigungen sind ein Faktor bei der Ca-Oxalat-Harnsteingenese.
Durch übermäßige Aufnahme von oxalatreichen Nahrungsmitteln wird häufig eine Kristallurie erzeugt. Rhabarber und Spinat sollten vom Ca-Oxalat-Steinbildner strikt gemieden werden. Der Genuß von Kakaoprodukten und roten Rüben als weitere stark oxalathaltige Nahrungsmittel ist einzuschränken. Alle anderen häufig in diesem Zusammenhang genannten Gemüse und Obstarten (Tomaten, Spargel, Apfelsinen, Knoblauch) beeinflussen die Oxalatausscheidung unwesentlich und können als Bestandteil einer normalen Mischkost aufgenommen werden.

Phosphate. Struvit (Tripelphosphat, $MgNH_4PO_4 \cdot 6\,H_2O$) findet man im infizierten alkalischen Harn als typische „Sargdeckel"-Form, (Tafelbilder IV.13 u. IV.14, s. S. 147), aber auch als schollenartige Kristalle.

Kalziumphosphat (Karbonatapatit) wird ebenfalls im alkalischen Harn gebildet. Im Sediment findet man vorwiegend amorphe Niederschläge. In der „Alkalitherapie" mit Uralyt-U beim Harnsäure- und Zystinleiden kann durch Überdosierung der pH 7,0 überschritten werden und eine Ausfällung von Ca-Phosphat verursachen. Durch Infektionen kommt es ebenfalls zu alkalischem Harn und möglicher Ca-Phosphat-Abscheidung (Tafelbilder IV.15 u. IV.17. s. S. 147). Bei Hyperkalziurie und Hyperphosphaturie kann es im sauren Harnmilieu zur Ausfällung von Brushit ($CaHPO_4 \cdot 2\,H_2O$) kommen. Brushit kristallisiert in rosettenartigen Büscheln.

Andere Kristalle im Harn. Andere Kristalle im Harn haben für die Harnsteinbildung keine Relevanz, müssen jedoch differenziert werden. Die immer wieder beschriebenen Kalziumkarbonat- und Kalziumsulfatkristalle werden unter physiologischen Bedingungen kaum gebildet. In Harnsteinen wurden beide Salze bisher nicht nachgewiesen. Ca-Sulfat (Gips) ist in Wasser recht gut löslich. Es muß ein erhebliches Überangebot von Sulfat vorliegen, ehe es zur Überschreitung des Löslichkeitsprodukts kommt. Bei Leberinsuffizienz und anderen Stoffwechselerkrankungen können im Harnsediment Kristalle von Tryrosin, Leucin, Bilirubin, Cholesterin, Kreatin und Hippursäure auftreten. Auch verschiedene Arzneimittel können im Harn auskristallisieren (Aspirin, Askorbinsäure, Sulfonamide, Antihistaminika u. a.).

Klinisch-chemische Harnuntersuchungen

Die Konzentration verschiedener Salze und die Wirkung einzelner Inhibitoren im Harn sind für die Steinbildung verantwortlich. Die quantitative Bestimmung von Harnparametern ist für die Erkennung der Ursachen der Steingenese und für die Rezidivprophylaxe in jedem Falle erforderlich. Entsprechend den technischen Möglichkeiten müssen ein Minimalprogramm und verschiedene erweiterte Programme unterschieden werden.

Minimalprogramm – Harn

Untersuchung des 24-Std-Sammelurins
- Menge
- pH
- Dichte
- Kalzium
- Magnesium
- Harnsäure
- anorgan. Phosphat
- (– Zystin)

Werte in mMol/l und mMol/die

Erweitertes Programm unter Standardkost – Harn

Untersuchung des 24-Std-Sammelurins
- Menge
- pH-Wert
- Dichte
- Natrium
- Kalium
- Kalzium
- Magnesium
- Chlorid
- anorgan. Phosphat
- anorgan. Sulfat
- Harnsäure
- Zitronensäure
- Oxalsäure
- Kreatinin

Erweitertes Programm unter Normalkost – Harn

Untersuchung der gleichen Harnparameter unter den Bedingungen der außerklinischen Sphäre. Der Einfluß von individuellen Ernährungsgewohnheiten, physischen und psychischen Belastungen wird dabei berücksichtigt.

Ermittlung des Tag-Nacht-Rhythmus (BACH et al., 1978; HESSE et al., 1978)

Im 24-Std-Sammelurin werden bestimmte Ausscheidungs- bzw. Konzentrationspeaks in circadianen Verlauf überdeckt. Deshalb ist es für die Ermittlung bestimmter Gefährdungszeiten notwendig, den Tag-Nacht-Rhythmus zu bestimmen. Der Harnsteinpatient kann dadurch noch besser motiviert werden, bestimmte Konzentrationsspitzen durch Harndilution auszugleichen. Es werden 3-Std-Harnportionen untersucht und der circadiane Verlauf der lithogenen und litholytischen Substanzen ermittelt. In Abb. 7 wird dies am Beispiel der Oxalsäure dargestellt. Die Konzentrationen sind in den frühen Morgenstunden bis zur Mittagszeit am höchsten. Diese Untersuchungen sollten bei stark rezidivierenden Steinpatienten über 2 Tage durchgeführt werden.

Spezielle Laboruntersuchungen bei Harnsteinleiden

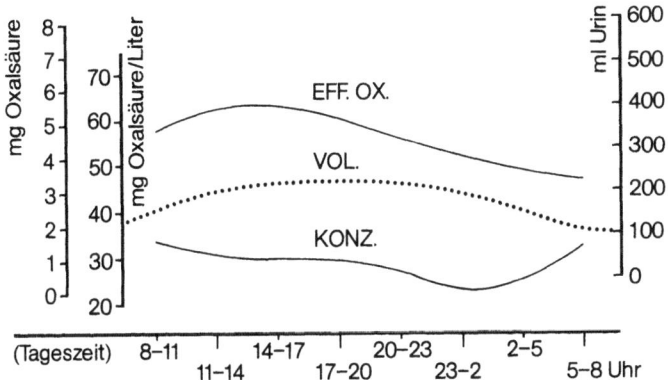

Abb. 7. Effektive Oxalatausscheidung (mg/3 Std), Oxalatkonzentration (mg/l) und Harnvolumina (ml/3 Std) von Kalziumoxalat-Steinpatienten (n = 18) im Tag-Nacht-Rhythmus

Berechnungen zur Ermittlung der Gefährdungssituation

Zur Bestimmung der Bedeutung der vielfältigen Laborbefunde und ihrer Wertigkeit beim Harnsteinleiden werden von einigen Autoren Daten von Rezidivsteinträgern und gesunden Kontrollpersonen nach verschiedenen Prinzipien verrechnet. In 24-Std-Sammel-, Portions- und Spontanurinen kann mit dieser Methode die aktuelle Gefährdung zur Steinbildung bestimmt werden.

MARSHALL und ROBERTSON (1976) geben Nomogramme zur Ermittlung der Sättigung des Harns mit steinbildenden Substanzen an. Aus den

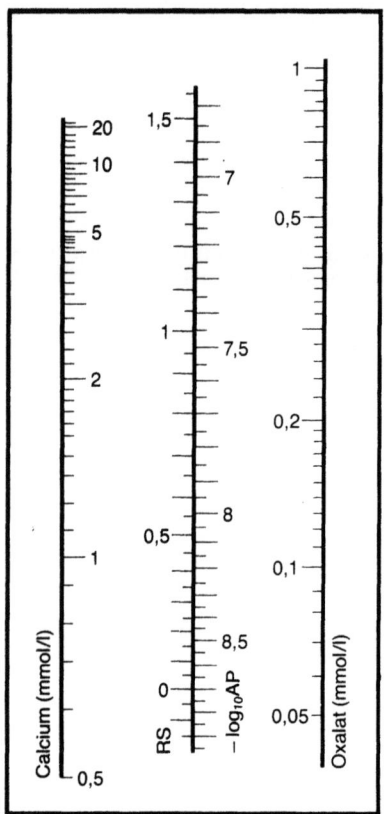
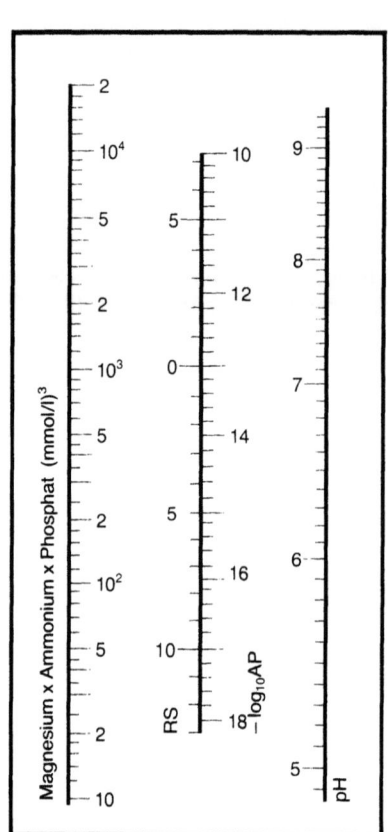

RS: relative Supersättigung; AP: Aktivitätsprodukt

Abb. 8. Nomogramm zur Ermittlung der Sättigung des Harnes mit $[Ca^{2+}]$ $[Oxalat^{2-}]$

Abb. 9. Nomogramm zur Ermittlung der Sättigung des Harnes mit $[Mg^{2+}]$ $[NH_4^+]$ $[PO_4^{3-}]$

Konzentrationen der einzelnen Harnparameter und dem pH-Wert kann der Grad der Übersättigung für das jeweilige Ionenprodukt bestimmt werden. Es ist gleichzeitig ein Maß für die Gefährdung zur Steinbildung.

Komplexchemische Berechnung (HESSE et al., 1977, 1978) *für Ca-Oxalat-Steinpatienten*

Betrachtet man den Harn als eine reine Lösung von Ionen, so ist das Lösungsverhalten nicht nur auf die Konzentration der salzbildenden

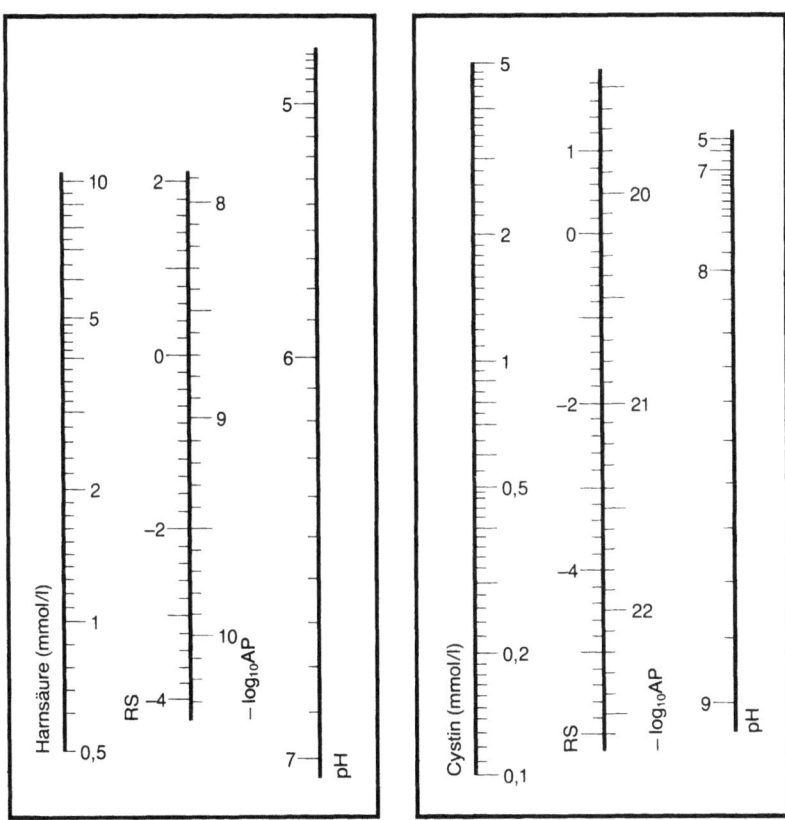

RS: relative Supersättigung; AP: Aktivitätsprodukt

Abb. 10. Nomogramm zur Ermittlung der Sättigung des Harnes mit Harnsäure [H^+] [$Urat^-$]

Abb. 11. Nomogramm zur Ermittlung der Sättigung des Harnes mit Zystin [H^+]^2 [Zystin^{2-}]

Ionen, sondern auch auf die komplexchemischen Wechselwirkungen mit anderen Ionen zurückzuführen. Für die Bildung von Ca-Oxalat-Kristallen muß das Löslichkeitsprodukt unter Berücksichtigung der Komplexbildung überschritten werden. Die rechnerische Ermittlung des Aktivitätsproduktes des jeweiligen Harnes gibt die Möglichkeit, Gefährdungssituationen zu erkennen.

$$\log \frac{\Pi}{\Pi_N} = a \cdot \log \frac{Ox}{Ox_N} + b \cdot \log \frac{Ca}{Ca_N} + c \cdot \log \frac{Cit}{Cit_N} + d \cdot B$$

$$\log \frac{Mg}{Mg_N} + e \cdot \log \frac{SO_4}{SO_{4N}} + f \cdot \log \frac{Na}{Na_N} + g \cdot \log \frac{K}{K_N}$$

Konstanten:
a = +1,0
b = +0,8
c = −0,21
d = −0,19
e = −0,073
f = −0,200
g = −0,085

Π = Aktivitätsprodukt   N = Normalwert mol/l

$\frac{\Pi}{\Pi_N}$-Werte von $\leq$ 1 sind normal und alle Werte darüber zeigen eine Störung des komplexchemischen Gleichgewichtes an.

Diese Modellvorstellung berücksichtigt nicht die Wirkung von Harnsäure und sauren Mukopolysacchariden bei der Ca-Oxalatsteinbildung. Das Ergebnis gibt jedoch ein reales Bild der möglichen Kristallisation.

Bestimmungsmethoden für die quantitative Harnanalyse

Tabelle 12

Harnparameter	Methode
Natrium	Flammenphotometrie
Kalium	Flammenphotometrie
Kalzium	Atomabsorptionsspektroskopie
Magnesium	Atomabsorptionsspektroskopie
Chlorid	Coulometrisch
Anorgan. Phosphor	Testkombination Merck
Anorgan. Schwefel	Nephelometrie (BERGLUND u. SÖRBO, 1960)
Harnsäure	enzymatisch, Urica-quant. (Boehringer)
Zitronensäure	enzymatisch, Zitrat-Lyase (Boehringer)
Oxalsäure	gaschromatographisch (ROHDE u. ZILLIKEN, 1977)
Zystin	Aminosäure-Analyzer
Kreatinin	Testkombination Merck

Normalbereiche im Harn

Die Konzentration der einzelnen im Harn ausgeschiedenen Stoffe ist abhängig von der Harnmenge. Für Untersuchungen bei normaler Kost und Flüssigkeitszufuhr sind alle Bestimmungen im 24-Std-Sammelurin notwendig. Die Schwankungsbreiten der einzelnen Werte sind relativ hoch und nur die Über- oder Unterschreitung bestimmter Grenzwerte ist für die Diagnostik relevant. Zur Sicherung der Befunde sind Wiederholungsanalysen zu empfehlen.

Tabelle 13. Normalbereiche im Harn

	(SI-Einheiten) mmol/die	alte Einheiten	Therapiebeginn bei Steinpatienten
Natrium	150,00–220,00	150,0– 220,0 mval	
Kalium	30,00– 90,00	30,0– 90,0 mval	
Ammonium	30,00– 50,00	510,0– 850,0 mg	
Kalzium	0,25– 7,50	0,5– 15,0 mval	> 5 mmol/die
Magnesium	1,50– 7,50	3,0– 15,0 mval	< 3 mmol/die
Chlorid	170,00–210,00	170,0– 210,0 mval	
Anorgan. Phosphor	16,00– 48,00	495,5–1486,6 mg	> 35 mmol/die
Anorgan. Schwefel	15,00– 25,00	480,0– 800,0 mg	
Harnsäure	2,38– 4,46	400,0– 750,0 mg	> 3 mmol/die
Zitronensäure	2,08– 4,16	400,0– 800,0 mg	
Oxalsäure	– 0,50	– 45,0 mg	> 0,5 mmol/die
Kreatinin	11,5 – 15	1,3– 1,7 g	
Zystin	– 0,333	– 80,0 mg	> 0,832 mmol/die

Tabelle 14. Gemessene Normbereiche im Harn nach Standardkost (eigene Untersuchungen), Mittelwerte aus je 5 Tagen (6.–10. Tag) n = 16

	mmol/die	mmol/l
Natrium	129,71 ±17,00	84,19 ±13,65
Kalium	74,35 ±28,15	47,49 ±15,60
Kalzium	3,60 ± 1,78	2,30 ± 1,05
Magnesium	4,33 ± 1,01	2,83 ± 0,70
Chlorid	99,31 ±22,35	65,46 ±13,28
Anorgan. Phosphor	23,35 ± 3,23	15,34 ± 2,26
Anorgan. Schwefel	17,41 ± 1,67	11,25 ± 1,16
Harnsäure	2,66 ± 0,48	1,75 ± 0,36
Zitronensäure	3,00 ± 0,49	1,97 ± 0,39
Oxalsäure	0,364±0,094	0,237±0,067
Kreatinin (n=4)	11,54 ± 3,45	7,66 ± 1,86

3.4.1.2 Serumuntersuchungen

Die steinbildenden Substanzen können bereits im Serum erhöht sein. Aus den Serumwerten werden erste Hinweise auf die Beteiligung einer Stoffwechselkrankheit erhalten. Die Bestimmung von Kreatinin, Kalzium, anorgan. Phosphat und Harnsäure muß als Minimalprogramm angesehen werden.
Zur Bestimmung der einzelnen Serumparameter werden die gleichen Methoden angewendet wie in Tabelle 12 bei den Harnbestimmungen angegeben.

Normalbereiche im Serum

Tabelle 15. Normalwerte im Serum

	SI-Einheiten mmol/l	alte Einheiten
Natrium	135,00–154,00	= mval/l
Kalium	3,1– 5,5	= mval/l
Kalzium	2,25– 2,75	4,5–5,5 mval/l
Magnesium	0,78– 1,42	1,2–2,2 mval/l
Anorgan. P	0,81– 1,29	2,5–4,0 mg/100 ml
Chlorid	97 –108	= mval/l
Harnsäure ♀	143 –339 mol/l	2,4–5,7 mg/100 ml
♂	202 –416 mol/l	3,4–7,0 mg/100 ml
Kreatinin	25 –100 mol/l	0,3–1,1 mg/100 ml
Ges. Eiweiß	65 – 86 g/l	6,5–8,5 g/100 ml

3.4.1.3 Laboruntersuchungen bei der Harnsteinkolik

Für die Diagnostik einer Harnsteinkolik ist das Harnsediment zum Nachweis einer Hämaturie und einer möglichen Infektion notwendig. Ein Harnwegsinfekt kann eine Leukozytose hervorrufen, so daß die Anfertigung eines Blutbildes notwendig ist. Ein erniedrigter Hb-Wert gibt gelegentlich Hinweise auf Parenchymschäden der Niere mit urämischen Stoffwechselstörungen.

3.4.1.4 Differentialdiagnostik mit Hilfe von Belastungstests

Das Bild des idiopathischen Harnsteinleidens gibt häufig nur wenig Ansatzpunkte für eine gezielte Therapie. Latente Stoffwechselstörungen können durch Belastungstests differentialdiagnostisch erfaßt werden. Unter den Bedingungen der Standardkost werden sichere Aussagen möglich.

Ammoniumchlorid-Belastungstest (Renale tubuläre Azidose)

Bei ca. 5% der Harnsteinpatienten wird eine renale tubuläre Azidose (RTA) als Begleitsymptom festgestellt. Vor allem bei den Phosphatsteinen (Apatit, Karbonatapatit, Brushit und Struvit) kann die RTA ein auslösender Faktor zur Steinbildung und zur Nephrocalcinose sein. Die RTA I, eine distale tubuläre Azidogenesestörung, tritt auch bei Transplantationsnieren und nach chronischer Harnstauung auf. Dabei ist der distale Tubulusabschnitt nicht in der Lage genügend H^+-Ionen zu sezernieren und vor allem unter H^+-Ionen-Belastung den Harn normal zu säuern. Es treten im Tagesprofil pH-Werte >5,8 auf und in ergänzenden Laboruntersuchungen werden häufig Hyperkalziurie, Hypozitraturie, Hypokaliämie und erniedrigte Plasmabikarbonatkonzentrationen festgestellt. Werden bei Urolithiasis-Patienten im Tagesprofil Harn-pH-Werte >5,8 gemessen, so besteht ein RTA-Verdacht und die Durchführung des NH_4Cl-Belastungstests nach WRONG und DAVIS (1959) sollte veranlaßt werden. Dazu werden 0,1 g NH_4Cl/kg p. o. verabreicht und in jeder Urinportion bis 5 Std nach der Applikation der pH-Wert gemessen. Der 5-Std-pH-Wert muß bei Ausschluß einer RTA unter 5,4 liegen. Folgendes Schema nach SOMMERKAMP (1977) gibt den Ablauf der RTA-Diagnostik wieder:

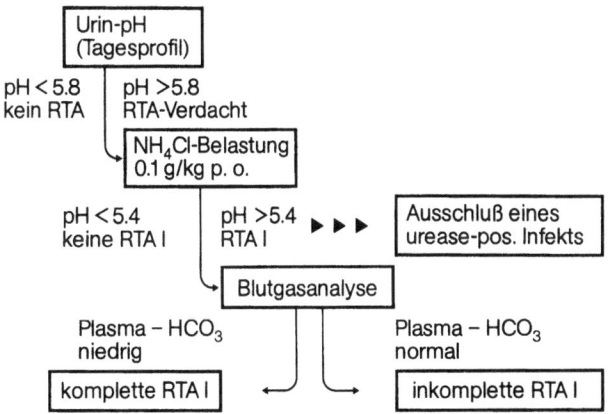

Abb. 12. RTA I-Diagnostik (SOMMERKAMP, 1977)

Harnsäure-Belastungstest (latente Hyperurikämie) (BACH et al., 1979)

Reine Harnsäuresteine sind relativ selten (7,4%). Dagegen wird Harnsäure und Urat häufig vor allem in Ca-Oxalat-Steinen als Mischpartner gefunden. Nach neueren Erkenntnissen ist Harnsäure ein wesentlicher Faktor bei der Hemmung der Inhibitoraktivität im Harn, die wesentlich zur Ca-Oxalat-Steinbildung beiträgt. Erhöhte Harnsäurewerte im Serum und Harn müssen stets als Risikofaktoren für eine Steinbildung angesehen werden. Einmal ermittelte Serum-Harnsäurewerte geben häufig nicht die tatsächliche Situation wieder, obwohl eine latente Hyperurikämie vorliegt. Mit dem *Harnsäure-Belastungstest* (Fa. Dr. Fresenius) können behandlungsbedürftige Steinpatienten erkannt werden. Dazu werden 2 g Purinbasen (1960 mg, je zur Hälfte bestehend aus Guanin und Adenin) oral verabreicht. Folgende Laboruntersuchungen sind damit verbunden:

Serum:
1. Tag morgens – Leerwert (Test nur bei Normalwerten durchführen)
   abends (18–20 Uhr) – Harnsäurebelastung
2. Tag morgens (8–10 Uhr) – 1. Kontrollwert
   → Normwert ($♀$ <6,0, $♂$ <7,0 mg/100 ml) keine primäre oder sekundäre Hyperurikämie
   → patholog. Wert ($♀$ >6,0, $♂$ >7,0 mg/100 ml) latente, behandlungsbedürftige Hyperurikämie
3. Tag morgens (8–10 Uhr) – 2. Kontrollwert
   → immer noch patholog. Wert zusätzlich Störung der renalen Harnsäureelimination (sek. Hyperurikämie)

Harn:
Im 24-Std-Urin wird nach der Purinbelastung bei Steinpatienten nur eine langsame Elimination festgestellt, während bei gesunden Kontrollpersonen nach einem Anstieg der Ausscheidung eine schnelle Normalisierung erfolgt.

Kalzium-Belastungstest (Hyperabsorption, primärer HPT)

Bei der Bildung kalziumhaltiger Harnsteine wird in 30% der Fälle eine Hyperkalziurie festgestellt. Die Hyperkalziurie kann hervorgerufen werden durch
1. Hyperabsorption
2. primären Hyperparathyreoidismus

Ein von PAK et al. (1975) empfohlener Test zur Differenzierung der verschiedenen Formen der Hyperkalziurie wurde von uns modifiziert:
1. Tag: Der Patient bekommt eine kalziumarme Diät
   (alle Milchprodukte meiden)

18.00 Uhr letzte Mahlzeit
20.00 Uhr 300 ml kalziumarme Naturquelle[2] (Ca <10 mg/kg)
23.00 Uhr 300 ml kalziumarme Naturquelle
2. Tag: 7.00 Uhr 600 ml kalziumarme Naturquelle
7–9.00 Uhr Urinsammelperiode
9.00 Uhr Frühstück (1 Brötchen, 20 g Butter, 30 g Marmelade, 2 Tassen Tee)
1000 mg Ca (Calcium Sandoz-fortissimum)
9.00–13.00 Uhr Urinsammelperiode
11.00 Uhr 300 ml kalziumarme Naturquelle

Für diese Verfahrensweise wurden Normalwerte von 20 gesunden Kontrollpersonen bestimmt, sie sind mit den Werten nach PAK et al. (1975) in der Tabelle 16 aufgeführt.

Tabelle 16. Vergleichswerte zur Bestimmung der Hyperabsorption und Hyperresorption von Kalzium Ca (mg/100 ml Harn) / Kreatinin (mg/100 ml Harn)

	normal (PAK et al., 1975)	normal (diese Vorschrift)	Hyperabsorption	prim. HPT
1. Sammelperiode	0,057±0,027	0,035±0,017	0,078±0,021	0,16±0,08
2. Sammelperiode	0,131±0,035	0,122±0,059	0,237±0,076	0,29±0,15

3.4.1.5 Labordiagnostik bei primärem Hyperparathyreoidismus

Für die Bildung von kalziumhaltigen Harnsteinen wird in 5–15% der Fälle das Vorliegen eines primären Hyperparathyreoidismus (prim. HPT) verantwortlich gemacht. Die Diagnose wird noch zu wenig gestellt, da die konsequente Diagnostik technischen Aufwands und Erfahrung bedarf. Von verschiedenen Autoren (KUNIT u. FRICK, 1978) wird nahezu übereinstimmendes Vorgehen praktiziert:

- Hyperkalziämie >2,6 mmol/l
- Hyperkalziurie >200 mg/24 Std
- Hypophosphatämie <0,9 mmol/l
- Hyperphosphaturie >1200 mg/24 Std
- cyclisches AMP im Serum und Harn (Normwerte methodenabhängig)
- Parathormon im Serum (Normwerte methodenabhängig)
- Gesamteiweiß im Serum 65–85 g/l

---

[2] z. B. Haderhecker Naturquelle, Königstein/Taunus

Die Bestimmung des Gesamteiweißes im Serum ist wichtig, da bei einer Hypoproteinämie eine Hypokalziämie vorgetäuscht werden kann. Ein weiterer labordiagnostischer Parameter ist der beschriebene Kalzium-Belastungstest.

3.4.2 Harnsteinanalysen

Voraussetzung jeder medikamentösen Chemolitholyse oder effizienten Prophylaxe ist die sichere Kenntnis der Steinzusammensetzung. Eine grundsätzliche Forderung ist daher:

Jedes Konkrement muß analysiert werden.

3.4.2.1 Chemische Harnsteinanalyse

D. Bach

Die chemische Harnsteinuntersuchung ist die älteste Form der Steinanalyse. In der Bundesrepublik Deutschland wird sie, wie eine Umfrage ergab, noch immer am häufigsten durchgeführt (BACH et al., 1977).

Steinpräparation

Die Präparation des Harnsteins ist für jede Analysemethode wichtig. Anhaftende Gewebsreste und Blut müssen von der Steinoberfläche entfernt werden. Nach Feststellung von Farbe, Gestalt und Gewicht werden kleinere Steine in toto zerrieben und größere Konkremente zersägt. Die Schnittfläche wird mit der Lupe betrachtet (Feststellung von Schalenaufbau usw.). Abschließend trocknet man die Probe bei 65 °C im Trockenschrank für mehrere Stunden.

Qualitative chemische Analyse

Das von ULTZMANN im Jahre 1882 angegebene Schema ist auch heute noch die Basis der chemischen Harnsteinanalyse. Zunächst werden die organischen und anorganischen Bestandteile des Steins grob durch den Grad ihrer *Veraschbarkeit* differenziert: Verbrennt das Steinpulver ohne oder fast ohne Rückstand, handelt es sich um einen *organischen Stein* (Harnsäure, Zystin, Xanthin). Bleibt ein ascheähnlicher Rückstand, besteht der Stein aus Kalzium-Oxalat, Phosphat oder Karbonat. Der für beide Steingruppen erforderliche weitere Analysengang wird dann angeschlossen (Abb. 13).

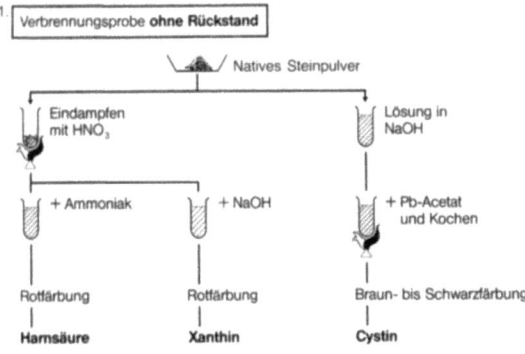

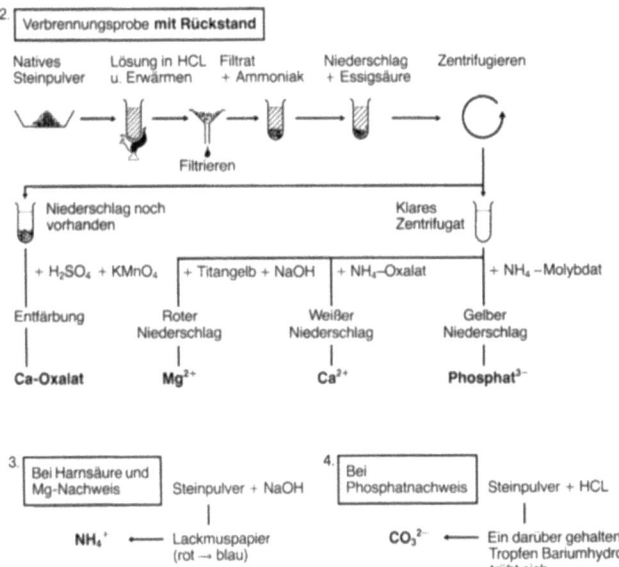

Abb. 13. Qualitative Harnsteinanalyse (schematisch)

Die meisten *kommerziellen Analysesets*[3] arbeiten auf der Basis der qualitativen chemischen Analyse. Da die Harnkonkremente in der Mehrzahl Mischsteine sind, die in Kern und Schale unterschiedliche

---

3 Reagenzpackung Harnsteine – Art. Nr. 2063 – Fa. Biotechnic GmbH, Hamburg; Temmler Diagnostika, Reagentiensatz „Harnsteinanalyse", Temmler-Werke, Marburg a. d. Lahn; Oxford Reagenz „Renal Calculi", Oxford, England; „Merckognost Harnsteinanalyse", Fa. E. Merck, Darmstadt (mit beigefügter Rechenhilfe quantitative Analyse möglich).

Tabelle 17. Zuverlässigkeit der chemischen Harnsteinanalyse im Vergleich zur Röntgendiffraktion bei 423 Harnsteinen. (Angaben in %)

	Alle Anteile	Ohne 5% Anteile	Ohne 10% Anteile
Vollständiger Nachweis	57,4	63,6	64,7
Ein Anteil nicht	14,1	10,5	9,2
Zwei Anteile nicht	4,9	2,3	1,2
Ein Anteil zuviel	17,3	19,4	21,2
Zwei Anteile zuviel	1,5	1	1
Ein Anteil nicht und zwei Anteile zuviel	3,5	2,9	2,7
Zwei Anteile nicht und ein Anteil zuviel	1,3	0,3	0

Zusammensetzungen zeigen, kann eine qualitative chemische Analyse nur eine grobe Orientierung über den Steinaufbau bringen. Ein weiterer Nachteil dieser Methode ist der hohe *Substanzverbrauch*. Mehr als die Hälfte aller Steine wiegen weniger als 25 mg (MAURER, 1969), so ist dann der Analysengang nicht immer möglich. Ferner bleibt zu bedenken, daß eine Reihe von Nachteilen auf subjektiven Wahrnehmungen basiert und somit von der Erfahrung des Untersuchers abhängt. Eigene vergleichende Untersuchungen (BACH et al., 1977) über die *Analysengenauigkeit* zwischen handelsüblichen Harnsteinsets und der Röntgendiffraktometrie ergaben, daß nur in 57,4% der Fälle eine volle Übereinstimmung zwischen qualitativer chemischer Analyse und Röntgendiffraktometrie erreicht wird (Tabelle 17).

Quantitative chemische Analyse

Wesentlich genauer ist der *quantitativ chemische Analysengang* nach MAURER (1969) oder SCHNEIDER (1969). Die genaue Beschreibung beider Analysen kann den entsprechenden Veröffentlichungen entnommen werden. In Abb. 14 wird die Analysenmethode nach MAURER schematisch dargestellt. Die einzelnen Nachweisreaktionen sind mit Eichstandards bekannter Konzentrationen zu vergleichen. Das Meßergebnis in mg/100 ml entspricht den Gewichtsanteilen in % bezogen auf das Gewicht des Steinpulvers.

Bei der Analyse nach MAURER werden nur 5 mg der Steinsubstanz, nach SCHNEIDER (1974) ca. 500 mg benötigt. Beide Methoden geben befriedigend Auskunft über die am Steinaufbau beteiligten Komponenten und lassen manchmal Rückschlüsse auf bestimmte Stoffwech-

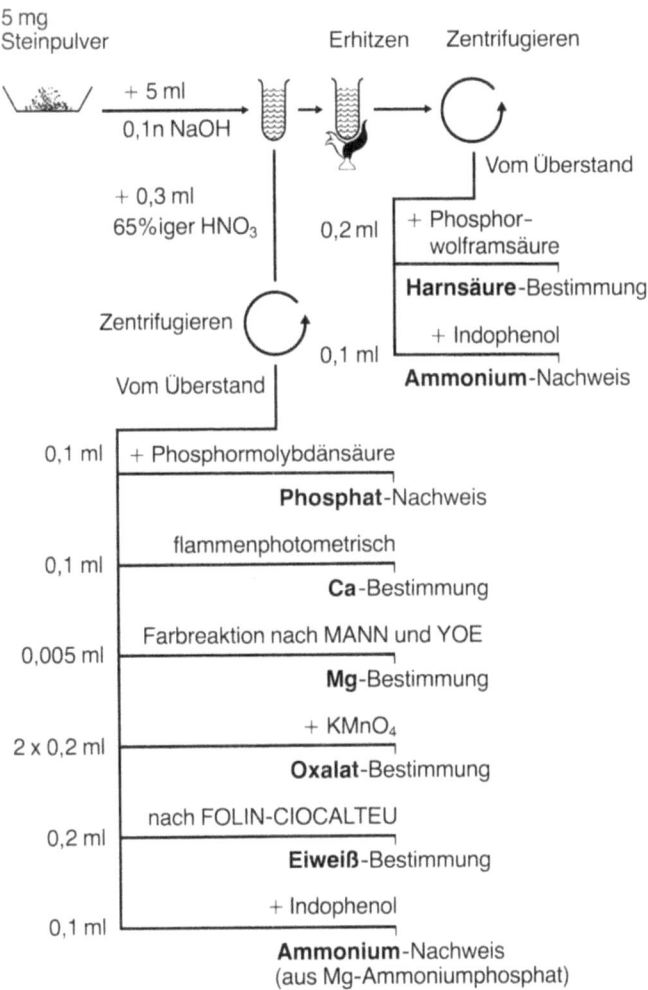

Abb. 14. Quantitative Harnsteinanalyse nach MAURER (1969), (schematisch)

selsituationen zu. Die *quantitative chemische Analyse* bringt zwar eine wesentliche Verbesserung hinsichtlich der Genauigkeit gegenüber der qualitativen Analyse, sie erfordert aber auch einen ganz erheblich vermehrten *Arbeitsaufwand*. Diese Methode ist also nur in einem klinischen Labor durchführbar. Aber Routineuntersuchungen in größerer Anzahl sind auch dort nur schwer realisierbar, da der MAURERsche Analysengang z. B. etwa 2 Std beansprucht.

Zusammenfassung

Die chemische Harnsteinanalyse ist unbefriedigend, weil die qualitative Analyse nur geringen diagnostischen Wert besitzt und ein quantitativer Analysengang in unvertretbarer Weise aufwendig ist. Das Ergebnis jeder chemischen Analyse sind die steinaufbauenden Ionen und nicht die Kristallarten. So kann selbst bei einkomponentigen Steinen nicht zwischen den Oxalaten Whewellit und Weddellit oder zwischen den Kalziumphosphaten Apatit, Whitlockit, Oktakalziumphosphat und Brushit unterschieden werden, die alle unter verschiedenen Bedingungen kristallisieren. Hieraus ergeben sich Konsequenzen für die Prophylaxe. Es ist außerdem unmöglich zu entscheiden, ob die nachgewiesenen Ionen Bestandteile der Kristallite oder des eingetrockneten *Harnüberzugs auf* oder *in* den Räumen zwischen den *Kristalliten* waren. Somit kann postuliert werden, daß *chemische Analysemethoden* relativ häufig *falsch positive Ergebnisse* liefern müssen. Eine sehr empfindliche chemische Steinanalyse wird stets alle Ionen des Harns finden. Die kommerziellen Testkombinationen sind daher abgestumpft worden. Dies führt jedoch dazu, daß Kristallarten, die nur in geringer Menge im Stein enthalten sind, nicht erkannt werden. In *vergleichenden Untersuchungen* zwischen *chemischen und physikalischen Analysemethoden* konnte das auch nachgewiesen werden.

Unter den heutigen Bedingungen einer medikamentösen Therapie und Langzeitprophylaxe der Urolithiasis ist der Aussagewert der chemischen Harnsteinanalyse nicht ausreichend; wobei natürlich Unterschiede zwischen den einzelnen Methoden bestehen.

Da die physikalischen Analyseverfahren (Röntgendiffraktion, Infrarotspektroskopie, Polarisationsmikroskopie und Thermoanalyse) eine Nachweisgrenze der einzelnen Komponenten unter 5% erreichen, hat die chemische Harnsteinanalyse nur noch unter dem Motto „Besser eine chemische, als gar keine Analyse" ihre Berechtigung.

3.4.2.2 Harnsteinanalyse mittels Infrarotspektroskopie

A. Hesse

Prinzip der Methode

Die infrarotspektroskopische Untersuchungstechnik ist in Forschung und Industrie eine Routinemethode zur qualitativen und quantitativen Analyse von Substanzgemischen, zur Identitätsprüfung und für die Strukturanalyse von chemischen Verbindungen.

Durch Strahlung im infraroten Bereich (2,5–50 μm oder 4000–

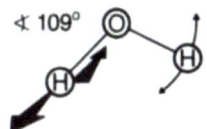

Abb. 15. Modell für einige mögliche Schwingungen in einem Wassermolekül

200 cm^{-1}) können in Molekülen und Kristallen bestimmte Schwingungen angeregt werden. Die dabei auftretende Wechselwirkung mit der infraroten elektromagnetischen Strahlung führt zur Schwächung der eingestrahlten Energie und entsprechend der Bindungsstärke in den Molekülen kommt es zu diskreten Absorptionen im infraroten Spektrum.

Wird das infrarote Spektrum im angegebenen Wellenzahlbereich registriert, erhält man ein Absorptionsspektrum, welches für die jeweilige Substanz charakteristisch ist („Fingerabdruck" der Substanz). Einzelne Atomgruppierungen z. B. C−OH, CO−NH, PO$_4'''$, SO$_4''$, CO$_3''$ haben charakteristische Absorptionsbereiche und man erhält damit die Möglichkeit, die Struktur von unbekannten Substanzen zu bestimmen.

Diese Aussagekraft der IR-Spektroskopie hat sehr bald zur Anwendung in der Harnsteinanalyse geführt (ARNOLD u. SEEMANN, 1968; BEISCHER, 1955; HESSE et al., 1972; 1973, 1974; KISTERS u. TERHORST, 1973; SCHNEIDER, 1974; TAKASSAKI, 1971). Die Harnsteinsubstanzen (s. Tabelle 18, S. 77) bestehen alle aus organischen oder anorganischen Verbindungen, die im infraroten Bereich charakteristische Absorptionsbanden zeigen.

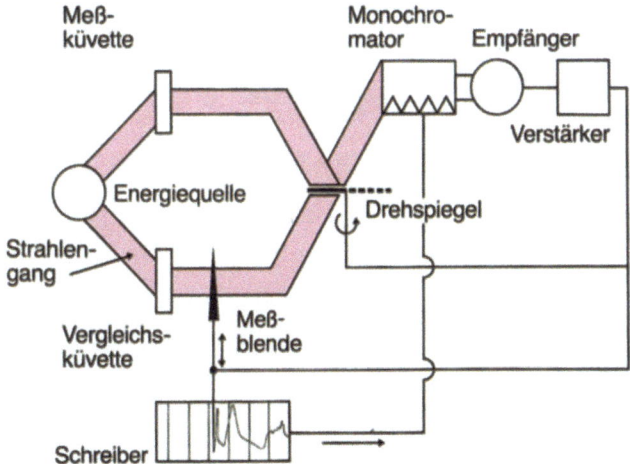

Abb. 16. Meßprinzip eines Infrarotspektrophotometers

Geräte

Für die verschiedenen analytischen Aufgabestellungen werden Geräte mit unterschiedlichen Wellenzahlbereichen und auch differenter Auflösung angeboten. Für die qualitative und quantitative Harnsteinanalyse ist ein Gerät mit dem Wellenzahlbereich 4000–400 cm^{-1} notwendig, der Bereich bis 200 cm^{-1} bringt zusätzliche Informationen. Das Meßprinzip eines Infrarotspektrophotometers ist in Abb. 16 dargestellt.

Untersuchungstechnik

Zur Aufnahme der Infrarot-Absorptionsspektren muß die Probe in ein für Infrarot-Strahlung inertes (nicht absorbierendes) Material eingebettet werden. Für Harnsteinsubstanzen hat sich die Kaliumbromid-Preßtechnik bewährt. Dazu wird 1 mg trockene Harnsteinsubstanz mit 200 mg Kaliumbromid in einer Kugelschwingmühle gemahlen und vermischt. Anschließend wird mit einer hydraulischen Presse eine Tablette von 13 mm Durchmesser gepreßt. Diese Tablette wird in den Meßstrahlengang des Gerätes gebracht. Im Vergleichsstrahlengang befindet sich eine Tablette aus reinem Kaliumbromid. In Abhängigkeit von der Leistungsfähigkeit der verschiedenen Geräte kann in 8–20 min das gesamte Absorptionsspektrum vorliegen.

Die qualitative Auswertung erfolgt durch Zuordnung der charakteristischen Banden. Die markierten Absorptionsbereiche in den Abb. 18

Prinzipschema zur Harnsteinanalyse mittels Infrarotspektroskopie

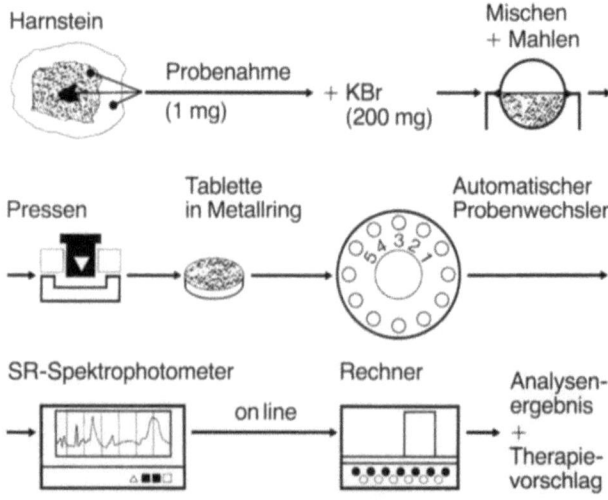

Abb. 17. Prinzipschema zum Analysenablauf

und 19 können auch in Mehrstoffgemischen gut erkannt werden. Durch Herstellung von Gemischreihen und Eichkurven ist eine quantitative Analyse aller Mischpartner ab 5% Anteil zu erreichen.

Die verhältnismäßig geringe Zahl von möglichen Harnsteinsubstanzen erlaubt es, die qualitative und quantitative Analyse über einen Rechner im „off line"- oder „on line"-System laufen zu lassen. Bei zusätzlicher Ausstattung mit einem automatischen Probenwechsler ist ein hochautomatisierter Betrieb mit großem Probendurchsatz gegeben. Für regionale Analysezentren sollten solche Ausrüstungen angestrebt werden. Ein Prinzipschema zum Analysenablauf ist in Abb. 17 dargestellt.

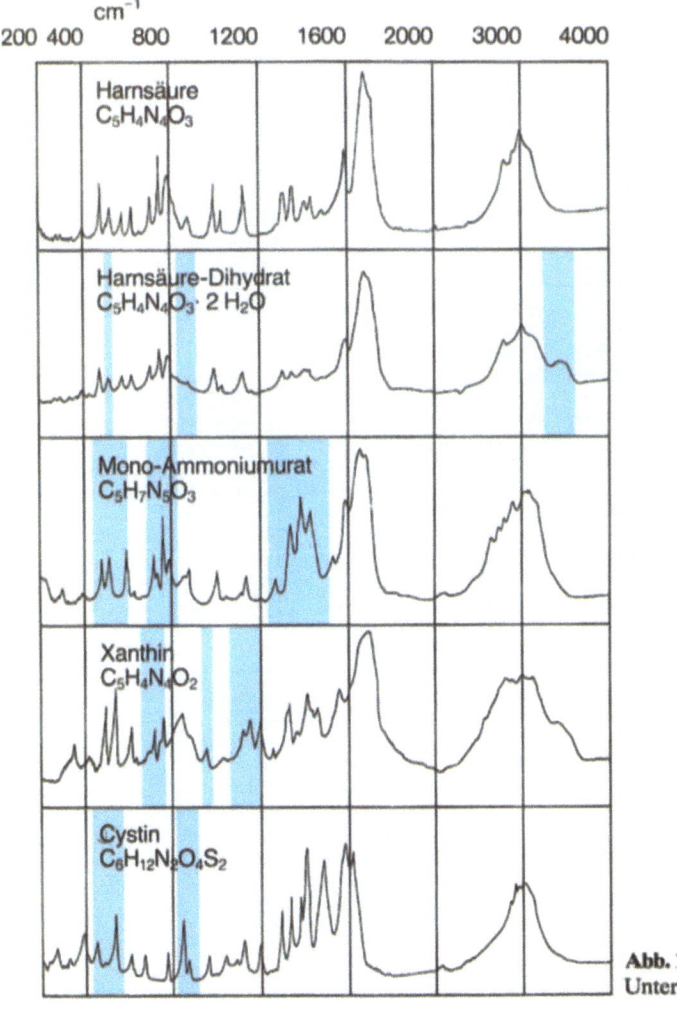

Abb. 18a
Unterschrift s. S. 74

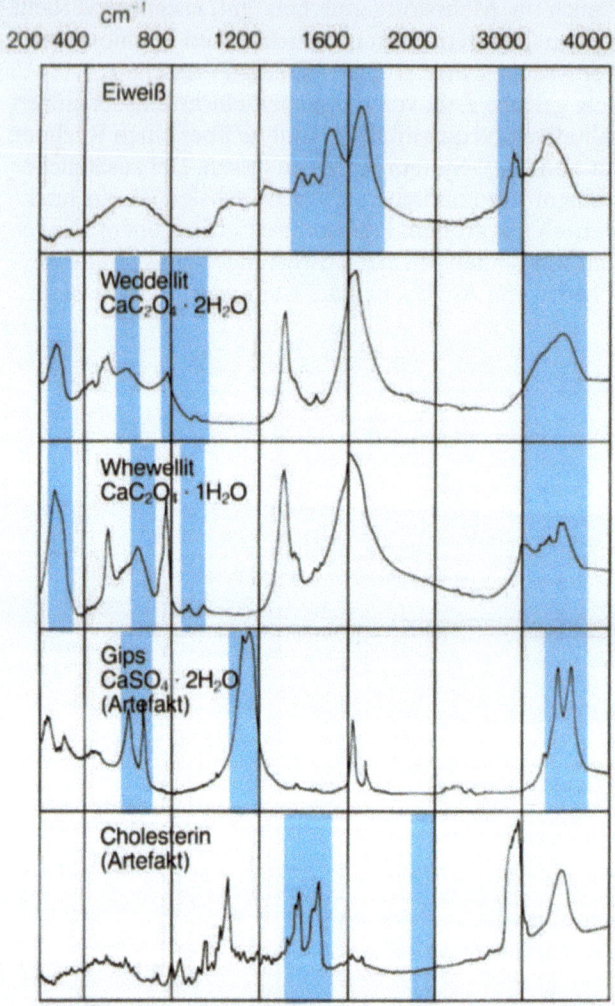

Abb. 18a u. b. Infrarotspektren von reinen Harnsteinsubstanzen

Abb. 18b

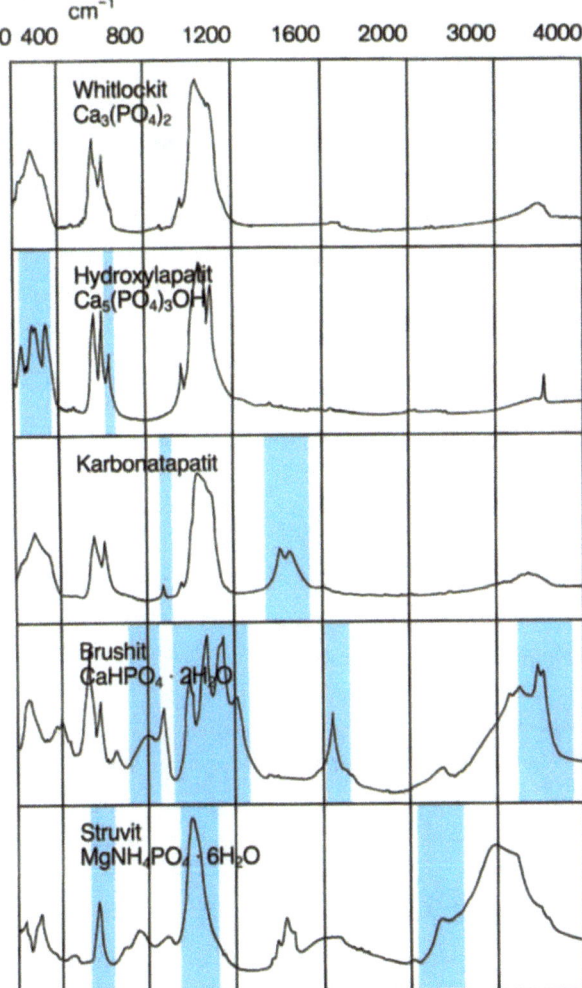

Abb. 19a. Unterschrift s. S. 76

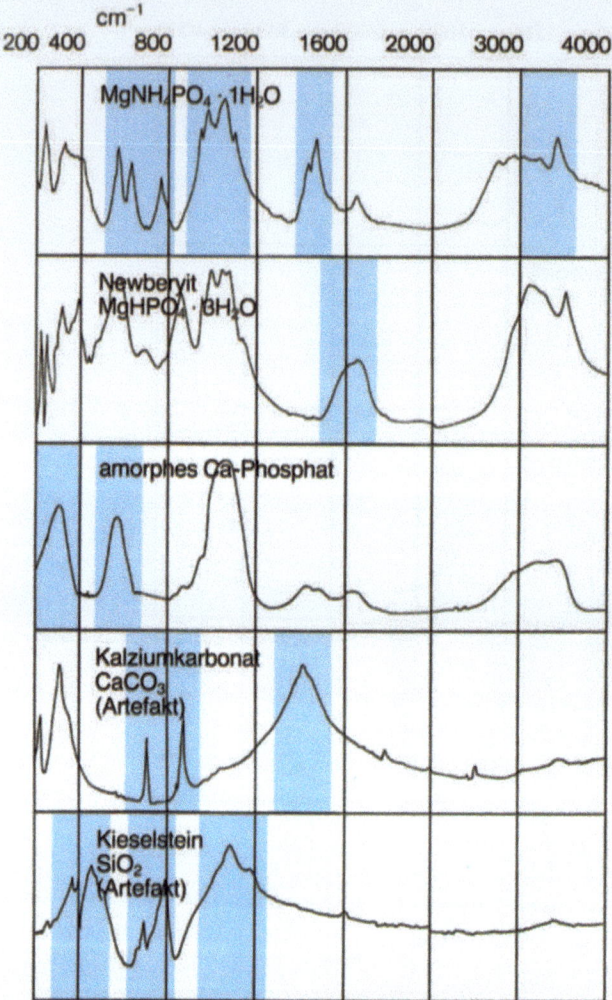

Abb. 19b

Abb. 19a u. b. Infrarotspektren von reinen Harnsteinsubstanzen

3.4.2.3 Harnsteinanalyse mittels Röntgendiffraktion

M. Gebhardt

Eigene Untersuchungen an über 4000 Harnsteinen zeigen, daß alle Steine aus *kristallinen* Verbindungen aufgebaut sind. Zusätzlich enthalten die meisten Steine noch bis zu 3% von den Kristallen eingeschlossene oder die Kristalle umhüllende organische Substanzen hochmolekularen Charakters. Nur in Ausnahmefällen können Harnsteine überwiegend aus diesen Substanzen aufgebaut sein. Die in den Harnsteinen nachgewiesenen Kristallarten sind mit ihren chemischen Formeln und ihren Symmetrien in Tabelle 18 zusammengestellt worden.

Tabelle 18. Kristalline Harnsteinkomponenten

Namen	Chemische Formel	Symmetrie
Kalziumoxalate		
Whewellit	$Ca(COO)_2 \cdot H_2O$	$C_{2h}^5-P2_1/c$
Weddellit	$Ca(COO)_2 \cdot 2H_2O$	C_{4h}^5-I4/m
Kalziumphosphate		
Hydroxylapatit	$Ca_{10}(PO_4)_6(OH)_2$	$C_{6h}^2-P6_3/m$
Karbonatapatit	$Ca_{10}(PO_4,CO_3)_6(OH,CO_3)_2$	$C_{6h}^2-P6_3/m$
Brushit	$CaHPO_4 \cdot 2H_2O$	C_s^3-A2
Oktakalziumphosphat	$Ca_8H_2(PO_4)_6 \cdot 5H_2O$	$C_i^1-P\bar{1}$
Whitlockit	$Ca_3(PO_4)_2$	$D_{3d}^5-R\bar{3}m$
Magnesiumphosphate		
Struvit	$MgNH_4PO_4 \cdot 6H_2O$	$C_{2v}^7-Pmn2_1$
Newberyit	$MgHPO_4 \cdot 3H_2O$	$D_{2h}^{15}-Pbca$
Bobierrit	$Mg_3(PO_4)_2 \cdot 8H_2O$	$C_{2h}^5-P2_1/c$
Harnsäure und ihre Salze		
Harnsäure	$C_5H_4N_4O_3$	$C_{2h}^5-P2_1/a$
Harnsäuredihydrat	$C_5H_4N_4O_3 \cdot 2H_2O$	$D_{2h}^{14}-Pbna$
Ammoniumhydrogenurat	$NH_4C_5H_3N_4O_3$	
Natriumhydrogenurat-Monohydrat	$NaC_5H_3N_4O_3 \cdot H_2O$	
Seltene Bestandteile		
Zystin	$S[CH_2 \cdot CH(NH_2) \cdot COOH]_2$	$D_6^2-P6_122$
Hopeit	$Zn_3(PO_4)_2 \cdot 4H_2O$	$D_{2h}^{16}-Pnma$
Humboldtin	$Fe(COO)_2 \cdot 2H_2O$	C_{2h}^6-C2/c

Kristall – kristallines Aggregat

Ein Kristall ist ein homohener, anisotroper Körper mit dreidimensional-periodischer Anordnung der Bausteinlagen (Atom-, Molekül- oder Ionenlagen). Anisotropie ist die Richtungsabhängigkeit morphologischer, physikalischer und chemischer Eigenschaften. Der dreidimen-

Triklin:
$a \neq b \neq c$
$\alpha \neq \beta \neq \gamma \neq 90°$

P$\overline{1}$

Monoklin:
$a \neq b \neq c$
$\alpha = \gamma = 90°; \beta \neq 90°$

P2/m   C2/m

Orthorhombisch:
$a \neq b \neq c$
$\alpha = \beta = \gamma = 90°$

Pmmm   Immm   Cmmm   Fmmm

Tetragonal:
$a = b \neq c$
$\alpha = \beta = \gamma = 90°$

P4/mmm   I4/mmm

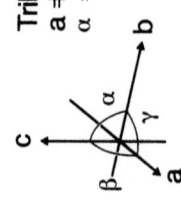
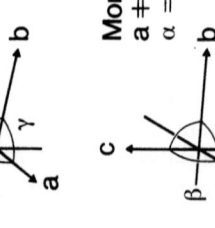
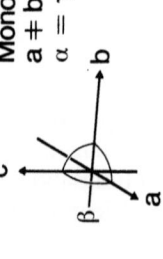
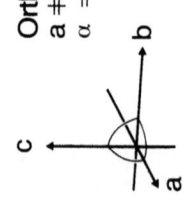
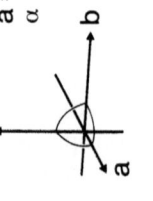
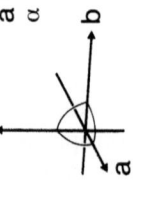
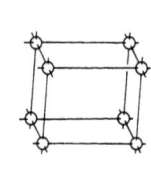
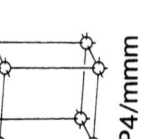
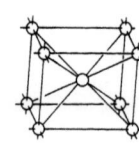
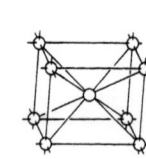
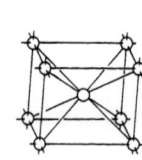
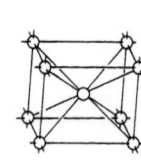

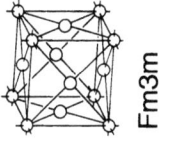
Fm3m

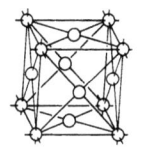
Im3m

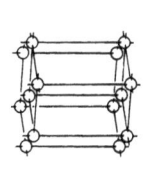
P6/mmm

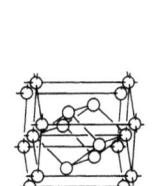
R$\bar{3}$m

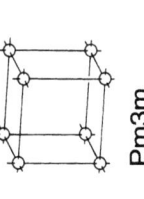
Pm3m

Hexagonal:
$a_1 = a_2 = a_3 \neq c$
$\alpha = \beta = 90°; \gamma = 120°$

Rhomboedrisch:
$a_1 = a_2 = a_3$
$\alpha_1 = \alpha_2 = \alpha_3 \neq 90°$

Kubisch:
$a = b = c$
$\alpha = \beta = \gamma = 90°$

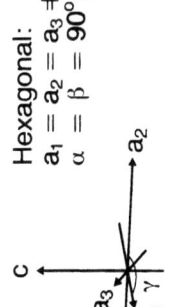

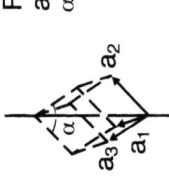

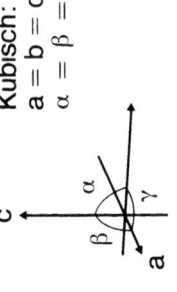

Abb. 20. Die sieben Kristallsysteme und die vierzehn Bravais-Gitter

sional-periodischen Anordnung (Gitter) liegt als kleinste identisch wiederholbare Baueinheit die Elementarzelle zugrunde. Sie ist ein Parallelepiped mit den Gitterkonstanten, d. h. den Kantenlängen a_o, b_o und c_o sowie den Kantenwinkeln α, β und γ. Die Translationsperioden haben also Vektorcharakter und definieren ein Koordinatensystem a, b, c. Aus Symmetriegründen können Kantenlängen gleich sein ($a_o = b_o$ oder $a_o = b_o = c_o$) und Kantenwinkel spezielle Werte besitzen (90° oder 120°) oder auch gleich sein ($\alpha = \beta = \gamma \neq 90°$). Hieraus resultieren sieben verschiedene Koordinatensysteme, die als Kristallsysteme bezeichnet werden (s. Abb. 20). Legt man diese sieben Achsensysteme den möglichen Translationsgittern zugrunde, so ergeben sich insgesamt 14 Elementarparallelepipede, die sog. Bravais-Gitter (s. Abb. 20). Neben den in jedem Kristallsystem auftretenden primitiven (Symbol P) Bravais-Gittern, bei denen nur die Eckpunkte besetzt sind, sind das drei raum- oder innenzentrierte (Symbol I), zwei basisflächenzentrierte (Symbol C) und zwei allseitsflächenzentrierte (Symbol F) Gitter.

Die ebenen Begrenzungen, die sich unter für die verschiedenen Kristalle charakteristischen Winkeln in den Kristallkanten schneiden, nennen wir Kristallflächen. Ihre Orientierung in dem kristalleigenen Koordinatensystem wird durch die Millerschen Indizes (h,k,l) angegeben, das sind die kleinsten ganzen Zahlen, die der Ebenengleichung hx + ky + lz = d genügen. Sie entsprechen damit den reziproken Achsenabschnitten. Gitterrichtungen werden als Vektoren vom Koordinatenursprung [u,v,w] angegeben (s. Abb. 21).

Da ein Kristall aus unendlich vielen Elementarzellen aufgebaut ist, können die durch (h, k, l) beschriebenen Ebenen nicht nur die Kristallflächen bedeuten, sondern jede zu ihr parallele, durch einen Eckpunkt eines Parallelepipeds gehende Netzebene. Als Netzebenenschar bezeichnet man alle parallelen Netzebenen; sie folgen einander im Abstand d_{hkl}, der sich aus den Gitterkonstanten berechnen läßt. Für orthogonale Kristallsysteme gilt z. B. (s. Abb. 22):

$$\frac{1}{d_{hkl}^2} = \frac{h^2}{a_o^2} + \frac{k^2}{b_o^2} + \frac{l^2}{c_o^2} \tag{1}$$

Diese d Werte werden mit Hilfe der Braggschen Gleichung aus den Röntgenbeugungsaufnahmen bestimmt und für die Identifizierung der Harnsteinkomponenten benutzt.

Die dominierenden Kristallflächen sind immer Netzebenen dichtester Besetzung. In obigem Beispiel haben die (010) und die (100) Ebenen die größte Dichte an Gitterpunkten. Die (210), (110) und (230) sind weniger dicht gepackt. Für größere Indizes werden die Abstände be-

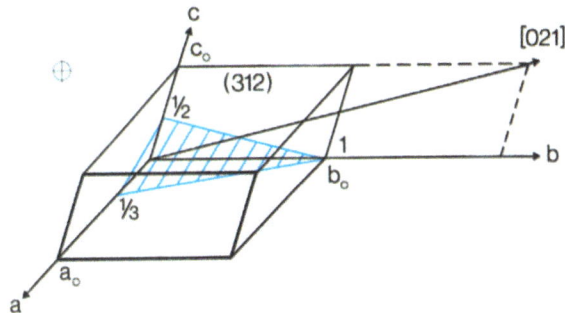

Abb. 21. Elementarzelle mit eingezeichneter Netzebene (312) und Gitterrichtung [021]

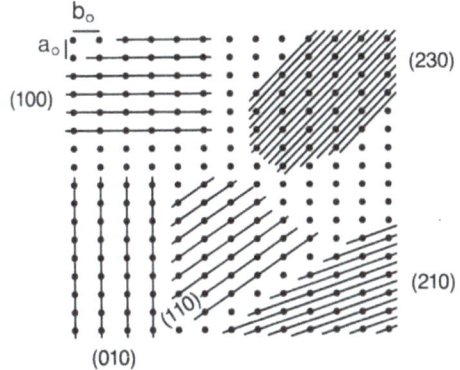

Abb. 22. Netzebenenscharen (100), (210), (110), (230) und (010) in einem (001)-Schnitt eines orthorhombischen Netzes

nachbarter Gitterpunkte noch größer, d. h. diese Flächen treten selten und wenn nicht so dominant auf wie Flächen mit kleinen (h, k, l).
Als kristallographische Grundform wird die Gesamtheit aller kristallographisch gleichwertigen, d. h. durch die Symmetrieoperationen der Kristallklasse auseinander hervorgehenden Flächen eines Kristalls {h, k, l} bezeichnet. So bekommen die sechs Würfelflächen z. B. das Formensymbol {100}, die acht Oktaederflächen {111} und die zwölf Rhombendodekaederflächen {110}.
Ein Kristall ist nicht nur von Flächen, die zu *einer* kristallographischen Grundform gehören, begrenzt sondern von mehreren zu unterschiedlichen Formen gehörenden Flächen. Die Gesamtheit der an einem Kristallindividuum vorkommenden Grundformen wird als seine *Tracht* (Flächenkombination) bezeichnet. Das allgemeine, durch das Größen-

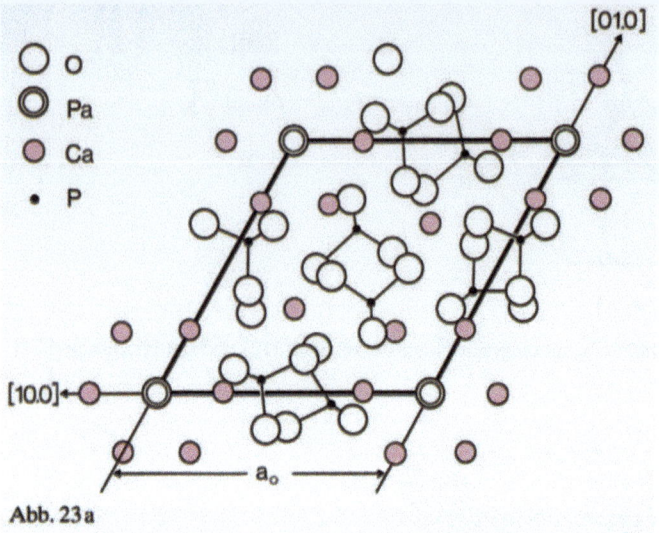

Abb. 23a

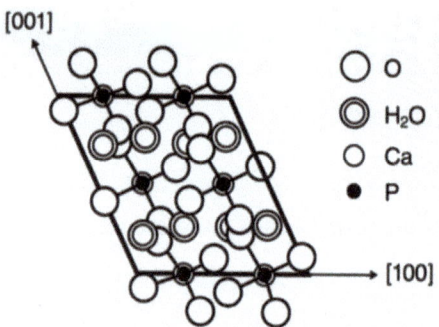

Abb. 23b

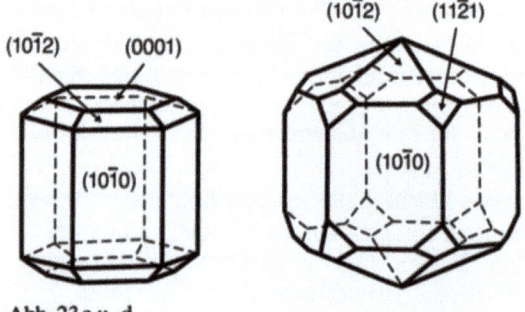

Abb. 23c u. d

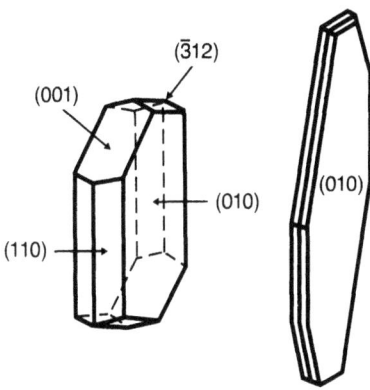

Abb. 23e u. f.

Abb. 23. Struktur und Morphologie zweier Phospate. a) Apatit-Struktur; Projektion parallel [00.1]; b) Brushit-Struktur; Projektion parallel [010]; c) Apatit-Kristall; prismatisch mit Prisma {1010}, Pyramide {1012} und Basis {0001}; d) Apatit-Kristall; isometrisch mit Prisma {1010} und den Pyramiden {1012} } + {1121}; e) Brushit-Kristall; prismatisch mit den Prismen {110} u. {312} und den Pinakoiden {001} und {010}; f) Brushit-Kristall; tafelig nach {010}

verhältnis der Kristallflächen gegebene Erscheinungsbild eines Kristalls wird als Habitus bezeichnet. So bezeichnet man den Habitus eines Kristalls als isometrisch, wenn er nach allen drei Raumdiagonalen etwa von gleicher Ausdehnung ist, als tafelig, wenn er überwiegend nach zwei Dimensionen ausgebildet ist und als nadelig, wenn eine Dimension überwiegt. Der an einem Kristall beobachtete Habitus ist entscheidender Ausdruck der Wachstumsbedingungen. In Abb. 23 sind die Strukturen von Apatit und Brushit und korrespondierende äußere Erscheinungsbilder beider Kristallarten dargestellt.

Bei der Harnsteinbildung sind die Wachstumsbedingungen jedoch meist nicht so, daß sich größere Kristalle bilden können. Statt dessen entsteht ein Gemenge meist kleiner in- und durcheinander gewachsener Kristallindividuen mit deshalb gegenseitig behinderter Flächenausbildung: ein vielkristallines Aggregat (GEBHARDT, 1979).

Röntgendiffraktion

Grundlagen

Auf Grund ihrer Gittereigenschaft sind Kristalle befähigt, Beugungserscheinungen mit elektromagnetischer Strahlung geeigneter Wellenlänge, d. h. den Röntgenstrahlen, hervorzurufen. Damit bei der Beugung der Röntgenstrahlen an einem Gitter Beugungsmaxima auftreten

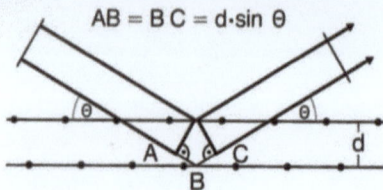

Abb. 24. Schema der Beugung an einer Netzebene zur Ableitung der Bragg'schen Gleichung

können, müssen bestimmte geometrische Bedingungen erfüllt sein, die mit Hilfe der drei Laue-Gleichungen oder der Braggschen Beziehung beschrieben werden können.

In Abb. 24 ist eine Netzebenenschar mit dem Netzebenenabstand d angedeutet. Die an den verschiedenen Netzebenen „reflektierten" Strahlen schwingen nur dann in Phase, wenn die Weglängenunterschiede $\Delta = AB + BC$ ein ganzzahliges Vielfaches der Röntgenwellenlänge ist. Daraus folgt unmittelbar die Braggsche Gleichung

$$n \cdot \lambda = 2 \cdot d_{hkl} \cdot \sin \theta_{hkl}. \quad (2)$$

Bei konstanter Wellenlänge λ ist der Beugungswinkel θ nur abhängig von den Netzebenenabständen d. Die Geometrie des Kristallgitters bestimmt also die Beugungswinkel. Bei der Indizierung von Beugungsaufnahmen arbeitet man meist nicht mit den höheren Ordnungen der Wellenlänge, sondern man zieht die Ordnung in den Index der Netzebene ein. Ein an der Netzebene (hkl) gebeugter Röntgenstrahl n-ter Ordnung wird als Reflex 1. Ordnung an einer im Kristall nicht wirklich vorhandenen Netzebene (nh nk nl) beschrieben.

In Tabelle 19 sind die Netzebenenabstände $d \geq 2,25$ – das entspricht

Tabelle 19. Gitterkonstanten, Dichte und Pulverdiagramme der in Harnsteinen beobachteten Kristallarten

Whewellit (mkl.) $a_o = 6,29$ Å $b_o = 14,95$ Å $c_o = 9,98$ Å $\beta = 107° 18'$ $\varrho = 2,22$ g/cm³			Weddellit (tetr.) $a_o = 12,92$ Å $c_o = 7,38$ Å $\varrho = 1,94$ g/cm³			Brushit (mkl.) $a_o = 5,89$ Å $b_o = 15,18$ Å $c_o = 6,38$ Å $\beta = 117° 28'$ $\varrho = 2,56$ g/cm³		
d	I/I₁	hkl	d	I/I₁	hkl	d	I/I₁	hkl
5,93	100	10$\bar{1}$	8,73	4	110	7,62	100	020
5,79	30	110	6,32	6	101	4,27	2	12$\bar{1}$
4,77	2	200	6,18	100	200	3,80	30	040
4,64	<1	011	4,42	30	211	3,06	8	11$\bar{2}$
4,52	4	101	4,37	2	220	2,93	1	121
3,78	6	21$\bar{1}$	3,91	8	310	2,86	<1	21$\bar{1}$

Tabelle 19. Gitterkonstanten, Dichte und Pulverdiagramme der in Harnsteinen beobachteten Kristallarten

Whewellit (mkl.) $a_0 = 6,29$ Å $b_0 = 14,95$ Å $c_0 = 9,98$ Å $\beta = 107°\,18'$ $\varrho = 2,22$ g/cm³			Weddellit (tetr.) $a_0 = 12,92$ Å $c_0 = 7,38$ Å $\varrho = 1,94$ g/cm³			Brushit (mkl.) $a_0 = 5,89$ Å $b_0 = 15,18$ Å $c_0 = 6,38$ $\beta = 117°\,28'$ $\varrho = 2,56$ g/cm³		
d	I/I_1	hkl	d	I/I_1	hkl	d	I/I_1	hkl
3,65	70	020	3,68	12	002	2,80	<1	002
3,41	2	120	3,59	4	112	2,67	1	051
3,12	2	021	3,16	4	202	2,63	1	150
3,11	2	1$\bar{2}$1	3,12	2	321	2,53	6	060
3,01	10	211	3,09	10	400	2,47	<1	220
2,966	45	20$\bar{2}$	2,815	14	222	2,27	1	160
2,915	10	310	2,775	65	411			
2,897	8	220	2,762	4	420			
2,840	10	121	2,679	2	312			
2,523	4	301	2,422	8	510			
2,494	18	112	2,408	16	103			
2,447	4	221	2,367	2	402			
2,417	6	32$\bar{1}$	2,342	4	431			
2,384	4	400	2,284	2	332			
2,355	30	130	2,243	25	213			
2,347	12	41$\bar{1}$						
2,320	<1	022						
2,301	2	22$\bar{2}$						
2,263	8	410						
2,254	6	13$\bar{1}$						

Tabelle 19 (Fortsetzung)

Okta-Kalzium-Phosphat (trkl.) $a_0 = 19,87$ Å $b_0 = 9,63$ Å $c_0 = 6,88$ Å $\alpha = 89°\,17'$ $\beta = 92°\,13'$ $\gamma = 100°\,57'$ $\varrho = 2,62$ g/cm³						Hydroxylapatit (hex.) $a_0 = 9,418$ Å $c_0 = 6,884$ Å $\varrho = 3,15$ g/cm³		
d	I/I_1	hkl	d	I/I_1	hkl	d	I/I_1	hkl
18,7	300	010	2,833	100	260	8,168	26	100
9,36	45	020	2,820	95	$\bar{3}$20	5,263	7	101
9,05	40	110	2,779	45	$\bar{3}$31	4,716	4	110
6,10	6	$\bar{1}$20	2,745	35	331	4,084	6	200
5,52	25	$\bar{1}$01	2,707	25	222	3,890	10	111
5,417	7	111	2,671	50	070	3,512	3	201
5,211	4	1$\bar{1}$1	2,637	35	1$\bar{6}$1	3,440	42	002
5,101	12	$\bar{1}$11	2,617	20	$\bar{3}$30	3,171	9	102
4,815	6	$\bar{1}$30	2,606	20	2$\bar{2}$2	3,087	14	210
4,706	5	031	2,567	16	$\bar{1}$61	2,817	100	211
4,670	4	040	2,544	12	2$\bar{5}$1	2,779	43	112

Tabelle 19 (Fortsetzung)

Okta-Kalzium-Phosphat (trkl.) $a_o = 19{,}87$ Å $b_o = 9{,}63$ Å $c_o = 6{,}88$ Å $\alpha = 89°\,17'$ $\beta = 92°\,13'$ $\gamma = 100°\,57'$ $\varrho = 2{,}62$ g/cm³						Hydroxylapatit (hex.) $a_o = 9{,}418$ Å $c_o = 6{,}884$ Å $\varrho = 3{,}15$ g/cm³		
d	I/I₁	hkl	d	I/I₁	hkl	d	I/I₁	hkl
4,514	10	140	2,486	5	$\bar{2}51$	2,723	55	300
4,492	10	$\bar{1}21$	2,475	8	052	2,631	24	202
4,294	7	131	2,458	5	$\bar{1}70$	2,532	4	301
4,111	5	230	2,365	7	180	2,298	5	212
3,919	16	$\bar{2}20$	2,335	8	080	2,265	20	130
3,879	12	201	2,304	7	$\bar{3}02$			
3,862	10	$\bar{2}01$	2,271	5	$3\bar{1}2$			
3,781	10	041	2,265	6	162			
3,745	14	221	2,258	7	062			
3,660	30	$\bar{2}11$						
3,492	25	231						
3,441	50	$2\bar{2}1$						
3,424	60	002						
3,378	18	$\bar{2}21$						
3,311	20	$\bar{1}51$						
3,278	18	$\bar{1}50$						
3,209	25	250						
3,180	25	310						
3,132	10	300						
3,117	7	060						
3,055	14	$\bar{2}40$						
3,015	8	330						
3,946	14	$\bar{1}22$						
2,914	12	$\bar{1}51$						
2,873	30	251						

Karbonatapatit (hex.) $a_o = 9{,}31$ Å $c_o = 6{,}93$ Å		
d	I/I₁	hkl
3,46	25	002
3,17	<2	102
3,04	10	210
2,780	100	112
2,680	40	300
2,622	10	202
2,494	6	301
2,285	6	212

Tabelle 19 (Fortsetzung)

Whitlockit (rhbdr.) $a_o = 13,65$ Å $\alpha = 44°\ 21'$ $\varrho = 3,08\ g/cm^3$			Struvit (rhb.) $a_o = 6,98$ Å $b_o = 6,11$ Å $c_o = 11,20$ Å $\varrho = 1,71\ g/cm^3$			Bobierrit (mkl.) $a_o = 9,966$ Å $b_o = 27,709$ Å $c_o = 4,648$ Å $\beta = 104°\ 01'$ $\varrho = 2,17\ g/cm^3$		
d	I/I$_1$	hkl	d	I/I$_1$	hkl	d	I/I$_1$	hkl
8,15	11	102	6,14	8	001	8,04	18	120
6,49	15	104	5,905	40	110	6,96	100	040
6,22	5	006	5,601	60	020	4,87	2	200
5,21	20	110	5,378	25	011	4,19	6	160
4,80	1	113	4,600	6	101	4,11	4	$\bar{1}$31
4,39	7	202	4,257	100	111	4,00	4	240
4,15	3	108	4,139	40	021	3,81	2	041
4,06	15	204	3,557	4	121	3,48	8	131
4,00	3	116	3,475	12	200	3,16	4	320
3,45	25	10$\underline{1}$0	3,289	25	130	3,02	10	$\bar{1}$71
3,40	3	211	3,192	2	031	2,94	25	340
3,36	9	212	3,067	4	002	2,81	14	350
3,25	7	208	3,022	14	201	2,66	4	360
3,21	55	214	2,958	25	012	2,61	6	251
3,11	1	215	2,919	55	211	2,57	10	$\bar{1}$91
3,01	15	300	2,802	35	040	2,41	12	$\bar{2}$91
2,880	100	217	2,722	16	112	2,35	4	430
2,757	20	218	2,690	50	022	2,30	2	404
2,710	9	306	2,660	45	221	2,26	2	11$\underline{2}$0
2,674	7	11$\underline{1}$2	2,548	4	041			
2,607	65	220	2,511	8	122			
2,562	5	10$\underline{1}$4	2,394	6	141			
2,553	7	223	2,352	12	231			
2,520	11	21$\underline{1}$0	2,300	2	202			
2,499	5	311	2,253	4	212			
2,407	9	226						
2,375	5	315						
2,263	9	10$\underline{1}$6						
2,249	3	11$\underline{1}$5						

Tabelle 19 (Fortsetzung)

Newberyit (rhb.) $a_o = 10,06$ Å $b_o = 10,56$ Å $c_o = 9,83$ Å $\varrho = 2,28\ g/cm^3$			Harnsäure (mkl.) $a_o = 14,46$ Å $b_o = 7,40$ Å $c_o = 6,21$ Å $\beta = 65°\ 06'$ $\varrho = 1,85\ g/cm^3$			Harnsäure-Dihydrat (rhb.) $a_o = 7,40$ Å $b_o = 17,55$ Å $c_o = 6,35$ Å $\varrho = 1,64\ g/cm^3$		
d	I/I$_1$	hkl	d	I/I$_1$	hkl	d	I/I$_1$	hkl
5,94	30	111	6,69	90	200	8,719	100	020
5,34	100	020	5,70	60	001	5,966	4	011
5,10	5	200	4,98	90	210	5,636	20	120
4,71	60	021	4,79	10	111	5,237	9	021

Tabelle 19 (Fortsetzung)

Newberyit (rhb.) $a_o = 10{,}06$ Å $b_o = 10{,}56$ Å $c_o = 9{,}83$ Å $\varrho = 2{,}28$ g/cm³			Harnsäure (mkl.) $a_o = 14{,}46$ Å $b_o = 7{,}40$ Å $c_o = 6{,}21$ Å $\beta = 65°\,06'$ $\varrho = 1{,}85$ g/cm³			Harnsäure-Dihydrat (rhb.) $a_o = 7{,}40$ Å $b_o = 17{,}55$ Å $c_o = 6{,}35$ Å $\varrho = 1{,}64$ g/cm³		
d	I/I$_1$	hkl	d	I/I$_1$	hkl	d	I/I$_1$	hkl
4,60	20	210	3,91	90	11$\bar{1}$	4,724	6	111
4,49	10	102	3,75	10	020	4,394	39	040
4,14	10	112	3,59	10	20$\bar{1}$	4,242	8	121
3,69	10	220	3,44	10	120	3,773	19	140
3,65	5	022	3,30	30	400	3,706	11	200
3,57	5	202	3,22	80	220	3,599	9	210
3,46	40	221	3,12	100	202	3,418	7	220
3,44	10	122	3,02	10	102	3,243	32	141
3,19	20	131	2,90	70	30$\bar{1}$	3,207	36	201
3,08	40	311	2,81	40	002	3,151	28	211
3,04	30	113	2,65	10	012	2,929	43	060
2,969	<5	222	2,59	60	22$\bar{1}$	2,800	5	231
2,812	10	302	2,47	20	510	2,724	28	160
2,791	20	132	2,42	20	130	2,616	3	132
2,721	20	312	2,34	20	122	2,569	13	042
2,703	5	213	2,30	10	41$\bar{1}$	2,501	20	161
2,669	20	040				2,422	4	202
2,580	40	041				2,364	14	251
2,551	5	400				2,336	15	071
2,522	10	232				2,302	7	301
2,502	10	141						
2,482	5	410						
2,430	5	104						
2,409	10	411						
2,388	10	331						
2,367	10	240						
2,300	5	142						

Tabelle 19 (Fortsetzung)

Natriumhydrogenurat -Monohydrat		Ammoniumhydrogen- urat		l-Zystin (hex.) $a_o = 9{,}40$ Å $c_o = 56{,}28$ Å $\varrho = 1{,}67$ g/cm³		
d	I/I$_1$	d	I/I$_1$	d	I/I$_1$	hkl
9,29	30	8,65	30	4,74	100	110
7,75	80	6,69	90	4,49	30	00$\underline{12}$
5,01	30	4,46	10	4,24	30	116
4,52	80	4,61	20	4,06	30	200
3,53	10	3,64	10	3,32	30	11$\underline{12}$
3,44	50	3,44	100	3,16	90	00$\underline{18}$

Tabelle 19 (Fortsetzung)

Natriumhydrogenurat -Monohydrat		Ammoniumhydrogen- urat		l-Zystin (hex.) $a_o = 9{,}40$ Å $c_o = 56{,}28$ Å $\varrho = 1{,}67$ g/cm^3		
d	I/I$_1$	d	I/I$_1$	d	I/I$_1$	hkl
3,22	60	3,27	10	3,11	90	20$\underline{12}$
3,18	100	3,13	40	3,05	20	210
3,12	90	3,01	60	2,71	80	300
3,06	10	2,57	20	2,61	70	1$\underline{18}$
2,91	20	2,50	20	2,35	60	220
2,67	70	2,43	20	2,30	20	226
2,55	10	2,26	20			
2,48	50					

Beugungswinkeln $\theta \leq 20°$ für Kupfer-Kα-Strahlung – für die in Tabelle 18 aufgeführten Harnsteinkomponenten mit den zugehörigen relativen Intensitäten und Indizes aufgelistet. Zusätzlich sind die Gitterkonstanten und die Dichten angegeben worden.

Für die Harnsteinanalyse eignen sich naturgemäß nur Pulververfahren. Sie haben alle gemeinsam, daß ein schmales monochromatisches Röntgenstrahlbündel auf ein Kristallpulver fällt, das aus vielen kleinen, statistisch orientierten Teilchen besteht. Wie in Abb. 25 gezeigt ist, erzeugen alle an einer Netzebenenschar mit dem Netzebenenabstand d$_1$ abgebeugten Strahlen einen Beugungskegel mit dem halben Öffnungswinkel 2 θ_1, Netzebenen mit dem Abstand d$_2$ einen solchen mit dem Winkel 2 θ_2, usw. Plaziert man einen ebenen Film senkrecht zum Primärstrahl, so wird ein Beugungsbild konzentrischer Kreise von den Beugungskegeln beobachtet, die den Film durchsetzen.

Ist aus irgendwelchen Gründen die Zahl der Kristallorientierungen zu

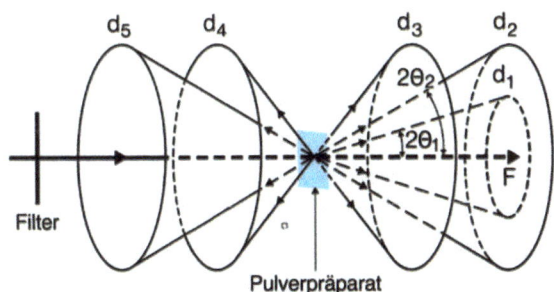

Abb. 25. Beugungskegel von einem Pulverpräparat

klein, so haben die Beugungsringe keine gleichmäßige Intensität mehr, sondern sie werden diskontinuierlich bis sie in Einzelpunkte zerfallen. Diese Schwierigkeit kann dadurch behoben werden, daß entweder eine größere Probenmenge kleinster Kristallite verwandt wird oder daß die Probe so bewegt wird, daß die vorhandenen Kristallite möglichst viele Orientierungen in Bezug zum Primärstrahl annehmen (KLUG u. ALEXANDER, 1954; AZÁROFF u. BUERGER, 1958). Im Folgenden sollen nur die vier gebräuchlichsten Verfahren kurz dargestellt werden.

Debye-Scherrer-Verfahren

Die charakteristische Geometrie dieses Verfahrens ist in Abb. 26 dargestellt worden. Der Primärstrahl geht zunächst durch ein Filter, das die K_β-Strahlung weitgehend eliminiert. Die K_α-Strahlung wird durch ein Blendensystem collimiert ehe sie auf ein stäbchenförmiges Pulverpräparat fällt. Zylinderförmig ist um das Präparat ein Filmstreifen gelegt, der den äquatornahen Bereich der Beugungskegel registriert. Bei der in Abb. 26 dargestellten asymmetrischen Filmanordnung können die Durchstoßpunkte des direkten Strahls und damit die θ-Werte des Präparates leicht bestimmt werden. Es gilt:

$$\theta = \frac{180}{2\pi r} \cdot x \qquad (3)$$

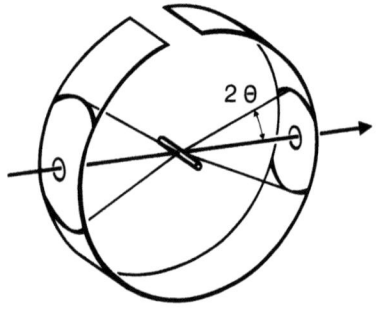

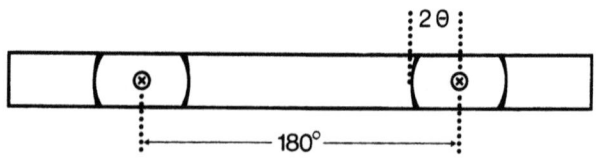

Abb. 26. Filmposition (nach Straumanis 1940) und entrollter Film beim Debye-Scherrer-Verfahren

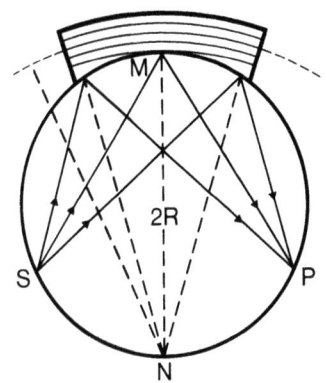

Abb. 27. Strahlengang beim fokussierenden Monochromator nach Johannson (1932)

wenn r der Filmradius und x der Abstand des Durchstoßpunktes des Primärstrahls von der Beugungslinie ist. Der Vorteil des Debye-Scherrer-Verfahrens ist in der geringen benötigten Probenmenge von ca. 0,1 mg Substanz zu sehen.

Für noch geringere Substanzmengen eignet sich die *Gandolfi*-Kammer (1976). Mit ihr gelingt es selbst von kleinsten Einkristallen noch Pulverdiagramme zu erhalten. Dieses wird dadurch ermöglicht, daß die Probe nicht nur eine Drehung um eine Achse senkrecht zum Röntgenstrahl ausführt, sondern sich gleichzeitig um eine zweite Achse dreht, die um 45° zur ersten Achse geneigt ist. Die untere Grenze der benötigten Substanzmenge ist praktisch durch die Geschicklichkeit des Experimentators gegeben, einen kleinen Kristall bzw. ein kleines Kristallaggregat auf einen Glasfaden zu kleben. Gehen wir von einem Kristall mit den Abmessungen 30 μ x 30 μ x 30 μ aus, so ist die benötigte Substanzmenge bei Apatit $2,8 \cdot 10^{-5}$ mg bzw. bei Harnsäure $1,7 \cdot 10^{-5}$ mg.

Guinier-Verfahren

Wesentlicher Bestandteil dieses Verfahrens ist der fokussierende Monochromator (s. Abb. 27). Er besteht im allgemeinen aus einem dünnen parallel ($10\bar{1}1$) geschnittenen Quarzplättchen, das auf einen Radius 2R zylindrisch geschliffen und anschließend auf den Radius R elastisch gebogen wurde. Hierdurch wird ein vom Punkt S ausgehendes divergierendes Strahlenbündel im Punkt P wieder vereinigt. Da die Reflexionsbedingungen jeweils nur für eine Wellenlänge erfüllt sind, erhält man streng monochromatische Strahlung, d. h. nicht nur die K_β-Strahlung ist vollständig beseitigt, sondern auch das Bremsspektrum fehlt bis auf $\lambda/2$ völlig.

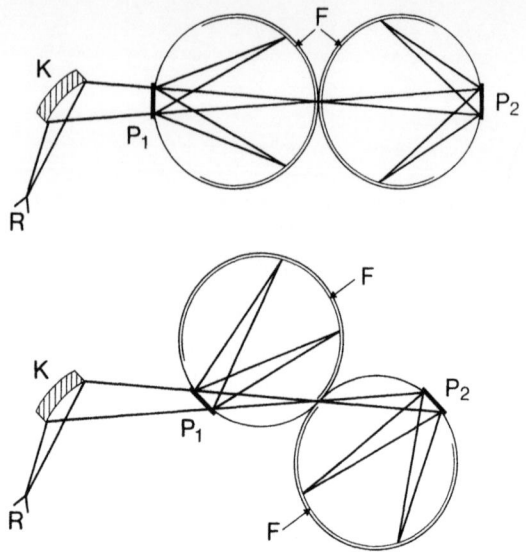

Abb. 28. Strahlengang beim Guinier-Verfahren. R = Röntgenröhrenfokus; K = Monochromator; P_1 und P_2 = Präparate; F = Film

Um einen größeren Arbeitsabstand zu gewinnen, werden die Quarzplatten so geschnitten, daß die reflektierenden Netzebenenscharen ($10\bar{1}1$) gegen die Kristalloberfläche um einen gewissen Winkel geneigt sind bevor sie, wie oben dargelegt, geschliffen und gebogen werden: asymmetrischer Anschliff. Hierdurch werden die Abstände SM und MP ungleich. Für die am häufigsten für Kupferstrahlung verwandten Monochromatoren ist bei einem Biegeradius R = 316 mm der Abstand SM = 80 mm und der Abstand MP 210 mm.

In Abb. 28 sind die Strahlengänge beim Guinier-Doppelkammer-Verfahren dargestellt. Beim symmetrischen Verfahren fällt das vom Monochromator kommende konvergente Röntgenstrahlbündel senkrecht durch das erste Präparat (Vorstrahlpräparat P_1), dessen Dicke 0,1 mm nicht überschreiten sollte. Der Fokus liegt im Berührungspunkt der beiden zylinderförmigen Kammern ($\theta = 0°$). Das hinter dem Fokus wieder divergente Strahlenbündel trifft dann das zweite Präparat (Rückstrahlpräparat P_2). Da die Präparate sich jeweils auf dem Umfang eines Kreises befinden auf dem sowohl der Film als auch der Fokus liegt, werden alle Interferenzen auf diesen Kreis fokussiert. Hieraus resultiert ein hohes Auflösungsvermögen, das es gestattet, noch Linien zu trennen, die eine Winkeldifferenz $\Delta \theta = 0,13°$ aufweisen. Es werden in der Durch- bzw. Rückstrahlkammer symmetrische Röntgendiagramme mit auswertbaren Reflexionswinkelbereichen $0° <$

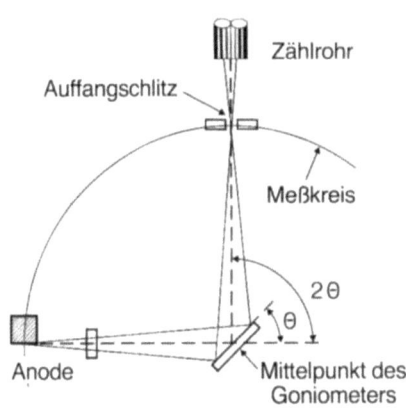

Abb. 29. Strahlengang beim normalen Zählrohrdiffraktometer

$\theta < 30°$ bzw. $60° < \theta < 90°$ erhalten. Die Bereiche $30° < \theta < 45°$ bzw. $45° < \theta < 60°$ können keine Verwendung finden, da hier die Linienbreite sehr stark ansteigt.
Sollen Beugungslinien in diesen Bereichen gemessen werden, so bietet sich das asymmetrische Verfahren an. Hier treffen die Röntgenstrahlen im allgemeinen unter 45° auf die Pulverpräparate. Die erhaltenen asymmetrischen Röntgendiagramme optimaler Schärfe liegen im Durchstrahlbereich $0° < \theta < 52,5°$ und im Rückstrahlbereich $37,5° < \theta < 90°$.
Der Vorteil des Guinier-Verfahrens ist in seinem hohen Auflösungsvermögen zu sehen. Die für optimale Aufnahmen benötigte Probenmenge beträgt mindestens 3 mg.

Diffraktometer-Verfahren

Wie schon der Name sagt, werden bei diesem Verfahren die abgebeugten Röntgenstrahlen nicht mittels eines photographischen Films sondern mit Hilfe eines Zählrohres registriert. In Abb. 29 ist der Strahlengang für ein normales Zählrohrdiffraktometer gezeichnet worden.

Ein ebenes Pulverpräparat befindet sich im Mittelpunkt eines Kreises, des sog. Meßkreises. Bei der Aufnahme dreht sich das Zählrohr mit der doppelten Winkelgeschwindigkeit wie das Präparat um den Mittelpunkt des Meßkreises. Hierdurch kommen die Interferenzen eines Präparates nicht mehr gleichzeitig zur Registrierung wie bei den Filmmethoden sondern nacheinander. Die vom Strichfokus einer Röntgenröhre ausgehende Röntgenstrahlung wird zunächst gefiltert (s. u.), sie durchläuft dann u. a. zur Herabsetzung der Divergenz ein Blendensy-

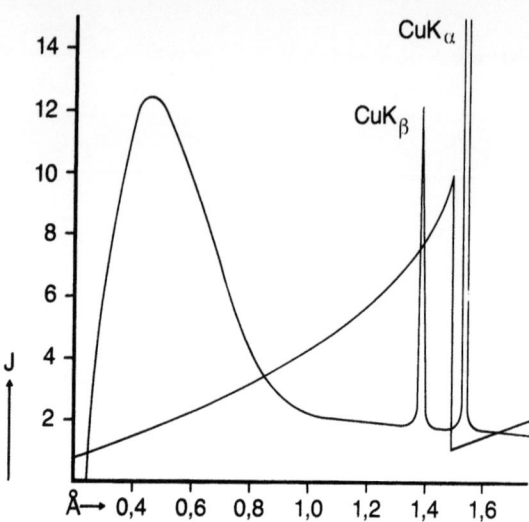

Abb. 30. Von einer Kupfer-Röhre emittiertes Röntgenspektrum und Massen-Schwächungskoeffizient von Nickel in willkürlichen Einheiten

stem ehe sie auf das Pulverpräparat fällt. Die abgebeugte Strahlung geht wiederum durch ein Blendensystem und trifft schließlich auf das Zählrohr. Die im Zählrohr ausgelösten Impulse werden verstärkt und mittels eines Schreibers registriert. Da die Bewegungen von Präparat und Zählrohr synchron mit dem Schreiberpapier laufen, besteht eine direkte Abhängigkeit zwischen der Stellung des Diffraktometers und der Reflexlage auf dem Registrierpapier ($\theta \to$ mm).

Die vom Fokus einer Kupfer-Röntgenanode emittierte Strahlung ist in Abb. 30 dargestellt worden. Wie man sieht, enthält sie neben der für Beugungsuntersuchungen verwendbaren K_α-Strahlung noch die K_β-Strahlung und das Bremsspektrum. Die K_β-Strahlung kann durch geeignetes Filtermaterial, das seine Absorptionskante zwischen der K_α- und der K_β-Linie hat, weitgehend beseitigt werden. In Abb. 30 ist daher auch der wellenlängenabhängige Massenabsorptionskoeffizient von Nickel in willkürlichen Einheiten eingezeichnet worden. Man erkennt unschwer, daß λ-K_β sehr viel stärker als λ-K_α geschwächt wird. Bei Verwendung einer 0,018 mm bzw. 0,025 mm dicken Nickelfolie fällt das Verhältnis der Intensitäten von K_α und K_β von 100:21,4 auf 55:0,6 bzw. 41,4:0,1.

Da das verwendete Röntgenstrahlenbündel nach der Filterung aber noch reich an harter Strahlung aus dem Bremsspektrum ist, weisen die Beugungsdiagramme einen relativ hohen Untergrund auf, der von kleinen zu großen Beugungswinkeln abfällt (s. SCHNEIDER, 1974).

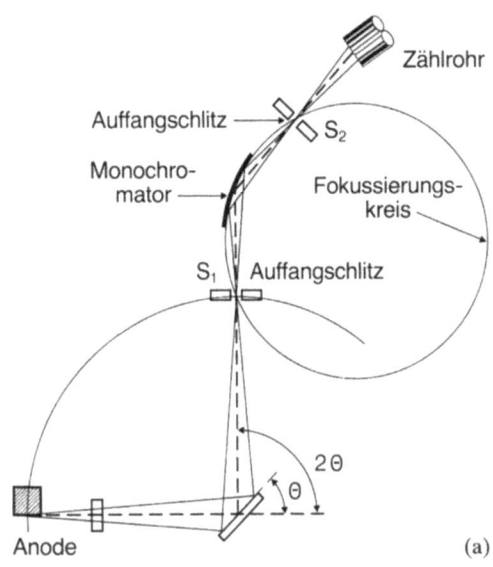

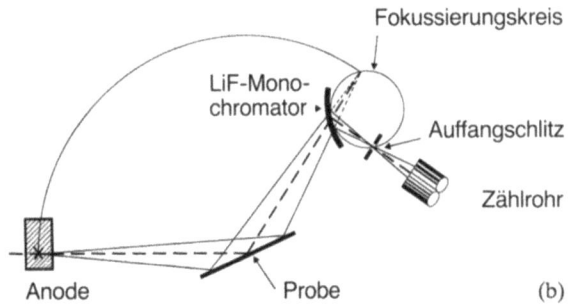

Abb. 31. Strahlengang beim Zählrohrdiffraktometer mit Monochromator im abgebeugten Strahl. a) Johannsson-Monochromator; b) Cauchois-Monochromator

Wesentlich bessere Röntgendiagramme können erhalten werden, wenn statt Filterung der von der Röhre ausgehenden Strahlung ein Monochromator im reflektierten Strahl angebracht wird. Durch ihn wird auf einfache Weise erreicht, daß nur die gewünschte an der Probe abgebeugte K_α-Strahlung in den Zähler gelangt. Hierdurch wird sichergestellt, daß der registrierte Untergrund nur aus definierten Anteilen besteht und Untergrunderhöhungen kontrollierbar auf bestimmte Ursachen zurückgeführt werden können. Der Restuntergrund setzt sich aus folgenden Anteilen zusammen:

1. der Höhenstrahlung
2. von sehr kleinen, kohärent streuenden Gitterbereichen stammende K_α-Strahlung
3. geringen Anteilen der Comptonstrahlung (nur bei kleinen Winkeln $\theta < 5°$).

In Abb. 31 sind die im Bonner Mineralogischen Institut angefertigten und verwendeten Realisierungen dargestellt. Ein Johannsson-Monochromator (Abb. 31a) garantiert in entsprechender Aufstellung ein sehr hohes Auflösungsvermögen und vermag die gesamte am Präparat reflektierte Strahlung zu erfassen. Er liefert jedoch nur wenig Intensität (ca. 15% gegenüber dem Normaldiffraktometer), da der Strahlengang um ca. 280 mm länger wird. Auch der Transmissionsmonochromator nach CAUCHOIS (1932) erfaßt das von der Probe kommende Strahlenbündel vollständig. Er besitzt eine hohe Intensitätsausbeute (ca. 35% gegenüber dem Normaldiffraktometer bei Verwendung eines LiF-Monochromatorkristalls und Cu-K_α-Strahlung), doch ist sein Auflösungsvermögen wegen der geringeren Fokussierung nicht so groß wie das des Reflexionsmonochromators nach JOHANNSSON (1933).

Guinier-Diffraktometer-Verfahren

Wie beim Guinier-Film-Verfahren befindet sich das dünne flächenhaft ausgebildete Präparat auf dem Mantel eines Zylinders, auf dem die entstehenden Interferenzen fokussiert werden (s. Abb. 32). Das Zählrohr führt deshalb außer der Drehung um die Zylinderachse eine zweite Bewegung aus, die mit der ersten streng gekoppelt ist. Die Flächennormale des Zählrohrblendenhalters ist in jeder Winkelstellung genau auf den Schnittpunkt des Primärstrahls mit dem Präparat gerichtet, damit die reflektierten Strahlen die Blendenöffnung ungehindert passieren können. Das Präparat selbst bleibt für alle Winkelbereiche an derselben Stelle und hält seine Lage gegenüber dem Primärstrahl bei. Der erfaßbare Ausschnitt des Beugungsdiagramms beträgt aus apparativ-geometrischen Gründen für θ maximal ca. 40°.

Das im Bonner Mineralogischen Institut gebaute Guinier-Diffraktometer (JUMPERTZ, 1965) ist in Abb. 33 wiedergegeben. Von besonderem Interesse ist bei der konstruktiven Lösung nur die Bewegung des Zählrohrs. Ein kräftiger Arm A auf dem der eigentliche Zählrohrhalter Z und das Blendensystem drehbar befestigt ist, wird durch ein Schnekkenrad über Wechselräder angetrieben. Durch den unteren Teil des Zählrohrhalters läuft eine Führungswelle F, deren Drehpunkt auf der Peripherie des Fokussierungskreises, genau unter dem Schnittpunkt des Primärstrahls mit dem Präparat liegt. Der Präparathalter ist um die gleiche Achse drehbar, damit Absorptionsmessungen unter verschie-

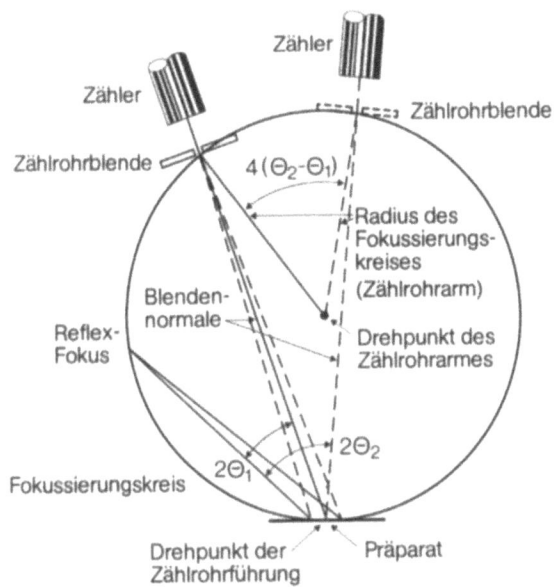

Abb. 32. Fokussierungsbedingungen für ein Gunier-Diffraktometer

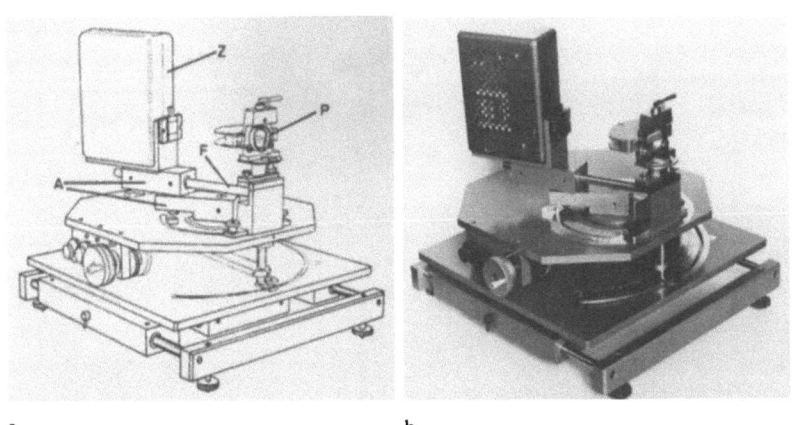

Abb. 33. Im Bonner Mineralogischen Institut gebautes Guinier-Diffraktometer:
a) Zeichnung; b) Photo

denen Winkeln durchgeführt werden können (s. quantitative Analyse). Die Vorteile des Guinier-Diffraktometer-Verfahrens sind gegenüber dem normalen Diffraktometerverfahren mit Monochromator im abgebeugten Strahl zu sehen:

- im höheren Auflösungsvermögen,
- in der geringeren Probenmenge,
- in der höheren Reflexintensität sowie
- in der Möglichkeit von Absorptionsmessungen.

Analysenmethoden

Allgemeines

Nach dem Vorstehenden werden mittels Röntgenbeugung Kristallphasen bestimmt und nicht Atome bzw. Ionen wie bei der chemischen Analyse oder Molekülschwingungen wie bei der IR-Spektroskopie.

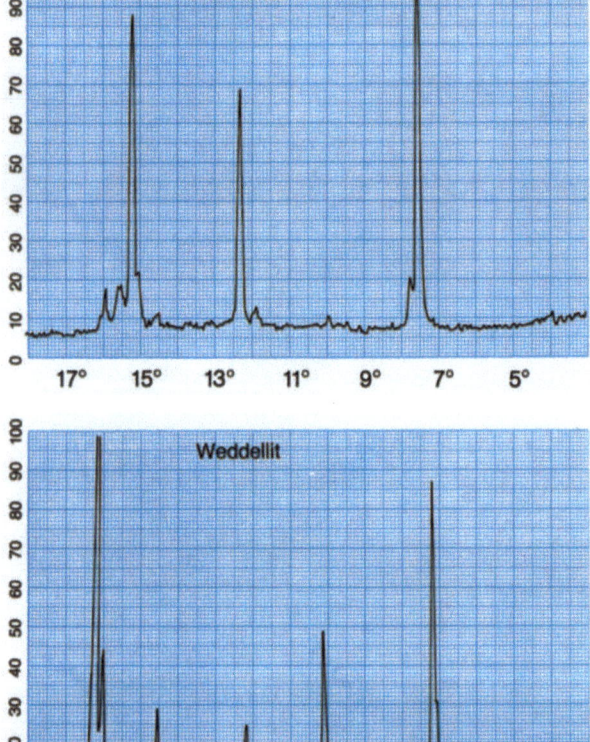

Abb. 34. Röntgendiagramme ($3° \leq \ominus \leq 18°$) der beiden Oxalate Whewellit und Weddellit

Wie aus Tabelle 19 hervorgeht ist jede Harnstein-Kristallart durch eine große Zahl von Interferenzen charakterisiert, wobei neben ihren Lagen (θ) auch ihre Intensitäten (J) für jede Kristallart spezifisch sind. Abbildung 34 zeigt einen Ausschnitt der mittels Diffraktometerverfahren (Cauchois-Monochromator) gewonnenen Pulverdiagramme der beiden häufigen Harnsteinoxalate Whewellit und Weddellit.

Die beiden Ca-Oxalate unterscheiden sich zwar chemisch nur durch ein Molekül H_2O pro Formeleinheit; ihre strukturellen Unterschiede sind Grund für die stark unterschiedlichen Pulverdiagramme. Beugungsdiagramme können also, ähnlich wie Fingerabdrücke, zur Identifizierung einer Substanz herangezogen werden. Da jede Substanz in einem Gemenge ihr eigenes Pulverdiagramm produziert, können mittels Pulvermethoden auch Gemenge qualitativ und quantitativ analysiert werden.

In Abb. 35 sind Ausschnitte der Röntgenbeugungsdiagramme der beiden als Harnsteinkomponente meist schlecht kristallisierten Phosphate Apatit und Whitlockit dargestellt. Man erkennt unschwer, daß ihre Pulverdiagramme sich bei aller Ähnlichkeit deutlich unterscheiden. Die Reflexbreite ist dabei eine Funktion der Kristallitgröße bzw. des Kristallinitätsgrades. Durch eine 3-stündige Temperung bei 900 °C läßt sich der Kristallinitätsgrad deutlich verbessern, d. h. die Reflexe werden schärfer, was die Unterscheidung der beiden Phasen erleichtert (s. Abb. 35).

Auch die Unterscheidung von Hydroxyl- und Karbonat-Apatit ist durch das Pulverdiagramm möglich, wie Tabelle 19 zeigt. Eine Temperung von Karbonatapatit würde jedoch keine scharfen Reflexe seines Beugungsdiagramms zur Folge haben sondern, da CO_2 freigesetzt wird, die Diagramme von Hydroxyl-Apatit und Kalziumoxid (CaO) nebeneinander.

Beim Tempern von Gemengen ist jedoch Vorsicht angeraten, denn Apatit reagiert mit Brushit (a) und mit Oktakalziumphosphat (b) zu Whitlockit:
(a) $Ca_5(PO_4)_3OH + CaHPO_4 \cdot 2H_2O \rightarrow 2\ Ca_3(PO_4)_2 + 3\ H_2O$
(b) $2\ Ca_5(PO_4)_3OH + Ca_8H_2(PO_4)_6 \cdot 5H_2O \rightarrow 6\ Ca_3(PO_4)_2 + 7\ H_2O$.
Jeder Überschuß an Apatit bleibt dabei erhalten.

Während Brushit (a) sich allein in Pyrophosphat umwandelt, reagiert Oktokalziumphosphat (b) zu Pyrophosphat + Whitlockit:
(a) $2\ CaHPO_4 \cdot 2H_2O \rightarrow Ca_2P_2O_7 + 3\ H_2O$
(b) $Ca_8H_2(PO_4)_6 \cdot 5H_2O \rightarrow Ca_2P_2O_7 + 2\ Ca_3(PO_4)_2 + 6\ H_2O$.
Abb. 36 zeigt die Ausschnitte $3° \leq \theta \leq 18°$ der mit einem Cauchois-Monochromator bestückten normalen Zählrohrdiffraktometer aufgenommenen Pulverdiagramme von Brushit, Struvit und Newberyit, während in Abb. 37 die gleichen Ausschnitte der organischen Harn-

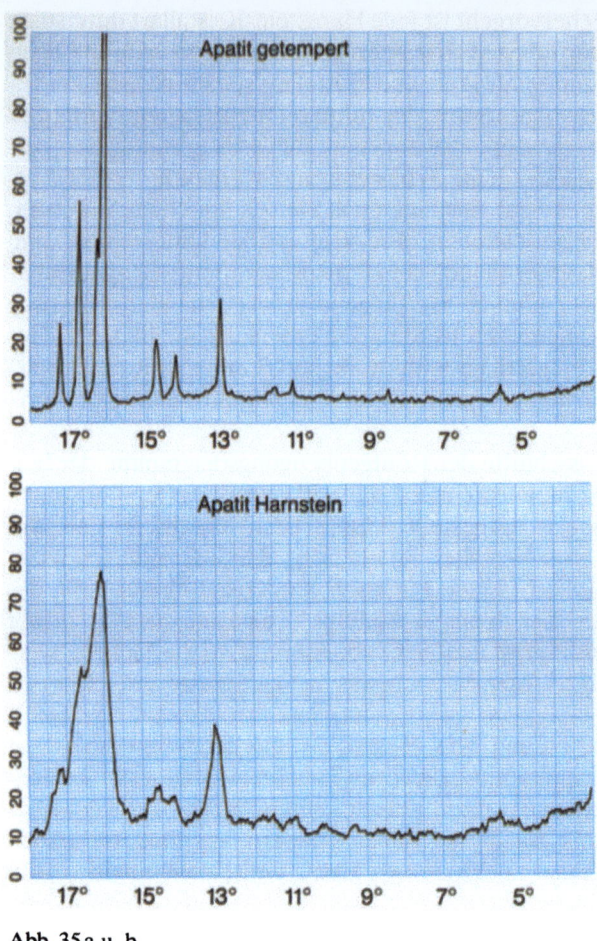

Abb. 35 a u. b

steinphasen Harnsäure, Harnsäure-Dihydrat, Ammoniumhydrogenurat, Natriumhydrogenurat-Monohydrat und Zystin zusammengestellt sind.

Qualitative Analyse

Die qualitative Analyse mittels Röntgenbeugungsmethoden kann also davon ausgehen, daß wenn zwei Substanzen das gleiche Pulverdiagramm liefern, diese beiden Substanzen identisch sind. Daraus folgt für die Harnsteinanalyse, daß die bekannten Röntgendiagramme der Harnsteinphasen (s. Tabelle 19 u. Abb. 34–37) benutzt werden kön-

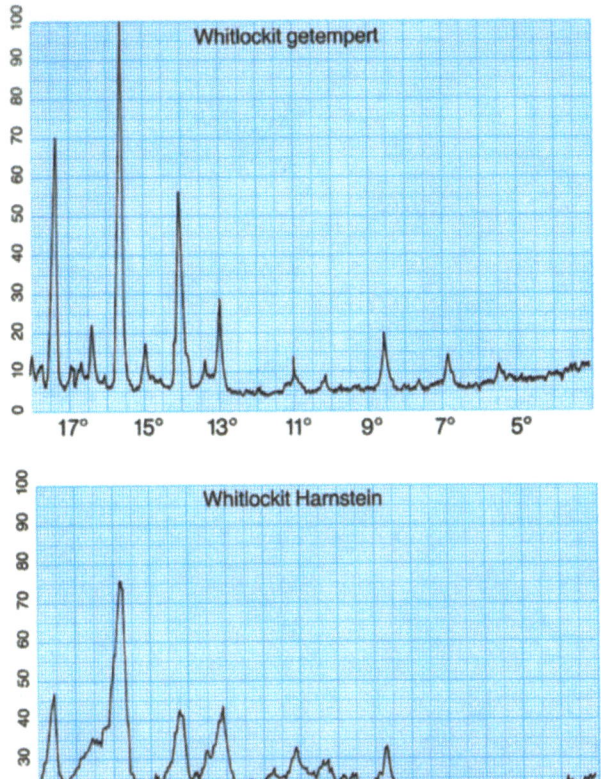

Abb. 35c u. d

Abb. 35. Röntgendiagramme ($3° \leq \ominus \leq 18°$) der beiden als Harnsteinphase schlecht kristallisierenden Phosphate Apatit und Whitlockit. a) Apatit eines Harnsteins; b) gleiche Probe, 3 Std bei 900 °C erhitzt; c) Whitlockit eines Harnsteins; d) gleiche Probe, 3 Std bei 900 °C erhitzt

nen, um die Kristallphasen eines unbekannten Harnsteins zu identifizieren. Handelt es sich um einen normalen Harnstein, so kann die Debye-Scherrer- oder Guinier-Aufnahme bzw. das Diffraktometerdiagramm des unbekannten Steins mit Testfilmen bzw. Testdiagrammen verglichen werden. Werden dabei weniger Linien auf dem Film bzw. dem Diagramm gefunden als der Testfilm bzw. das Testdiagramm zeigt, so kann das auf eine zu kurze Belichtungszeit bzw. auf eine zu unempfindliche Einstellung der Diffraktometerelektronik zurückge-

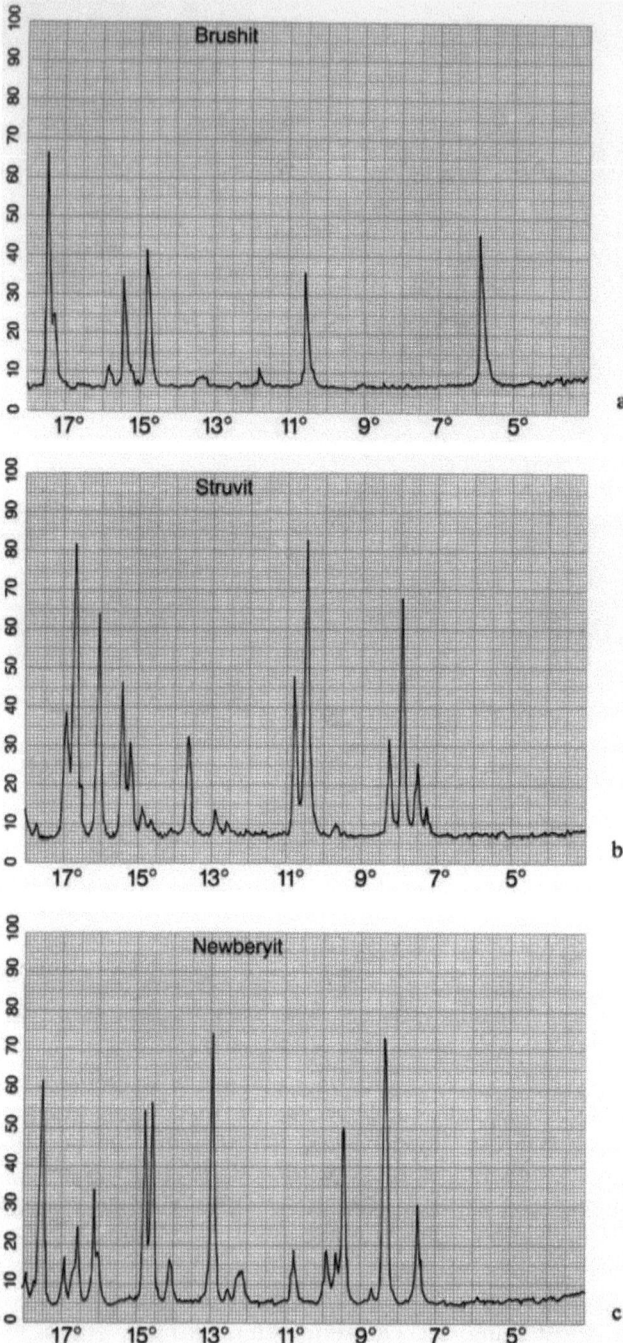

Abb. 36. Röntgendiagramme ($3° \leq \ominus \leq 18°$) der Phosphate. a) Brushit, b) Struvit und c) Newberyit

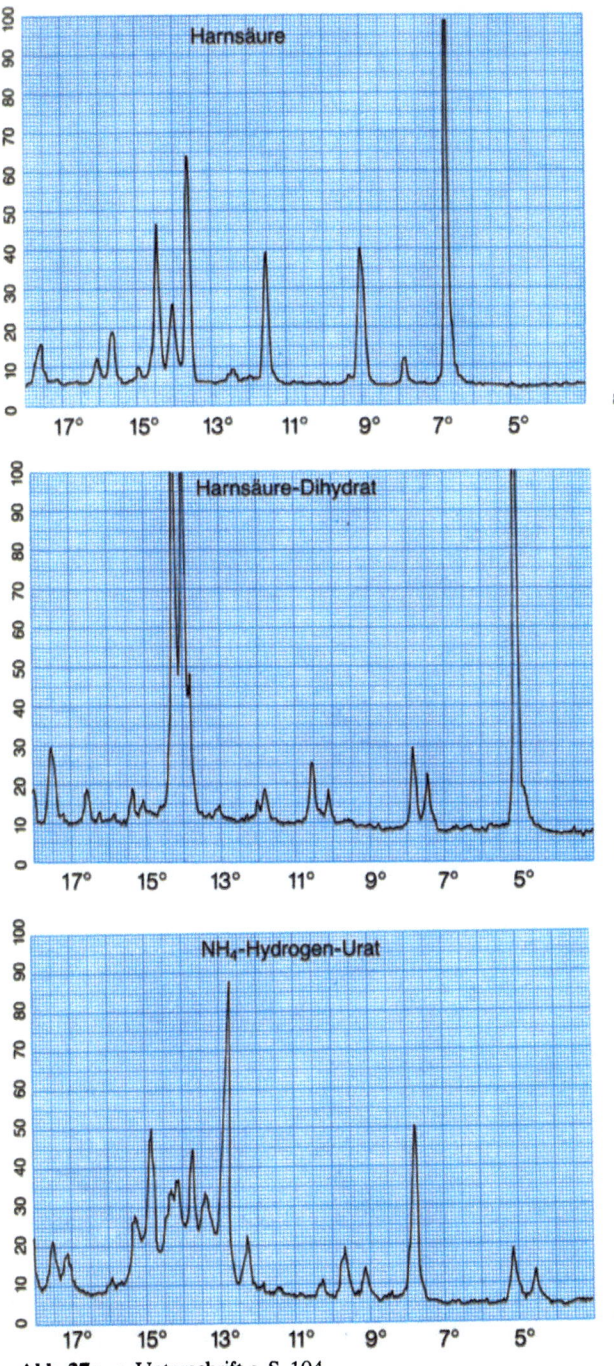

Abb. 37a–c. Unterschrift s. S. 104

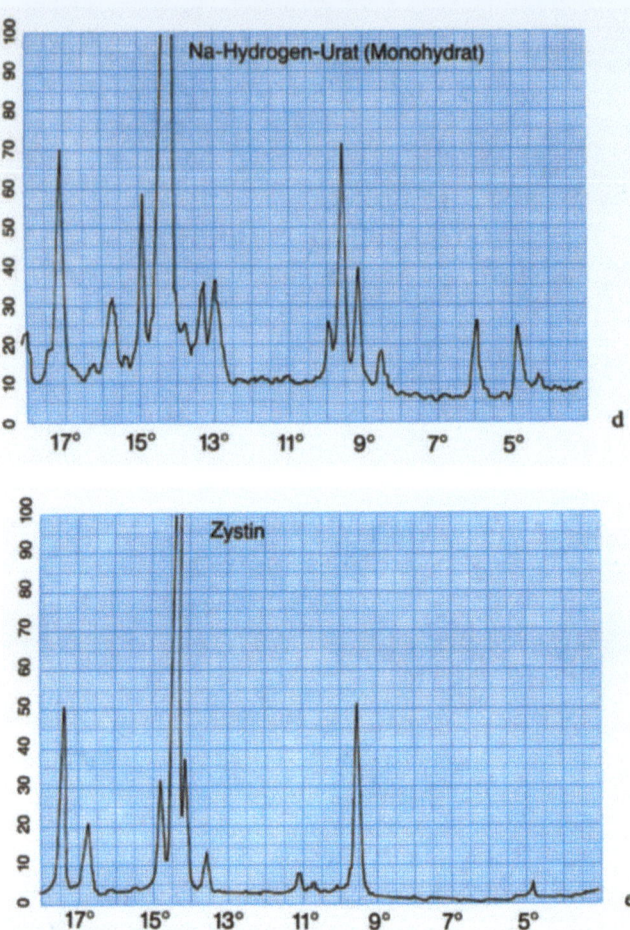

Abb. 37. Röntgendiagramme ($3° \leq \ominus \leq 18°$) der organischen Harnsteinphasen. a) Harnsäure; b) Harnsäure-Dihydrat; c) Ammoniumhydrogenurat; d) Natriumhydrogenurat-Monohydrat und e) Zystin

führt werden. Auch bei starken Texturen fehlen oft einige Reflexe. Beim Fehlen starker Interferenzen allerdings ist davon auszugehen, daß die Identifizierung unrichtig ist. Werden im Gegensatz dazu jedoch überzählige Reflexe gefunden, so liegen zwei oder mehrere Komponenten nebeneinander vor. In diesem Fall muß in der gleichen Art versucht werden, außer der ersten Phase auch die anderen Kristallarten zu identifizieren, bis zum Schluß alle Interferenzen interpretiert sind.

Es kommen jedoch auch Fälle vor, wo man mit dieser einfachen Me-

d	3.04	2.29	2.10	3.86	$CaCO_3$	★
I/I_1	100	18	18	12	Calcium Carbonate	

Rad. CuKα₁ λ 1.5405 Filter Ni							
Dia. Cut off Coll.							
I/I_1 G.C. Diffractometer d corr. abs.?							
Ref. Swanson and Fuyat, NBS Circular 539, Vol. II, 51 (1953)							
Sys. Hexagonal S.G. $D_{3D}^6 - R\bar{3}_C$							
a_0 4.989 b_0• c_0 17.062 A C 3.420							
α β γ Z 6							
Ref. Ibid.							
ε α n ω β1.659 ε γ 1.487 Sign –							
2V D_x 2.711mp Color							
Ref. Ibid.							
Sample from Mallinckrodt Chem. Works. Spect. anal.:							
<0.1% Sr; <0.01% Ba; <0.001% Al, B, Cs, Cu, K, Mg, Na, Si, Sn;							
<0.0001% Ag, Cr, Fe, Li, Mn.							
X=ray pattern at 26° C							
Replaces 1–0837, 2–0623, 2–0629, 3–0569, 3–0593,							
3–0596, 3–0612, 4–0636, 4–0637							

(Calcite)

d Å	I/I_1	hkl	d Å	I/I_1	hkl
3.86	12	102	1.297	2	218
3.035	100	104	1.284	1	306
2.845	3	006	1.247	1	220
2.495	14	110	1.235	2	1.1.12
2.285	18	113	1.1795	3	2.1.10
2.095	18	202	1.1538	3	314
1.927	5	204	1.1425	1	226
1.913	17	108	1.1244	<1	2.1.11
1.875	17	116	1.0613	1	2.0.14
1.626	4	211	1.0473	3	404
1.604	8	212	1.0447	4	138
1.587	2	1.0.10	1.0352	2	0.1.16 / 1.1.15
1.525	5	214	1.0234	<1	1.2.13
1.518	4	208	1.0118	2	3.0.12
1.510	3	119	.9895	<1	231
1.473	2	215	.9846	2	322
1.440	5	300	.9782	1	1.0.17
1.422	3	0.0.12	.9767	3	2.1.14
1.356	1	217	.9655	2	234
1.339	2	2.0.10			

Abb. 38. ASTM-Karte von Calcit

thode nicht auskommt. Bei den eigenen Untersuchungen von Harnsteinen wurden in etwa 1% der Fälle Fremdkörper beobachtet, d. h. Kristallarten, die sich nicht im menschlichen Organismus gebildet haben können. Um sie zu identifizieren, benutzt man die sog. ASTM-Kartei[4].
ASTM (American Society for Testing and Materials) hat die Pulverdiagramme vieler Tausend anorganischer und organischer Substanzen gesammelt und diese in Karteiform publiziert. Diese Kartei enthält für jede aufgeführte Substanz die d-Werte, die zugehörigen relativen Intensitäten und die Indizierung (hkl), dazu Angaben über die Aufnahmebedingungen und soweit bekannt Symmetrie, Gitterkonstanten und optische Daten. In Abb. 38 ist die ASTM-Karte von Kalzit dargestellt. Kalzit wird oft als Fremdkörper beobachtet, denn er tritt in jedem Haushalt als Kesselstein auf.
Zur Kartei gehört ein Indexbuch, in dem die Substanzen nach den d-Werten ihrer stärksten Reflexe in Intervallgruppen eingeteilt sind. Innerhalb dieser Gruppen sind die Substanzen nach kleiner werdenden d-Werten ihrer zweitstärksten Reflexe gereiht. Außerdem sind die sechs nächststärksten Reflexe angegeben.
Will man eine Substanz mit Hilfe dieses Indexes identifizieren, so sucht man zunächst die Gruppe des stärksten Reflexes. In dieser Gruppe prüft man, ob der zweitstärkste und drittstärkste Reflex neben dem ersten Reflex auftritt. Hat man eine mögliche Kristallart gefunden, so prüft man zunächst die fünf weiteren starken Reflexe. Liegt auch hier Übereinstimmung vor, so wählt man die angegebene ASTM-Karte und vergleicht das gesamte Pulverdiagramm. Nur bei vollständiger Übereinstimmung zwischen beobachteter und angegebener Reflexfolge ist eine eindeutige Identifizierung gelungen.
Sollte eine Identifizierung eines Pulverdiagramms mit Hilfe der ASTM-Kartei zu keinem Erfolg führen, so müssen den beobachteten d-Werten die Indizes zu reflektierenden Netzebenen (hkl) zugeordnet werden. Nach dieser Indizierung lassen sich die Gitterkonstanten berechnen und der Gittertyp angeben. Mit Hilfe von Tabellenwerken (z. B. DONNAY u. ONDIK 1973) läßt sich mit diesen Daten die gesuchte Substanz identifizieren.

Allgemeine Grundlagen der quantitativen Analyse

Wie Abb. 39 zeigt, ist schon die Probennahme für das Ergebnis einer quantitativen Analyse entscheidend. Je nachdem von welcher Stelle nämlich die zu analysierende Probe genommen wird, sind völlig ver-

---

[4] Jetzt JCPDS (Joint Committee on Powder Diffraction Standards)-Powder Diffraction File

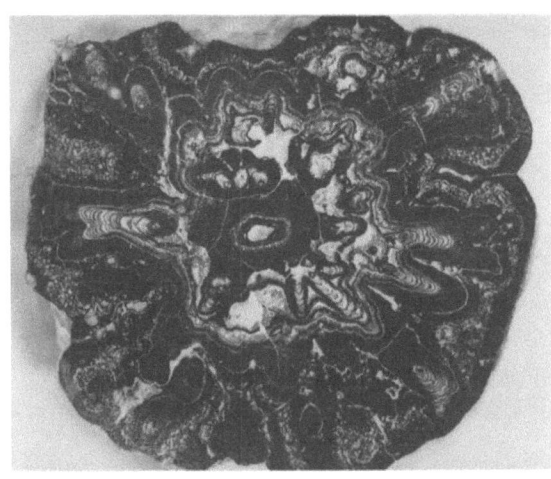

Abb. 39. Anschliff eines mehrkomponentigen Harnsteins

schiedene Ergebnisse zu erwarten. Um zu brauchbaren Resultaten zu gelangen, empfiehlt es sich, den ganzen Stein zu mörsern und dann einen Teil des homogenisierten Steinpulvers für die Analyse zu verwenden. Große Steine sollten durch die Mitte zerteilt werden. Von nur einer Hälfte kann dann durch Homogenisieren die zu analysierende Probe erhalten werden.

Andere Methoden, von großen Steinen eine „repräsentative" Probe zu gewinnen, führen zu völlig anderen und mit kleinen Steinen nicht mehr vergleichbaren Ergebnissen. So wird z. B. vorgeschlagen

a) den Stein durch die Mitte zu zersägen und das anfallende „Sägemehl" als Steinprobe anzusehen oder
b) den Stein durch die Mitte zu durchbohren und das anfallende Bohrpulver zu analysieren.

Beide Methoden führen zu falschen Ergebnissen. Die Analyse eines kugelförmigen, konzentrisch aufgebauten Harnsteins mit 50% Komponente A als Kernsubstanz und 50% Komponente B als Schalensubstanz beispielsweise ergibt im Falle a) 76,5% A und 23,5% B, im Falle b) sogar 92,9% A und 7,1% B.

Für eine quantitative Gemengeanalyse müssen neben den Lagen der Reflexe (θ) auch für jede Kristallart die Intensitäten (J_i) ausgewählter Reflexe, der Eichreflexe, gemessen werden. Naturgemäß ist dies mit Diffraktometermethoden leichter als mit Filmmethoden. Im folgenden sollen daher nur Diffraktometermethoden behandelt werden. Die In-

tensität der Reflexe einer Kristallart ist ein Maß für den Gehalt der betreffenden Phase im Gemenge.
Die Intensität eines Reflexes ist prinzipiell abhängig von:

a) der Intensität und Wellenlänge des Primärstrahls
b) der Kristallstruktur, d. h. der Art und Anordnung der Atome in der Elementarzelle (vgl. Abb. 23)
c) dem Volumen der zur Beugung beitragenden Kristalle
d) der Absorption der Röntgenstrahlen durch die Kristalle
e) dem Beugungswinkel θ
f) der benutzten experimentellen Anordnung.

Die Beziehung zwischen der Reflexintensität und den obigen Faktoren läßt sich folgenderweise schreiben:

$$J_{hkl} = I_o \cdot \frac{C \cdot m}{\mu} \cdot F_{hkl}^2 \cdot V \cdot Lp \qquad (4)$$

wobei:
I_o = Intensität des Primärstrahls
C = Apparatekonstante für alle Reflexe gleich
m = Multiplizität der reflektierenden Netzebene, d. h. Anzahl von Netzebenen mit gleichem d-Wert
μ = linearer Absorptionskoeffizient
F_{hkl} = Strukturfaktor, er hängt von der Art und Anordnung der Atome in der Elementarzelle ab
V = Volumen der zur Beugung beitragenden Kristalle
Lp = Lorenz-Polarisations-Faktor, er hängt vom Beugungswinkel ab.

Diese unhandliche Formel läßt sich für die quantitative Gemengeanalyse vereinfachen, wenn zwei Bedingungen erfüllt sind:
a) die Korngröße d des Pulvers darf die Dimension $\mu \cdot d = 0{,}01$ nicht überschreiten
b) die Präparatdicke t muß groß genug sein, um maximale abgebeugte Intensität zu erhalten, d. h.

$$t \geq \frac{3{,}2}{\mu} \cdot \frac{\varrho}{\varrho'} \cdot \sin \theta \qquad (5)$$

mit ϱ = Dichte der Einzelkristallite, ϱ' = Dichte des Pulvers, ϱ'/ϱ = Raumerfüllung bzw. Packungsdichte.
Bei Vorliegen dieser Bedingungen ist die Intensität einer Eichlinie der Phase i im Gemenge j:

$$J_{ij} = \frac{k_i}{\mu_j} \cdot f_{ij} \tag{6}$$

k_i ist eine Konstante, μ_j ist der lineare Absorptionskoeffizient des Gemenges j und f_{ij} ist der Volumenanteil der Phase i im Gemenge j. Bezeichnen wir mit x_{ij} den Gewichtsanteil der Phase i im Gemenge j, und mit $\mu^* = \mu/\varrho$ den Massenabsorptionskoeffizienten, so ist:

$$f_{ij} = \frac{x_{ij}/\varrho_i}{\sum_{i=1}^{n}(x_{ij}/\varrho_i)} \tag{7}$$

$$\mu_j = \frac{\sum_{i=1}^{n} x_{ij}(\mu_i/\varrho_i)}{\sum_{i=1}^{n}(x_{ij}/\varrho_i)} = \frac{\sum_{i=1}^{n} x_{ij} \cdot \mu_i^*}{\sum_{i=1}^{n} x_{ij}/\varrho_i} \tag{8}$$

und mit $\beta_i = k_i/\varrho_i$ als neuer Konstanten:

$$J_{ij} = \frac{k_i \cdot x_{ij}}{\varrho_i \cdot \mu_j^*} = \frac{\beta_i \cdot x_{ij}}{\sum_{i=1}^{n} \mu_i^* \cdot x_{ij}} \tag{9}$$

Auf dieser zuerst von KLUG und ALEXANDER (1954) abgeleiteten Formel beruhen praktisch alle Methoden der röntgenographischen Gemengeanalyse.
Wie sich die Intensitäten der Reflexe einer Phase i mit ihrer Konzentration ändern ist in Abb. 40 für unterschiedliche Verhältnisse der Massenabsorptionskoeffizienten der Matrix zu einer reinen Phase i dargestellt worden.
Wie Abb. 40 zeigt, können wenige Prozent einer stark absorbierenden Substanz (z. B. die Ca-Phosphate) in einem Gemenge mit geringer Absorption leicht und sicher nachgewiesen werden (große Änderung von J_{ij}/J_{i100} für kleine Δx), Gehalte von mehr als 60 bis 70% dagegen nur mit größeren Fehlern (geringer Anstieg von J_{ij}/J_{i100} für größere Δx). Für schwach absorbierende Kristallarten (z. B. Harnsäure) in einem stark absorbierenden Gemenge gilt das Umgekehrte. Dennoch zeigt die Erfahrung, daß für alle Harnsteinkomponente die Nachweisgrenze unter 2% liegt.
Im allgemeinen ist die Absorption des Gemenges am Beugungspräparat nicht meßbar, so daß die Wahl der richtigen Kurve unmöglich ist.

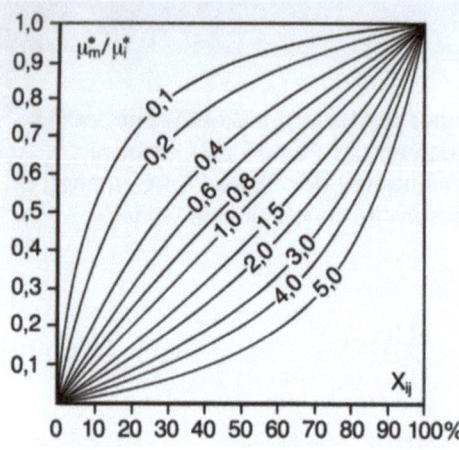

Abb. 40. Intensitäts (J_{ij}/J_{i100})-Konzentrations (x_{ij})-Kurven für verschiedene Verhältnisse μ_M^*/μ_i^*

Tabelle 20. Absorptionskoeffizienten der wichtigsten Harnsteinphasen für Kupfer-K_α-Strahlung

Phase	μ (cm^{-1})	μ^* (g/cm^2)
Apatit	275,94	87,51
Whitlockit	266,01	86,62
Oktakalziumphosphat	199,56	76,06
Brushit	136,40	60,42
Whewellit	121,88	54,99
Weddellit	97,43	50,20
Zystin	50,35	30,14
Struvit	37,44	21,95
Harnsäure	15,87	8,58
Harnsäure-Dihydrat	14,91	9,07

Besteht das Gemenge jedoch nur aus 2 Komponenten, so lassen sich Intensitäts-Konzentrationskurven berechnen:

$$\frac{J_{1j}}{J_{1,100}} = \frac{x_{1j} \cdot \mu_1^*}{x_{1j} \cdot (\mu_1^* - \mu_2^*) + \mu_2^*} \tag{10}$$

Für kristalline Substanzen mit bekannter chemischer Zusammensetzung lassen sich die linearen Absorptionskoeffizienten sowie die Massenabsorptionskoeffizienten leicht berechnen:

$$\mu = \frac{n}{V} \sum_i (\mu_a)_i \tag{11}$$

Hierbei ist n die Zahl der Moleküle in der Elementarzelle, V das Volumen der Elementarzelle und μ_a sind die Atomabsorptionskoeffizienten. Die Summation ist nur über alle Atome eines Moleküls auszuführen. In Tabelle 20 sind die mit Gl. (11) berechneten linearen und Massenabsorptionskoeffizienten zusammengestellt worden.

Abbildung 41 zeigt Ausschnitte der Röntgendiagramme von 2-Stoffgemengen Harnsäure – Whewellit.

Für Harnsäure in diesem 2-Stoffgemenge müßte die Intensitäts-Konzentrations-Kurve (μ^*-Whe/μ^*-Har = 6,41) noch unterhalb der Kurve 5,0 der Abbildung 21 liegen, während die Whewellit-Kurve (0,156) zwischen den Kurven 0,1 und 0,2 verläuft. Die oben angeführte Bedingung der genügenden Probedicke kann beim 2-Stoffge-

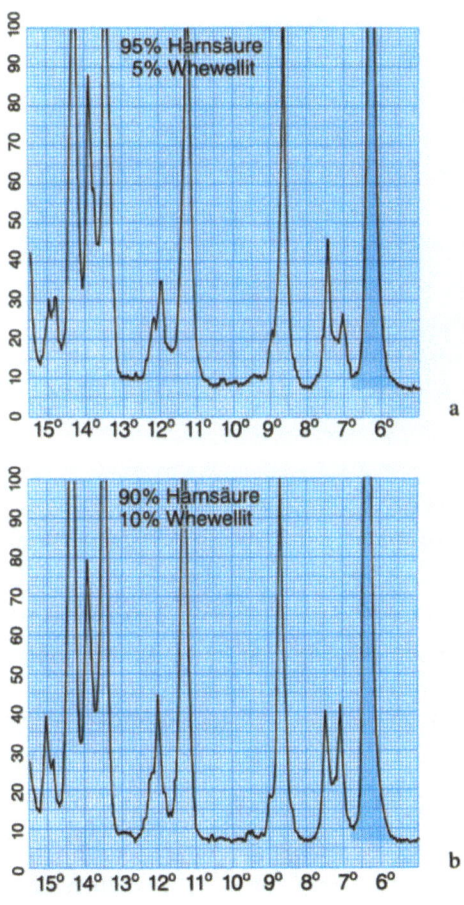

Abb. 41a u. b. Unterschrift s. S. 112

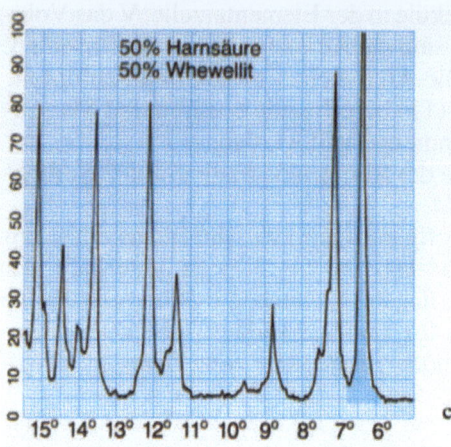

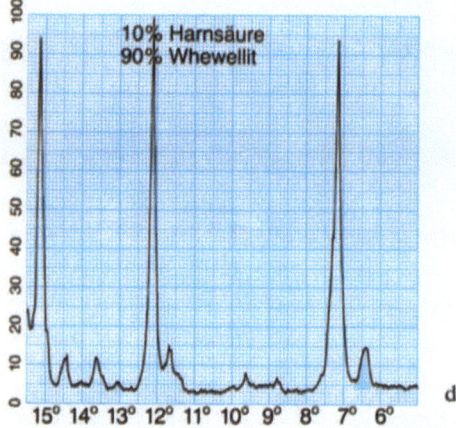

Abb. 41. Röntgendiagramme ($5° \leq \ominus \leq 15{,}5°$) von Gemengen der reinen Harnsteinphasen Harnsäure und Whewellit. a) 95% Harnsäure + 5% Whewellit; b) 90% Harnsäure + 10% Whewellit; c) 50% Harnsäure + 50% Whewellit; d) 10% Harnsäure + 90% Whewellit

menge entfallen, da die Zusatzbedingung $x_{1j} + x_{2j} = 1$ zur Extrapolation verwendet werden kann.

Bei 3- und Mehrstoffgemengen müssen besondere Verfahren angewendet werden.

Quantitative Analyse mit Hilfe der Methode des inneren Standards

Bei dieser Methode wird dem zu untersuchenden Gemenge eine bestimmte Menge einer ursprünglich nicht im Gemenge enthaltenen Kristallart (die Bezugssubstanz, der Standard) hinzugefügt und die Inten-

sitäten der Eichlinien mit derjenigen einer Interferenz der Bezugssubstanz (der Bezugslinie) verglichen. Aus dem Verhältnis der relativen Intensitäten von Eichlinien zu Bezugslinie können die prozentualen Anteile der einzelnen Komponenten am Gemenge bestimmt werden.
Für die Intensitäten gilt nach Gl. (6):

$$J_{ij} = \frac{k_i}{\mu_j} \cdot f_{ij} \text{ und } J_{sj} = \frac{k_s}{\mu_j} \cdot f_{sj}$$

(s = Standard)
Bilden wir den Quotienten J_{ij}/J_{sj} und substituieren wir gleichzeitig nach Gl. (7) f_{ij} und f_{sj} so erhalten wir:

$$\frac{J_{ij}}{J_{sj}} = \frac{k_i \cdot x'_{ij} \cdot \varrho_s}{k_s \cdot x_{sj} \cdot \varrho_i} \quad (12)$$

die nach x'_{ij}, dem Gewichtsanteil der Phase i im Gemenge j einschließlich des Standards, aufgelöst lautet:

$$x'_{ij} = \frac{k_s \cdot \varrho_i \cdot x_{sj}}{k_i \cdot \varrho_s} \cdot \frac{J_{ij}}{J_{sj}} = k' \frac{J_{ij}}{J_{sj}} \quad (13)$$

Letzteres natürlich nur wenn die zugesetzte Menge des Standards x_{sj} konstant ist.
Der ursprünglich im Gemenge enthaltene Gewichtsanteil x_{ij} der Phase i ist:

$$x_{ij} = \frac{x'_{ij}}{1 - x_{sj}} \quad (14)$$

$$x_{ij} = \frac{k'}{1 - x_{sj}} \cdot \frac{J_{ij}}{J_{sj}} \quad (15)$$

Wenn also der innere Standard jeweils in konstanter Menge zugesetzt wird, so sind die Konzentrationen x_{ij} lineare Funktionen der Intensitätsverhältnisse Eichreflex/Bezugsreflex J_{ij}/J_{sj}.
Das Verfahren des inneren Standards sichert zwar die Unabhängigkeit von den Betriebsbedingungen der Röntgenanlage doch besteht bei mehrkomponentigen Gemengen die Notwendigkeit, sehr viele synthetische Mischungen herzustellen und diese wie die Harnsteine zu untersuchen. Darüber hinaus haben die Harnsteinphasen alle niedrige Symmetrien, d. h. ihre Röntgendiagramme haben zahlreiche Reflexe meist

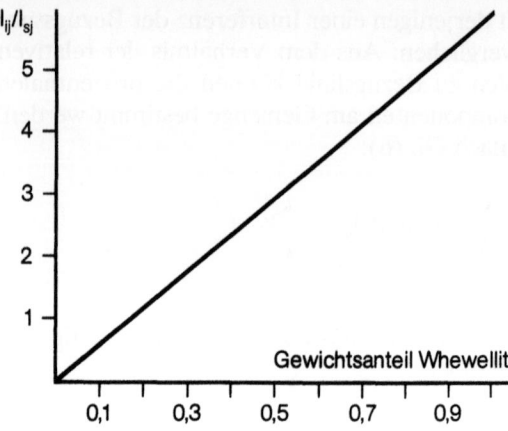

Abb. 42. Eichkurve für Whewellit bei Verwendung von Quarz als inneren Standard

geringer Intensität. Durch die Hinzufügung einer Bezugssubstanz entstehen daher empfindliche Intensitätsverluste und Reflexkoinzidenzen. Die Auswahl der Eich- und Bezugsreflexe ist so erschwert und die Zahl der Komponenten begrenzt. Für Harnsteinanalysen bedeutet dies, daß vor der quantitativen Analyse eine qualitative Analyse durchzuführen ist, deren Ergebnis die Wahl des Standards bestimmt.

Quantitative Analyse ohne Standards

Auch die quantitative Analysemethode ohne Standards geht von der Klug und Alexander-Formel aus Gl. (9). Voraussetzung für diese Methode ist, daß mehr Proben (Harnsteine) zur Verfügung stehen als Phasen in den Proben vorhanden sind (ZEVIN, 1977). Für Oxalat-Phosphat-Mischsteine, die aus den Komponenten Whewellit, Weddellit, Apatit, Whitlockit, Brushit, Oktakalziumphosphat und/oder Struvit zusammengesetzt sind, also aus max. 7 Komponenten, müssen mindestens 7 Harnsteine zur Verfügung stehen. Gehen wir von n Proben aus und jede dieser Proben enthalte höchstens n Phasen, so sind n^2 Konzentrationen (inkl. 0%) von x_{ij} und n Koeffizienten β_i zu bestimmen; d. h. $n^2 + n$ Unbekannte. Die Massenabsorptionskoeffizienten μ_i^* in Gl. (9) sind ja bereits berechnet worden (vgl. Tabelle 20).

Zur Berechnung der Unbekannten können n^2 Gleichungen 9

$$J_{ij} = \frac{\beta_i \cdot x_{ij}}{\sum_{i=1}^{n} \mu_i^* \cdot x_{ij}}$$

für jede Phase in jeder Probe aufgestellt werden. Zusätzlich gibt es noch n Gleichungen

$$\sum_{i=1}^{n} x_{ij} = 1 \qquad (16)$$

die ausdrücken, daß alle Phasen der Proben bei den Analysen erfaßt werden. Aus diesem System von $n^2 + n$ Gleichungen können für jede Probe k ein System von n linearen Gleichungen für die unbekannten Konzentrationen x_{ik} aufgestellt werden.
Bilden wir z. B. für die Phase 1 den Quotienten der Eichlinienintensitäten in Probe k und j so ist:

$$\frac{J_{1k}}{J_{1j}} = \frac{x_{1k}}{x_{1j}} \cdot \frac{\sum_{i=1}^{n} \mu_i^* \cdot x_{ij}}{\sum_{i=1}^{n} \mu_i^* \cdot x_{1k}} \qquad (17)$$

Weiter gilt dann:

$$\frac{J_{1k}}{J_{1j}} \cdot \frac{J_{ij}}{J_{ik}} = \frac{x_{1k} \cdot x_{ij}}{x_{1j} \cdot x_{ik}} \qquad (18)$$

Substituieren wir $x_{1k} \cdot x_{ij}$ aus Gl. (18) in Gl. (17) so erhalten wir:

$$\sum_{i=1}^{n} \mu_i^* x_{ik} = \sum_{i=1}^{n} \mu_i^* \cdot \frac{J_{ij}}{J_{ik}} \cdot x_{ik} \qquad (19)$$

Lassen wir noch den Probenindex j von 1 bis n laufen (j ≠ k), so erhalten wir schließlich n − 1 Gleichungen:

$$\sum_{i=1}^{n} \mu_i^* \cdot (1 - \frac{J_{ij}}{J_{ik}}) \cdot x_{ij} = 0 \qquad (20)$$

die zusammen mit Gl. (16) ein Gleichungssystem von n Gleichungen für n Unbekannte bilden, das sich unschwer für jede Probe nacheinander lösen läßt.
Die Fehler bei diesem Verfahren sind mit 5% (abs.) größer als bei der Methode des inneren Standards. Sie werden um so größer, je weniger sich J_{ij} von J_{ik} unterscheidet. Dagegen ist die Methode schnell und leicht durchführbar und reicht für die Analyse von Harnsteinen, wo die Messungen an synthetischen Gemengen von Harnsteinkomponenten in das Gleichungssystem mit einbezogen werden können, völlig aus.

Quantitative Analyse mit der Guinier-Methode

Die Guinier-Methode ist die einzige Methode, bei der der effektive lineare Absorptionskoeffizient μ_j der Probe direkt gemessen werden kann. Sie beruht auf einem Intensitätsvergleich des Eichreflexes einer Phase i im Gemenge j und der Reinsubstanz. Für den Gewichtsanteil der Phase i gilt (s. SEIFERT u. GEBHARDT, 1979):

$$x_{ij} = \frac{J_{ij}}{J_{i100}} \cdot \frac{g_i}{g_j} \cdot \frac{\ln(I_{oj}/I_j)}{\ln(I_{oi}/I_i)} \cdot \frac{I_i - I_i^{2\theta}}{I_j - I_j^{2\theta}} \tag{21}$$

In dieser Gleichung bedeuten (vgl. Abb. 42):
J_{ij}; J_{i100} = Intensität der Eichlinie in Probe und Reinsubstanz
g_j; g_i = Gewicht des Präparates von Probe und Reinsubstanz
I_{oj}; I_{oi} = Primärintensität vor dem Präparat (P u. R)
I_j; I_i = Intensität des Primärstrahls hinter dem Präparat unter dem Winkel ψ (beim symmetrischen Verfahren = 0°)
$I_j^{2\theta}$; $I_i^{2\theta}$ = Intensität des Primärstrahls hinter dem Präparat unter dem Winkel 2 $\theta \pm \psi$.

Alle Einzelquotienten dieser Gleichung bestehen damit aus Meßgrößen, Eichkurven und vorgeschriebene Probenmengen sind nicht nötig. Es genügt, wenn außer den Präparatgewichten die effektiven Absorptionskoeffizienten (die letzten beiden Quotienten) der Reinsubstanzen und der Gemenge sowie die Intensitäten der Eichlinien gemessen werden.

Der eigentliche Analysengang zerfällt damit in folgende Einzelmessungen:

a) Einmaliges Vermessen der Reinsubstanzen
 1. Primärintensität ohne Präparat $\quad I_{oi}$
 2. Primärintensität mit Präparat und dem Winkel $\psi \quad I_i$
 3. Primärintensität mit Präparat unter dem Winkel 2 $\theta \pm \psi \quad I_i^{2\theta}$

Diese drei Messungen sollten hinter einem Absorber (z. B. Nickel-Folie) durchgeführt werden, um nicht in den Totzeitbereich des Zählrohrs zu kommen. Dies ist erlaubt, da in Gl. (21) nur Quotienten gebildet werden. Außerdem sollten mindestens 10^5 Impulse jeweils gezählt werden.

 4. Reflexintensität der Eichlinie $\quad J_{i100}$

Die Interferenzen können entweder mehrmals hintereinander schrittweise abgetastet werden oder stationär gemessen werden. Bei letzterem Verfahren muß die Zählrohrblende jedoch etwas weiter geöffnet werden, damit die Interferenz mit ihrer vollen Intensität erfaßt wird.

Reine Phase (i)   Gemenge, Mixture (j)

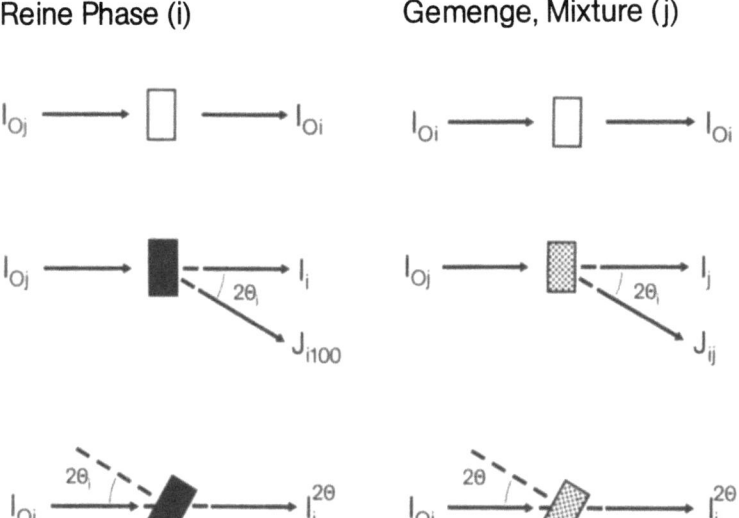

Abb. 43. Notwendige Intensitätsmessungen bei der quantitativen Gemengeanalyse mittels der Guinier-Diffraktometer-Methode

5. Präparatgewicht g_i
Es sollte auf ± 1% genau gemessen werden.
Bei der Analyse von Harnsteinen hat es sich als zweckmäßig erwiesen, von Harnsteinphasen, die mit unterschiedlichen Kristallinitätsgraden auftreten, auch mehrere unterschiedliche Reinsubstanzpräparate anzufertigen und jeweils das Präparat mit Proben gleicher Kristallinität als Referenz für die Rechnung zu verwenden.

b) Für jede Harnsteinprobe auszuführende Messungen
   1. Primärintensität ohne Probe I_{oj}
   2. Primärintensität mit Probe unter dem Winkel ψ I_j
   3. Primärintensitäten mit Probe unter den Winkeln $2\theta \pm \psi$ $I_j^{2\theta}$
   4. Reflexintensitäten der Eichlinien J_{ij}
   5. Probengewicht g_j

Für die Genauigkeiten gilt das Gleiche wie bei den Messungen an den Reinsubstanzen. Die modernen Röntgengeneratoren sind hoch stabilisiert, so daß die Primärintensität ohne Präparat nicht für jede Probe durchgeführt werden muß. Auch wenn die Eichlinien der verschiedenen Phasen nicht zu weit auseinanderliegen, kann man sich mit einer Messung von $I_j^{2\theta}$ bei einem mittleren Wert von 2θ begnügen.

Ein Harnstein beliebiger Zusammensetzung läßt sich also mit der Guinier-Methode schnell und sicher analysieren. Die entsprechenden Reinsubstanzen stehen in Form 1phasiger Harnsteine zur Verfügung und die Auswahl der Eichlinien bereitet keine Schwierigkeiten (vgl. Tabelle 19). Für einen 4komponentigen Harnstein z. B. sind, nachdem die Messungen an den Reinsubstanzen vorliegen, außer der Gewichtsmessung nur 10 Intensitätsmessungen erforderlich, von denen noch 3–4 wegfallen können, wenn die Eichlinien nahe genug ($\pm$ 5° in 2 θ) zusammenliegen und es nicht der einzige Stein eines Analysentages ist.

Da in Transmission gearbeitet wird, entfällt die für Reflexionsmessungen notwendige Bedingung der minimalen Präparatdicke, hieraus resultiert die Möglichkeit auch noch 50fach kleinere Harnsteine als mit Reflexionsmethoden quantitativ zu analysieren. Die Methode ermöglicht es darüber hinaus, auch nur eine oder zwei Komponenten in einem Vielstoffgemenge zu bestimmen, ohne die Anteile der übrigen Komponenten zu kennen.

Ergebnisse der quantitativen Harnsteinanalyse

In Tabelle 21 sind die Ergebnisse der röntgenographischen quantitativen Harnsteinanalyse von 4000 Harnsteinen zusammengestellt worden. Die Tabelle gibt eine Aufschlüsselung der verschiedenen Harnsteinarten nach Anionen gegliedert in Abhängigkeit von der Nachweisgrenze. Es sind die reinen Oxalatsteine (3 Arten), die reinen Harnsäure- oder Urat-Steine (4 Arten), die reinen Phosphatsteine (16 Arten), reine Zystinsteine und Mischsteine mit Zystin als Hauptbestandteil, Phosphat-Oxalat- und Oxalat-Phosphat-Mischsteine (8 Arten), Oxalat-Harnsäure- und/oder Urat-Mischsteine (4 Arten) sowie Mischsteine, die alle drei Anionen enthalten (3 Arten), wobei jeweils die zuerst genannte Komponente Hauptbestandteil des Steins ist ($>50\%$). In Spalte 2 sind die Häufigkeiten der verschiedenen Steinarten so aufgelistet, wie sie die Röntgendiffraktion ergab. In Spalte 3 wurden Komponenten mit einem Gehalt bis zu 5% als nicht beobachtet angesehen, in Spalte 4 solche unter 10%, usw.

Man erkennt unschwer wie mit der Nachweisgrenze die Häufigkeiten der 1-phasigen Steine zunimmt, siehe z. B. Whewellit, Weddellit, Harnsäure, Harnsäure-Dihydrat, Apatit und Struvit; aber die Zunahme ist nicht gleich für alle Steinarten. Gleichzeitig nimmt die Häufigkeit der 2- und mehr-komponentigen Steine naturgemäß ab, aber wiederum ungleichmäßig für die verschiedenen Steinarten. Insgesamt steigt z. B. die Gruppe der reinen Oxalatsteine (Whe- und/oder Weddellit) von 31,66% auf 58,83% an. Harnsäuresteine sind etwa 10mal

Tabelle 21. Häufigkeiten der verschiedenen Steinarten bei unterschiedlicher Analysengenauigkeit

Steinart	Nachweisgrenze –	5%	10%	15%	20%
Whewellit	**7,62**	**12.84**	**18.66**	**22.93**	**28.17**
Weddellit	**2.17**	3.28	5.73	7.92	**10.28**
Whe + Wed	**21.87**	25.55	25.78	23.58	**20.38**
Harnsäure	3.40	4.21	5.67	6.36	7.54
Harnsäure-Dihydrat	0.30	0.35	0.45	0.58	0.81
Harnsäure + Hs-Dihydr.	4.36	4.49	4.16	3.81	2.98
Urate	1.21	0.58	0.45	0.43	0.38
Apatit	**3.25**	3.56	4.59	5.25	7.06
Struvit	**0.98**	1.61	3.43	4.24	5.76
Brushit	0.33	0.55	0.86	1.01	1.26
Whitlockit	0.08	0.08	0.08	0.08	0.08
Apa + Str	**2.14**	2.24	2.19	2.12	1.61
Str + Apa	**5.70**	5.78	4.64	4.01	2.77
Apa + 1 Phospat	0.66	0.68	0.48	0.43	0.18
Str + 1 Phosphat	0.33	0.33	0.16	0.13	0.08
Bru + 1 Phosphat	0.28	0.23	0.18	0.23	0.10
OCP + 1 Phosphat	0.03	0.03	0.03	0.03	0.03
Whi + 1 Phosphat	0.05	0.05	0.05	0.05	0.08
Apa + ≥ 2 Phosphate	0.18	0.15	0.03	–	–
Str + ≥ 2 Phosphate	0.30	0.25	0.10	0.05	–
Bru + ≥ 2 Phosphate	0.05	0.03	0.03	–	–
OCP + ≥ 2 Phosphate	0.03	0.03	0.03	0.05	0.05
Whi + ≥ 2 Phosphate	0.03	0.03	0.03	0.03	–
Zystin	0.81	0.91	0.93	0.93	0.93
Whe + Apa	**5.58**	5.12	4.79	3.86	2.57
Wed + Apa	**1.64**	1.66	1.79	1.77	1.41
Oxalate + Apa	**11.55**	10.84	5.67	3.10	0.96
Oxalate + Phosphate	1.39	1.49	0.73	0.45	0.23
Apa + Oxalate	**3.25**	3.38	3.28	2.95	2.24
Str + Oxalate	0.20	0.20	0.18	0.13	0.08
Bru + Oxalate	0.61	0.58	0.38	0.28	0.15
Phosphate + Oxalate	0.98	0.88	0.50	0.33	0.03
Oxal + Harns. + Dihydr.	**4.16**	**2.85**	**1.54**	**1.11**	**0.86**
Oxal + Urate	**5.83**	**0.88**	**0.25**	**0.18**	**0.08**
Oxal + Hs + HD + Urate	**0.61**	–	–	–	–
(Hs + HD + Urate) + Oxal	2.67	2.47	1.61	1.29	0.73
Phos + Hs + HD + Urate	1.34	0.49	0.21	0.16	0.06
(Hs + HD + Urate) + Phos	0.58	0.43	0.18	0.10	0.10
Oxal + (Phos + Harn)	2.50	0.66	0.08	0.08	0.03
Phos + (Oxal + Harn)	0.48	0.13	0.03	–	–
Harn + (Oxal + Phos)	0.08	0.08	0.05	–	–
Zystin + x	0.15	0.05	0.03	0.03	0.03

so häufig wie Harnsäure-Dihydratsteine; noch häufiger allerdings sind Mischsteine beider Phasen. Während Apatitsteine weitaus häufiger beobachtet wurden als Struvitsteine, überwiegen bei den Mischsteinen beider Phasen die Struvit-reicheren. Auch bei den Mischsteinen der Oxalate mit Apatit überwiegen die Oxalat-reicheren Steine mit 18,77% gegenüber den 3,25% Steinen mit Apatit als Hauptbestandteil. Der starke Abfall der Häufigkeiten der Oxalat-Harnsäure- und Oxalat-Urat-Mischsteine mit der Nachweisgrenze zeigt, daß viele dieser Mischsteine nur einen geringen Harnsäureanteil aufweisen und bei schlechter Nachweisgrenze als reine Oxalatsteine angesehen werden. Insgesamt gibt die Tabelle nicht nur die Häufigkeiten der verschiedenen Harnsteinarten an, sondern sie zeigt vor allem die Schwierigkeit, Statistiken verschiedener Arbeitsgruppen, die z. T. auf unterschiedliche Analysemethoden beruhen, zu vergleichen.

In Tabelle 22 sind die Vorkommenshäufigkeiten der einzelnen Kristallarten in Harnsteinen von Männern, in Altersgruppen von 15 Jahren aufgeteilt, dargestellt worden. Aus der Tabelle geht hervor, daß in den beiden mittleren Altersgruppen (31–60 J) Whewellit die häufigste Harnsteinphase ist. Interessanterweise ist das Häufigkeitsmaximum für Weddellit um eine Altersgruppe verschoben; bei den Knaben ist sogar Weddellit häufiger als Whewellit. Auffällig ist auch die stetige Zunahme von Harnsäure (HS) und Harnsäure-Dihydrat (HD) mit dem Alter und die gegenläufige Tendenz für Ammoniumhydrogenurat (AMU) · Struvit (STR) und Natriumhydrogenurat zeigen einen völlig anderen Altersverlauf, sie nehmen erst ab um dann wieder anzusteigen.

Tabelle 22. Vorkommenshäufigkeit der wichtigsten Harnsteinkomponenten bei Harnsteinen von Männern in Abhängigkeit vom Alter

Komponente	Alter					
	0–15	16–30	31–45	46–60	61–75	76 …
WHE	47.62	62.16	**79.34**	**72.50**	57.96	26.51
WED	54.76	**67.57**	66.49	53.36	36.73	20.48
APA	38.10	45.41	35.76	38.79	39.38	24.10
WHT	2.38	1.62	1.04	0.98	0.88	1.20
OCP	2.38	0.54	1.04	0.65	0.44	2.41
BRU	4.76	2.70	2.26	1.31	2.21	2.41
STR	28.57	10.27	4.86	4.75	12.83	18.07
HS	**7.14**	**8.65**	**11.46**	**18.33**	**28.54**	**59.04**
HD	0.0	2.70	4.86	8.67	12.39	27.71
AMU	11.90	5.95	5.90	5.73	3.32	1.20
NAU	9.52	5.41	4.69	5.07	6.64	7.23

Tabelle 23. Vorkommenshäufigkeit der wichtigsten Harnsteinphasen bei Harnsteinen von Frauen in Abhängigkeit vom Alter

Komponente	0–15	16–30	31–45	Alter 46–60	61–75	76 …
WHE	68.57	58.00	65.74	64.01	58.29	40.00
WED	65.71	58.00	49.69	44.59	35.83	30.00
APA	40.00	62.00	60.19	47.13	39.57	35.00
WHI	8.57	1.33	1.85	0.96	2.67	0.0
OCP	0.0	1.33	1.54	0.96	1.07	0.0
BRU	14.29	4.00	2.47	0.32	2.14	0.0
STR	11.43	19.33	19.44	19.11	14.97	15.00
HS	11.43	4.00	5.56	11.15	26.20	40.00
HD	2.86	1.33	1.85	3.50	11.23	10.00
AMU	17.14	6.67	5.86	7.96	3.21	0.0
NAU	14.29	6.00	4.94	6.37	5.88	5.00

Tabelle 23 zeigt die entsprechenden Zahlen für Frauen. Im Gegensatz zu den Männern nehmen hier die Vorkommenshäufigkeiten der beiden Oxalate mit dem Alter ab. Apatit zeigt ein deutliches Maximum für die 2. und 3. Altersgruppe, für Struvit ist dieses Maximum verwaschener und reicht noch in die 4. Altersgruppe herein. Interessant scheinen die Sprünge zwischen der 1. und 2. Altersgruppe für die Phasen Whitlokkit, OCP, Brushit, Harnsäure und den Uraten zu sein. Auch der Verlauf der Häufigkeit von Harnsäure und Harnsäure-Dihydrat mit dem Alter unterscheidet sich wesentlich von dem bei den Männern beobachteten; ein deutliches Minimum ist für die 2. und 3. Altersgruppe zu beobachten. Weitere statistische Ergebnisse werden an anderer Stelle mitgeteilt (GEBHARDT et al., BASTIAN u. VAHLENSIECK, 1979).

3.4.2.4 Polarisationsmikroskopische Harnsteinanalyse

W. Hicking

Die meisten Steinanalysenmethoden können keine genaue Aussage über die primären Kristallisationszentren und die Kristallstrukturen der einzelnen, häufig deutlich ausgeprägten Wachstumsphasen machen. Durch die Untersuchung von Harnsteindünnschliffen (ca. 20 μm Dicke) im polarisierten Licht ist eine Gefügeanalyse möglich, die die Phasenverteilung, Kornverwachsungen und Prozesse der Umwandlung, Umlagerung, Auflösung und Rekristallisationen in den meist nicht monomineralisch vorliegenden Harnsteinen sichtbar macht.

Ausgangspunkt eines jeden Harnsteines sind physiologische Prozesse im Metabolismus, in deren Folge es zur Ausbildung von Kristallen im Harn kommt. Unter pathologischen Bedingungen lagern sich diese schließlich zu größeren Aggregaten zusammen. Im Dünnschliff können diese Prozesse der Steinbildung sehr genau verfolgt werden. Ihre Systematisierung erlaubt, die Harnsteine in bestimmte Gefügetypen einzuteilen.

Die Dünnschliffuntersuchungen kristallinen Materials im polarisierten Licht ist in der Kristallographie ein Routineverfahren, das erstmals 1879 von ARNO KRÜCHE an Harnsteinen (Uratsteinen) angewandt wurde. Zur genauen Differenzierung einzelner Harnsteinphasen wurde erst in letzter Zeit die Polarisationsmikroskopie für Forschungszwecke vermehrt herangezogen (BERG, 1978; CIFUENTES DELATTE, 1973; SZABÓ, 1973).

Neben der aufwendigen Untersuchung von Dünnschliffen im polarisierten Licht können Harnsteinanalysen mit dem Mikroskop, ähnlich wie Sedimentuntersuchungen (s. Abschn. 3.4.1.), routinemäßig auch an Körnerpräparaten ohne besonderen Aufwand hergestellt werden.

Theoretische Bemerkungen

Gewöhnliches Licht breitet sich nach allen Seiten gleichmäßig aus. Der Wellennatur des Lichtes entsprechend erfolgen die Schwingungen in allen möglichen Richtungen senkrecht zur Ausbreitungsrichtung (= Transversalwellen). Um Kristalle genauer untersuchen zu können, benötigt man *polarisiertes Licht*. Dieses wird mit Hilfe von Polarisatoren erzeugt. Die so entstehende linearpolarisierte Lichtwelle ist eine transversale Welle, bei der aber die einzelnen Strahlen alle in derselben Ebene senkrecht zur Fortpflanzungsebene schwingen (= Schwingungsrichtung).

Die heute verwendeten drei Polarisationstypen berücksichtigen verschiedene Grundprinzipien:
1. *Reflexionspolarisatoren* – Erzeugung von polarisiertem Licht durch Reflexion an nichtmetallischen Gegenständen, z. B. Glas
2. *Polarisationsprismen* – Verwendung von doppelbrechenden (anisotropen) Kristallen, z. B. Kalkspat. Prinzip des Nicolschen Prismas
3. *Polarisationsfilter* (Folienpolarisatoren) – submikroskopisch kleine Kristalle sind auf einer Folie parallel zueinander ausgerichtet. Die beiden durch die Doppelbrechung entstandenen Strahlen werden unterschiedlich absorbiert, so daß nur ein Strahl als polarisiertes Licht die Kristalle durchdringt (Dichroismus).

Die meisten Polarisationsmikroskope sind mit den Polarisationsfiltern ausgerüstet. Um polarisiertes Licht mit dem menschlichen Auge erkennen zu können, werden im Strahlengang des Mikroskopes zwei Polarisationsfilter benötigt. Der erste Filter, der *Polarisator,* ist vor dem Objekt angeordnet, der zweite, der *Analysator,* nach dem Objekt (Abb. 44). In Parallelstellung tritt der Strahl ungehindert durch die Filter. Kreuzt man jedoch die Filter durch Drehung des Polarisators um 90°, so wird kein Licht durchgelassen. Doppelbrechende Objekte erscheinen zwischen gekreuzten, also in Dunkelstellung stehenden Filtern hell, da die Wellenzüge, die im Objekt gebildet werden, parallel, also in der Schwingungsrichtung des Analysators liegen. Außerdem erscheinen sie häufig „optisch gefärbt". Das heißt, je nach Brechungsindex leuchtet der Kristall in charakteristischen Interferenzfarben. Das linear polarisierte Licht wird im anisotropen Objekt in zwei Strahlen mit unterschiedlichen Brechungsindizes, d. h. Strahlen unterschiedlicher Ausbreitungsgeschwindigkeit aufgespalten. Dadurch entsteht ein Gang- oder Phasenunterschied zwischen den beiden Strahlen im Objekt.

Bei den Harnsteindünnschliffen, die etwa die gleiche Dicke besitzen (etwa 20 μm), kann anhand der Interferenzfarben die Stärke der Dop-

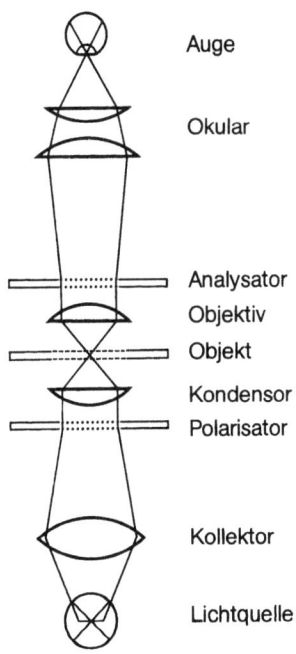

Strahlenverlauf im
Polarisationsmikroskop   **Abb. 44.** Strahlenverlauf im Polarisationsmikroskop

pelbrechung und damit die Zuordnung zu einer bekannten Substanzpalette mit der Michel-Lévy-Tafel (Tafel VIII, s. S. 151) erfolgen.
Mit Hilfe eines Kompensators können Gangunterschiede und damit die Schwingungsrichtung ermittelt werden. Eine λ-Platte (früher Gipsplatte genannt) ermöglicht einen Gangunterschied von ca. 550 nm und ergibt die Interferenzfarbe Rot I. Ordnung. Bei gleichsinniger Orientierung des Objektes und der Platte ergibt sich die Additionslage, bei gekreuzter die Subtraktionslage. Beide Lagen zeigen Farbunterschiede, die für die Objekte charakteristisch sind.

Untersuchung von Körnerpräparaten

Diese Methode kann auch in der Praxis mit wenigen Hilfsmitteln angewandt werden. Man nimmt den ganzen, oder, je nach Größe, einen Teil des Harnsteines oder des Griesmaterials und zerkleinert die Teile in einem Achatmörser. Die Zerkleinerung muß sorgfältig erfolgen, sodaß einzelne Kristalle untersucht werden können. Es ist darauf zu achten, daß die Kristalle nicht zu klein werden, die optimale Größe liegt bei etwa 10 bis 30 μm (Kontrolle unter dem Mikroskop mit dem Strichokular!). Die Brechungsindizes von Harnsteinkristallen können mit Hilfe von 4 Indexflüssigkeiten untersucht werden:

Indexflüssigkeit   *Brechungszahl*
1. Äthyljodid   1,516
2. mono-Brombenzol   1,560
3. Chinolin   1,6242
4. alpha-Bromnaphtalin   1,6584

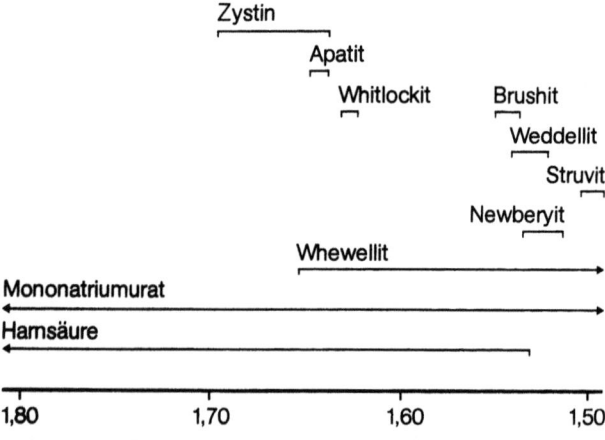

Abb. 45. Tabelle der Berechnungsindizes der wichtigsten Harnsteine

Dazu werden die Kristallkörner auf einen Objektträger aufgetragen, eine Indexflüssigkeit aufgetropft und mit einem Deckglas abgedeckt. Wird nun die Aperturblende bis auf einen Spalt geschlossen, erscheint an den Kristallseiten die Becksche Linie, ein heller Streifen, der beim Heben des Tubus – durch Absenken des Tisches – in das Medium mit dem höheren Brechungsindex hineinwandert. Durch Austauschen – beispielsweise Absaugen der Indexflüssigkeit – kann der Brechungsindex und damit der Kristall bestimmt werden. Als grober Anhaltspunkt sei hier auf die Abb. 45 verwiesen, die darlegt, daß die harnsteinbildenden Substanzen mit Hilfe der 4 Indexflüssigkeiten leicht trennbar sind. Zur Sicherung der Analyse muß diese Prüfung immer an mehreren Kristallkörnern eines Steines vorgenommen werden.

Untersuchung von Dünnschliffpräparaten

Die Dünnschliffmethode ist aufwendig und forschungsbezogen und daher kein Routineverfahren. Wie bei allen Analyseverfahren wird der ganze oder geteilte Stein zunächst zur groben Systematisierung, Lage des oder der Kerne usw. zunächst mit der Lupe betrachtet.
Dann wird der ganze Harnstein – bei großen Steinen bestimmte Teile – in einen Kunstharz (z. B. das aus der Elektronenmikroskopie bekannte Araldit) eingebettet und nach der Erhärtung (etwa 24 Std) mit einer diamantbesetzten Säge zerschnitten. Die Schnittfläche wird mit Schleifpulver (Körnung 500 und 800) glattgeschliffen, poliert (Körnung 1000) und auf einen Objektträger mit Araldit aufgeklebt. Nach Erhärtung (24 Std bei Raumtemperatur) wird überschüssiges Material mit einem Sägemikrotom bis auf eine Dicke von etwa 50 μm abgeschnitten und das Objekt mit Schleifpulver (Körnung wie oben) auf etwa 20 μm abgeschliffen und poliert. Mit einem Tropfen Kunstharz und einem Deckglas wird der Harnsteindünnschliff versiegelt, getrocknet und kann dann untersucht werden.
Auf den Farbtafeln V–VII (s. S. 148–151) sind die wichtigsten Steinarten als Dünnschliffpräparate zum Teil in monomineralischer Form, zum Teil mit Mischpartnern dargestellt und im Folgenden kurz erläutert.
Die beschriebenen Untersuchungsmethoden können praktisch nur qualitativ genutzt werden; zur quantitativen Analyse müssen andere Methoden herangezogen werden.

V.1. Weddellit-Stein; optische Daten: tetragonal, einachsig positiv, $n_\beta = 1,523$, $n_\gamma = 1,544$. Gekreuzte Polarisatoren, λ-Platte. Die lanzettförmigen Kristalle sind schwach doppelbrechend, durch leuchtende Interferenzfarben jedoch gut zu identifizieren. (x47,8)
V.2. Weddellit-Whewellit-Mischstein; optische Daten Whewellit: monoklin, $2\,V_\gamma = 51°$,

$n_\alpha = 1{,}49$, $n_\beta = 1{,}555$, $n_\gamma = 1{,}65$. Gekreuzte Polarisatoren, λ-Platte. Die typischen Sphärolithe des Whewellit treten in dieser Abbildung nicht hervor, dagegen kann man die starke Doppelbrechung des Whewellit im Gegensatz zur schwachen des Weddellit erkennen. An der Grenze zwischen beiden Phasen Umwandlungen von Weddellit in Whewellit. (x47,8)

V.3. Whewellit-Karbonatapatit-Mischstein; optische Daten Karbonatapatit: pseudoisotrop, $n_\alpha = 1{,}55$, $n_\gamma = 1{,}59$, hexagonal. Gekreuzte Polarisatoren, λ-Platte. Der im wesentlichen aus Whewellit aufgebaute Stein besitzt zwei Karbonatapatit-Kerne sowie konzentrische Einlagerungen von Karbonatapatit. Dieses erscheint dunkel, wenig doppelbrechend und durch die sehr feinkristalline Struktur nahezu amorph. (x47,8)

V.4. Wie V.3, jedoch Hellfeld-Abbildung. (x47,8)

V.5. Struvit-Karbonatapatit-Mischstein; optische Daten Struvit: $2 V_\gamma = 37{,}2°$, $n_\alpha = 1{,}495$, $n_\beta = 1{,}496$, $n_\gamma = 1{,}504$, orthorhombisch. Gekreuzte Polarisatoren, λ-Platte. Der Kern dieses Steines besteht aus feinkristallinem Karbonatapatit, die Schale aus dem relativ grobkörnigen Struvit, dessen Doppelbrechung niedrig ist. Konzentrisch in den Struvit eingelagert sind weitere Karbonatapatit-Anteile. (x 47,8)

V.6. u. VI.7. Brushit-Whitlockit-Oktakalziumphosphat-Karbonatapatit-Mischstein; optische Daten Brushit: $2 V_\gamma = 86°$, $n_\alpha = 1{,}539$, $n_\beta = 1{,}545$, $n_\gamma = 1{,}551$, monoklin. Gekreuzte Polarisatoren, λ-Platte. Charakteristisch für Brushit ist die niedere Doppelbrechung sowie die Kristallbüschel, die in den Abbildungen deutlich zu sehen sind. Weiter erkennbar sind bänderförmige Karbonatapatit-Einlagerungen sowie Whitlockit- und Oktakalziumphosphat-Anteile. (x47,8)

VI.8. Wie V.6 u. VI.7. Teilweise gekreuzte Polarisatoren, Kristallbüschel aus Brushit. (x306)

VI.9. Struvit-Karbonatapatit-Mischstein. Gekreuzte Polarisatoren, λ-Platte. Grobkristalliner, schwach doppelbrechender Struvit, locker und bröckelig, so daß der Kern fehlt, sowie bänderförmig eingelagert feinkristallines, dunkles Karbonatapatit. (x47,8)

VI.10. Wie VI.9, jedoch Hellfeld-Abbildung. (x47,8)

VI.11. Harnsäure-Harnsäure-Dihydrat-Mischstein; optische Daten Harnsäure-Dihydrat: zweiachsig negativ, $2 V = 40{,}4°$, $n_\alpha = 1{,}53$, $n_\gamma = 1{,}73$, orthorhombisch. Gekreuzte Polarisatoren, λ-Platte. Sehr gut ausgebildete, große Dihydrat-Kristalle sowie feinkristalline, amorph erscheinende Harnsäure, stark doppelbrechend. (x47,8)

VI.12. Wie VI.11, gekreuzte Polarisatoren. (x47,8)

VII.13. Harnsäure-Stein; optische Daten: $2 V_\gamma = 84°$, $n_\alpha = 1{,}573$, $n_\gamma = 1{,}83$, monoklin. Gekreuzte Polarisatoren. Charakteristisch ist die hohe Doppelbrechung sowie der feinkristalline Aufbau mit konzentrischer Schichtung. (x47,8)

VII.14. Wie VII.13, gekreuzte Polarisatoren, λ-Platte. (x765)

VII.15. Zystin-Stein; optische Daten: einachsig negativ, $n_\alpha = 1{,}64$, $n_\gamma = 1{,}7$, hexagonal. Gekreuzte Polarisatoren. Der grobkristalline Stein ist meist sehr rein – ohne Mischpartner – aufgebaut, die Textur ist leicht radialstrahlig. (x47,8)

VII.16. Mono-Ammoniumurat-Stein. Gekreuzte Polarisatoren, λ-Platte. Radialstrahliger Aufbau. Die Unterscheidung der Urate von Harnsäure-Steinen gelingt mit dem Polarisationsmikroskop nur schwer. (x47,8)

VII.17. Harnsäure-Stein. Gekreuzte Polarisatoren. Anschauliche Darstellung des grobkristallinen Zentrums sowie der jahresring-ähnlichen Aufwuchsung des feinkristallinen Materials. (x47,8)

VII.18. Whewellit-Stein. Gekreuzte Polarisatoren. Auch hier ein grobkristallines Zentrum und konzentrisches leicht radialstrahliges Aufwachsen feinkristallinen Materials. (x47,8)

3.4.2.5 Raster-Elektronenmikroskopie

H.-P. Bastian

Für wissenschaftliche Fragestellungen in der Harnsteinforschung hat sich das *Raster-Elektronenmikroskop* (REM) heute vielfach bewährt. Die Vielfalt der mikroskopischen Erscheinungsformen und die unterschiedlichen Gefüge von Harnsteinkristallen lassen sich exakt untersuchen. Die Darstellung kristalliner Strukturen in Geweben im sublichtmikroskopischen Bereich bereitet präparative Schwierigkeiten und war bisher nur durch Anwendung von Abdruckverfahren möglich. Bei solchen Untersuchungen haben sich vor allem heute wegen des geringen präparativen Aufwandes die Methoden der Raster-Elektronenmikroskopie bewährt. Das Raster-Elektronenmikroskop hat zwar ein geringeres Auflösungsvermögen als das konventionelle Durchstrahlungs-Elektronenmikroskop, bietet dafür aber eine bedeutend höhere Schärfentiefe. Dadurch wird es möglich kristalline Strukturen in ihrer Beziehung zum umgebenden Gewebe in ihrer räumlichen Anordnung zu beurteilen.

Das *Auflösungsvermögen* eines Raster-Elektronenmikroskopes ist nur um knapp eine Zehnerpotenz besser als das eines Lichtmikroskopes und etwas mehr als eine Zehnerpotenz schlechter als das eines Transmissions-Elektronenmikroskopes. Während bei einem *Lichtmikroskop* mit zunehmender Vergrößerung die Schärfentiefe stark abnimmt und Oberflächenstrukturen mit einem *Transmissions-Elektronenmikroskop* nur auf dem Umweg über Oberflächenabdrücke abgebildet werden können, läßt sich mittels eines Raster-Elektronenmikroskopes jede Oberfläche unmittelbar mit großer Schärfentiefe abbilden, sofern das Objekt vakuumbeständig und die Oberfläche elektrisch leitend ist. Nicht leitende Objekte können nach Aufbringen eines elektrisch leitenden Überzuges untersucht werden. Die große Schärfentiefe ermöglicht es, räumlich kompliziert aufgebaute Objekte abzubilden. Wegen der großen Schärfentiefe lassen sich Stereobildpaare erzeugen, die eine dreidimensionale Auswertung der Topographie ermöglichen. Das Raster-Elektronenmikroskop stellt also eine entscheidende Bereicherung des elektronenoptischen Instrumentariums zur Untersuchung von Oberflächen und durchstrahlbaren Objekten dar. Sie kann jedoch nicht alle Probleme lösen und ist am sinnvollsten in Kombination mit anderen Untersuchungsmethoden einzusetzen (REINER u. PFEFFERKORN, 1973).

Wirkungsweise des REM

Das bereits von KNOLL 1935 in seinem Prinzip begründete und von OATLY weiterentwickelte REM kam 1965 erstmals auf den Markt. Seinem Aufbau nach ist das REM ein *Oberflächenelektronenmikroskop*, bei dem durch eine dreistufige, elektronenoptische Verkleinerung ein Elektronenstrahl von rund 10 mm Durchmesser rasterförmig über das Objekt bewegt wird. Das Signal des rückgestreuten und in der Oberfläche der Probe ausgelösten Sekundär-Elektronenvervielfachers wird verstärkt und der Helligkeitssteuerung einer Fernsehröhre zugeführt. Dieses Mikroskop zeichnet sich besonders durch große Tiefenschärfe aus und vermittelt einen plastischen Eindruck der Bilder. Durch die Analyse der emittierten, charakteristischen Röntgenstrahlung ist zudem eine Substanzanalyse möglich.

Probenpräparation

Sofern das Objekt vakuumbeständig und seine Oberfläche elektrisch leitend ist, läßt sich jede Oberfläche unmittelbar mit großer Schärfentiefe abbilden. Der Vorteil der Kontrastbildung läßt sich optimal ausnutzen, wenn zur Abbildung möglichst rauhe Oberflächen, wie sie z. B. Brüche darstellen, verwendet werden. Nichtleitende Objekte müssen mit Gold oder Kohle bedampft werden, damit sich die Proben durch den Elektronenbeschuß nicht aufladen.

Die Critical-Point-Trocknung

Bekanntlich müssen Präparate, die im Hochvakuum untersucht werden, frei von Wasser sein. Eine der größten Schwierigkeiten beim Arbeiten mit dem REM ist daher die Trocknung der Präparate ohne strukturzerstörende Schädigung (LEWIS, 1973; PAWELETZ u. SCHROETER, 1974). Im allgemeinen kann man davon ausgehen, daß eine normale Lufttrocknung die Struktur zumindest eines organischen Präparates durch Oberflächenkräfte (es wirken dabei Kräfte in der Größenordnung von Tonnen/cm^2) stark verändert. Diese Schäden werden bei der Trocknung mit der Critical-Point-Methode nach einer vorherigen stufenweisen Entwässerung mit Alkohol (verwendet wird Isopropylalkohol in 10%iger Abstufung bis 100%) umgangen.

Die *Critical-Point-Trocknung* beruht auf der Vorstellung, daß bei einem bestimmten, sogenannten kritischen Punkt eine Flüssigkeit infolge Ausdehnung und ihr Gas infolge Kompression dieselbe Dichte erreichen und sich miteinander mischen. Diesen kritischen Punkt erreicht man durch allmähliches Aufheizen eines abgedichteten Gefäßes, in dem beide Phasen im Gleichgewicht vorhanden sind. Sobald eine bestimmte Temperatur und dadurch auch ein bestimmter Druck erreicht wird, verschwindet die Phasengrenze zwischen Gas und Flüssigkeit, beide bilden eine homogene Masse und die Flüssigkeit wandelt sich in ihr Gas um, ohne daß das Präparat zerstört wird. Solange sich dieses homogene Gebilde über dem kritischen Punkt befindet, kann es ohne Veränderung seines Zustandes über ein Ventil abgelassen werden; das sich in der Kammer befindliche Präparat steht nun völlig getrocknet für die Arbeit mit dem REM zur Verfügung.

Prinzipiell kann jedes Lösungsmittel, welches das Wasser ersetzen kann, zur Critical-Point-Trocknung verwendet werden. Üblicherweise verwendet man zur Trocknung jedoch CO_2, Frigen 13 und NO_2, da die kritischen Daten dieser Stoffe in einem günstigen Bereich liegen. Eine direkte Critical-Point-Trocknung mit Wasser, das den Hauptbestandteil der biologischen Präparate ausmacht, ist nicht möglich, weil die kritische Temperatur von Wasser bei 374 °C, der kritische Druck bei 254 atm. liegt. Eine solche extreme Belastung könnte ein biologisches Präparat nicht schadlos überstehen.

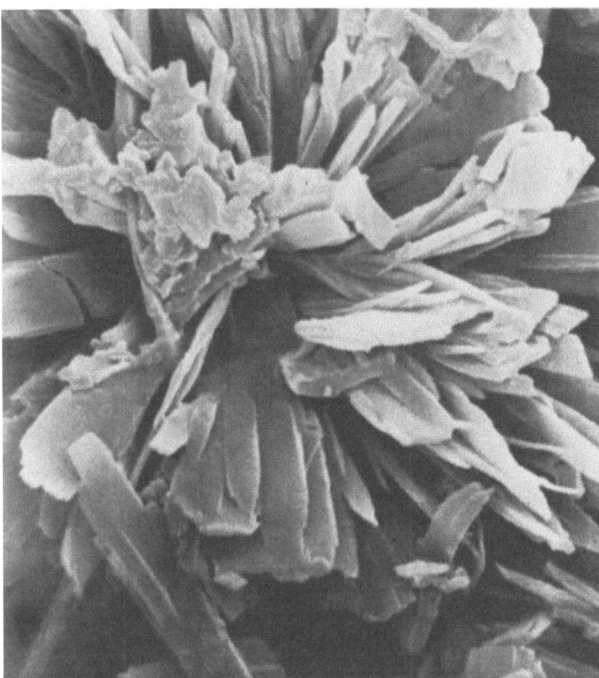

Abb. 46. REM-Bild eines Whewellitsteines

Morphologie kristalliner Harnsteinkomponente im REM

Whewellit (Kalzium-Oxalat-Monohydrat). Im REM zeigen sich makroskopisch glatt erscheinende Oberflächen aus Aggregaten von sehr eng verwachsenen, tafeligen Einzelkristallen, sie bestehen häufig aus *ideomorphen* dicktafeligen Einzelkristallen, die häufig Zwillingsbildungen zeigen. Nicht selten kann auch eine flächenreiche, dünntafelige Ausbildung der monoklinen Kristalle beobachtet werden (Abb. 46).

Weddellit (Kalzium-Oxalat-Dihydrat). Weddellit kommt fast ebenso häufig wie Whewellit in Harnsteinen vor, und bildet gleichfalls meist relativ kleine Konkremente, die jedoch von hellerer Farbe sind. Die glänzenden ideomorphen Einkristalle sind oft mehrere Millimeter groß und verursachen die charakteristische, zackige, scharfkantige Oberfläche dieser Steine. Weddellit kristallisiert in flachen *tetragonalen Dipyramiden,* zum Teil mit schmalen Prismenflächen, deren typische, rhombenförmige Querschnitte im Dünnschliff auffallen.
Häufig ist Weddellit mit Whewellit assoziiert und bildet in Form harter Kristalle die äußere Hülle von Whewellitsteinen oder als lockeres Aggregat ideomorphe Kristallinseln im Inneren von Oxalat.

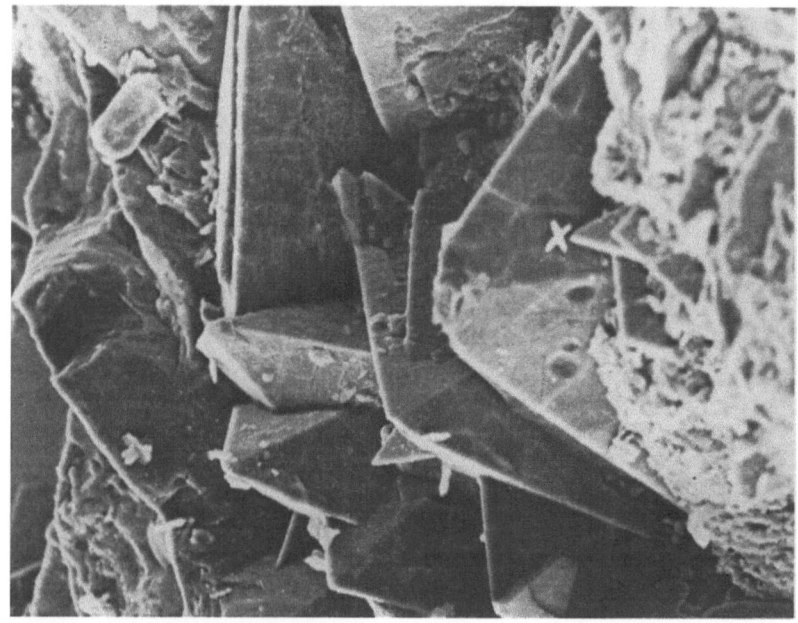

Abb. 47. REM-Bild eines Weddellitsteines

Apatit. Apatitsteine haben meist eine hellgraue bis weiße Farbe oder sind durch eingelagertes organisiertes Material in verschiedenen Tönen braun gefärbt. Sie sind lockerpulvrig und feinschichtig aufgebaut, haben eine sehr geringe Festigkeit und blättern leicht in einzelne Schalen auseinander. Der im biologischen Milieu gebildete Apatit ist feinkörnig und von unvollkommenen kristallinem Ordnungszustand, er erscheint daher im polarisierten Licht nahezu *isotrop*, andeutungsweise liegt eine *hexagonale* Symmetrie vor.

Struvit. Die Farbe ist vorherrschend gelblich grau, Konsistenz bröcklig bis locker. Struvitkonkremente können sehr verschiedenartig geformt sein, etwas länglich gebogen, flach oder geweihartig verzweigt, innerhalb der Schichtung liegen die Kristalle grobkörnig, isometrisch im lockeren Verband oder säulig vor, seltener feinkörnig oder büschelig. Das *rhombisch-pyramidal* kristallisierende Mineral zeigt meist die typischen als „*Sargdeckel*" bekannten hemimorphen Kristallformen.

Harnsäure. Die Harnsäuresteine haben ganz überwiegend ovale oder rundliche Gestalt mit ebener bis leicht höckriger Oberfläche. Sie sind von großer Festigkeit und treten in allen Größen auf. Die Farbe wird

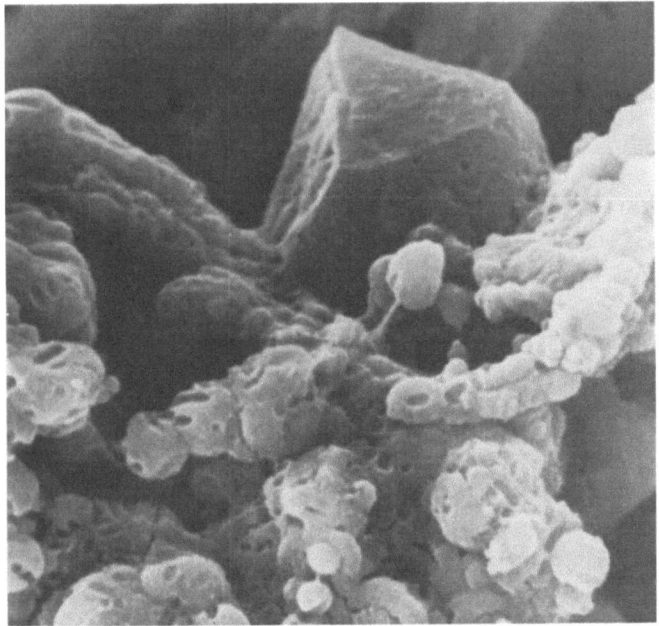

Abb. 48. REM-Bild eines Apatitsteines

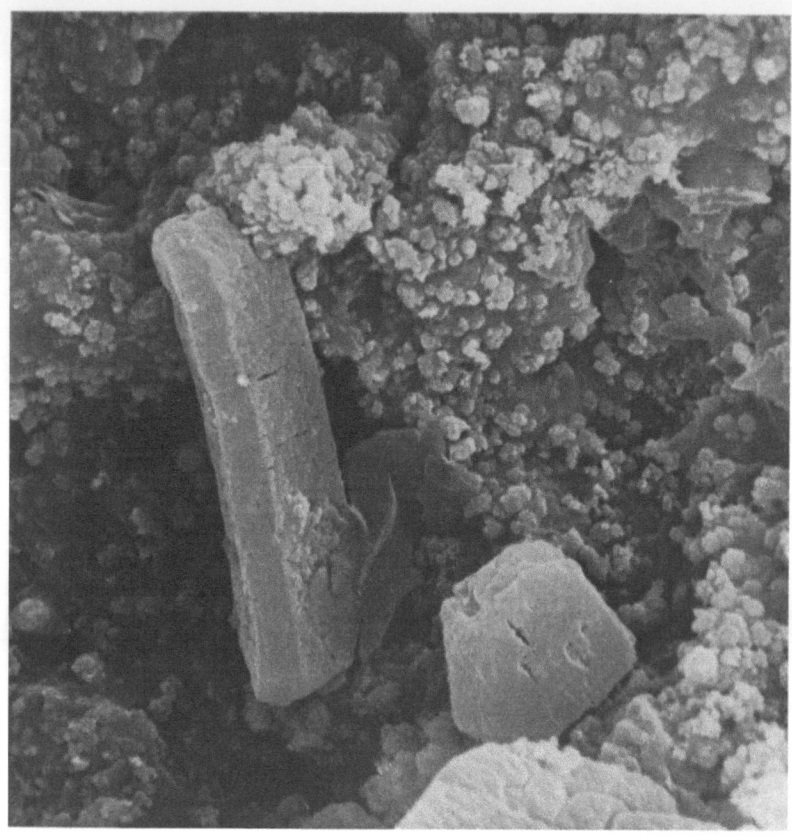

Abb. 49. REM-Bild eines Struvitsteines

durch spezifisch organische Segmente hervorgerufen, es findet sich häufig eine gelbe bis orangebraune Färbung. Die *monoklinen pseudohexagonalen* Kristalle erscheinen meist in Form längsseitiger Tafeln oder kurzer Prismen.
Sie weisen häufig ein radialstrahliges Wachstum auf. Die Kristalle sind *orthorhombisch*.

Ammoniumhydrogenurat. Ammoniumhydrogenuratsteine haben eine pulvrig lockrige Beschaffenheit. Sie sind meist grau bis braun gefärbt, die Substanz ist meist sehr feinkristallin aber gelegentlich auch kryptokristallin und bildet poröse, klümpchenförmige Massen.
Diese bestehen stets aus typischen, mikroskopisch noch erkennbaren Sphärolithen, die einzelnen Kristalle haben eine flache langspießige

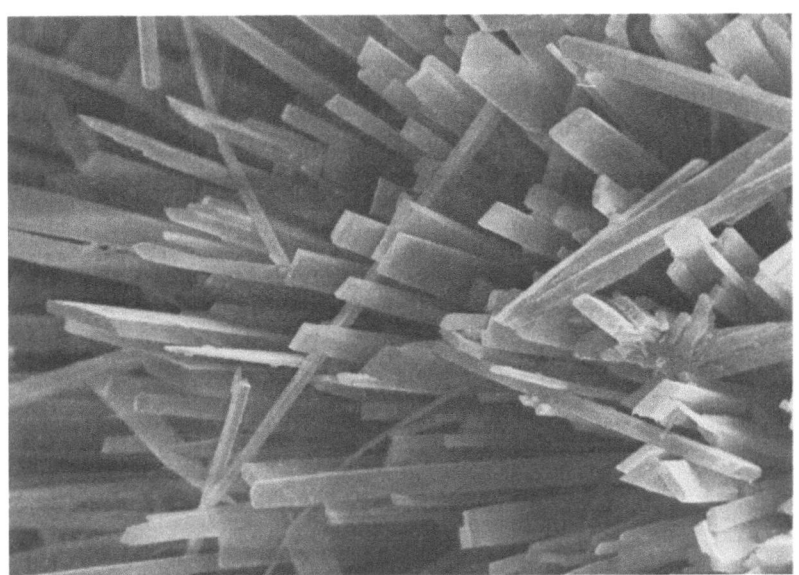

Abb. 50. REM-Bild eines Harnsäuresteines

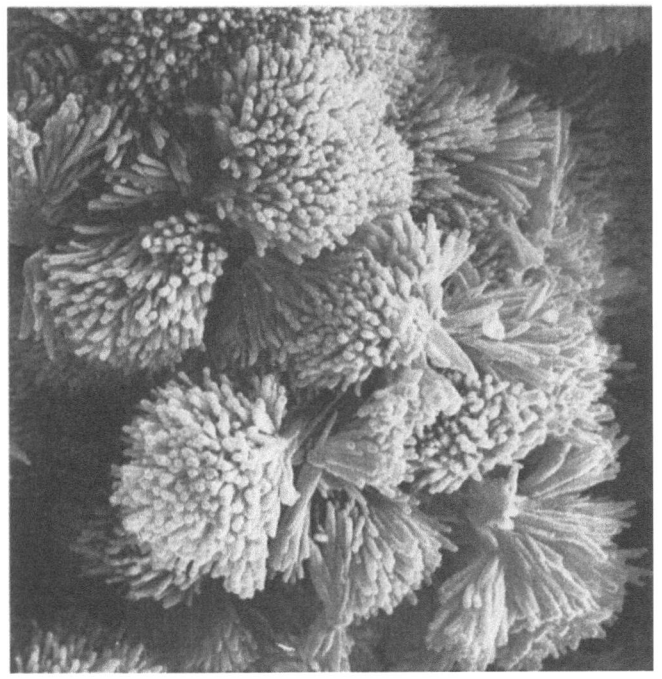

Abb. 51. REM-Bild eines Ammoniumhydrogenuratsteines

Gestalt und sind häufig leicht gebogen. Ihre Symmetrie ist nicht genau bekannt.

Zystin. Zystinkristalle haben eine bräunlich bis honiggelbe Farbe und einen wachsartigen Glanz. Zystin bildet charakteristische *hexagonale* Plättchen mit orientiert aufgewachsenen kleineren Kristallen. Die Struktur von Zystinsteinen ist überwiegend grob radiarstrahlig bis lokker grobkörnig ohne deutliche Schichtung.

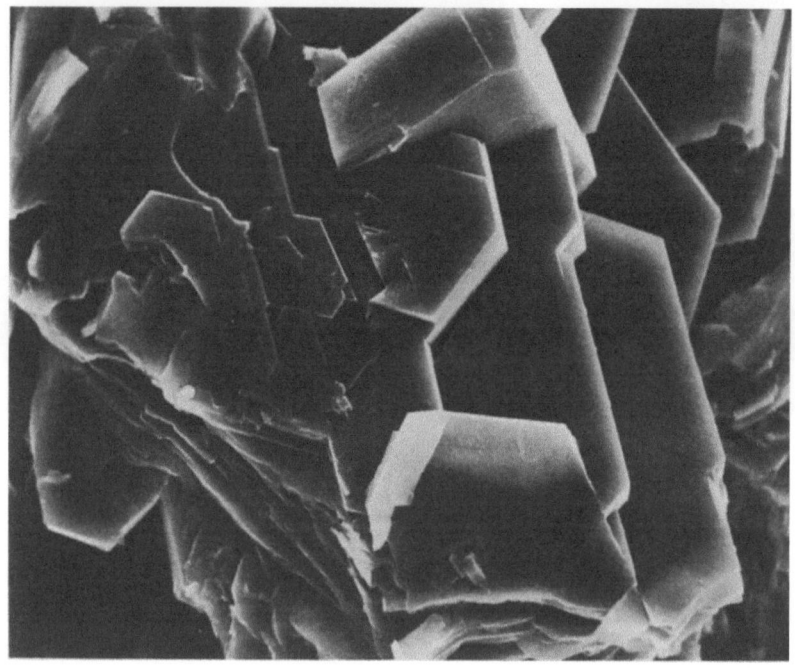

Abb. 52. REM-Bild eines Zystinsteines

Literatur

Alken, C. E., Hermann, G.: Untersuchungen über die Urolithiasis unter besonderer Berücksichtigung der Bevölkerungsstatistik. Urol. Int. *4*, 335 (1957)
Alken, C. E., Sökeland, J.: Urologie. Stuttgart: Thieme 1976
Almby, B., Meirik, O., Schöneberg, J.: Incidence, morbidity and complications of renal and ureteral calculi in a well defined geographical area. Scan J Urol Nephrol *9*, 249 (1976)
Anderson, G. S.: Urinary calculus in an island community. Brit J Urol *36*, 556 (1964)
Arnold, W., Seemann, M.: Vergleichende infrarotspektroskopische und pathomorphologische Untersuchungen zur Urolithiasis. Dtsch Med Wochenschr *93*, 1791 (1968)
Azároff, L. V., Buerger, M. J.: The powder method in x-ray crystallography. New York, Toronto, London: McGraw-Hill 1958
Bach, D., Gebhardt, M., Vahlensieck, W.: Vergleich zwischen chemischer und röntgendiffraktometrischer Harnsteinanalyse. Fortschr Urol Nephrol *9*, 262 (1977)
Bach, D., Rohde, M., Schneeberger, W., Hamm, W., Dewes, W., Vahlensieck, W., Zilliken, F.: Circadiane Ausscheidung von Calcium, Magnesium und Harnsäure im Urin von Calciumoxalatsteinträgern unter Standardkost. In: Pathogenese und Klinik der Harnsteine, Bd. VI, Vahlensieck, W., Gasser, G. (Hrsg.) Darmstadt: Steinkopff 1978
Bach, D., Schneeberger, W., Hesse, A., Vahlensieck, W.: Erste Erfahrungen mit einem Harnsäure-Belastungstest im Harnstein-Screening. Therapiewoche *29*, 1482 (1979)
Bartels, H., Albrecht, K. F.: Ultraschalldiagnostik in der Urologie. Dtsch Ärzteblatt *73*, 2427 (1976)
Bastian, H. P., Gebhardt, M., Vahlensieck, W.: Möglichkeiten der Nucleation als Vorstufe der Steinbildung. In: Pathogenese und Klinik der Harnsteine, Bd. V, Gasser, G., Vahlensieck, W. (Hrsg.) Darmstadt: Steinkopff 1977
Baumann, J. M.: Pathophysiologie der Urolithiasis. Aktuel Ernährungsmed *3*, 72 (1977)
Beischer, D. E.: Analysis of renal calculi by infrared spectroscopy. J Urol (Baltimore) *73*, 653 (1955)
Berg, W., Schütt, S., Schneider, H.-J.: Mikroskopische Untersuchungen von Harnsteinen. Jenaer Rundschau *4*, 188 (1978)
Berglund, F., Sörbo, B.: Turbidimetric analysis of inorganic sulfate in serum, plasma and urine. Scand J Clin Lab Invest *12*, 147 (1960)
Böcker, R., Wagner, W.: Klinik und Therapie der Harnleitersteine. Therapiewoche *26*, 2240 (1976)
Boshammer, K.: Chemische Untersuchung. In: Morphologie und Genese der Harnsteine. Handbuch der Urologie, Bd. X, Alken, C. E., Dix, V. W., Weyrauch, H. M., Wildbolz, E. (Hrsg.) Berlin-Göttingen-Heidelberg: Springer 1965
Boshamer, K.: Morphologie und Genese der Harnsteine. In: Handbuch der Urologie, Bd. X, Alken, C. E., Dix, V. W., Weyrauch, H. M., Wildbolz, E. (Hrsg.) Berlin-Göttingen-Heidelberg: Springer 1961
Boshamer, K., Büscher, H. K., Cottet, J., Gaca, A., Hennig, O., Van der Vuurst de Vries, J. H. J.: Die Steinerkrankungen. In: Handbuch der Urologie, Bd. X, Alken, C. E.,

Dix, V. W., Weyrauch, H. M., Wildbolz, E. (Hrsg.) Berlin-Göttingen-Heidelberg: Springer 1961

Boyce, W. H., Garvey, F. K.: The amount and nature of the organic matrix in urinary calculi: A review. J Urol 76, 213 (1956)

Boyce, W. H., Garvey, F. K., Strawcutter, H. E., Winston-Salem, N. C.: Incidence of urinary calculi amoung patients in general hospitals, 1948 to 1952. JAMA 161, 1437 (1956)

Burchhardt, P., Huland, H.: Renal calculus dissolution in immobilized patients. Eur Urol 4, 420 (1978)

Caspary, W. F.: Erworbene Hyperoxalurie und Nephrolithiasis bei gastroenterologischen Erkrankungen („enterale" Hyperoxalurie). Dtsch Med Wochenschr 100, 1509 (1975)

Cauchois, Y.: Spectrograph giving high intensity from transmission of non-collimated X-rays through curved mica sheets. C. R. Acad. Sci. Paris 194, 362 (1932)

Cifuentes De Latte, L., Hidalgo, A., Bellanato, J., Santos, M.: Polarization microscopy and infrared spectroscopy of thin sections of calculi. Urinary Calculi. Madrid, Basel: S. Karger 1973

Cifuentes De Latte, L., Rapado, A., Hodgkinson, A.: Urinary Calculi. Madrid-Basel: Karger 1973

Deetjen, P., Boylan, J. W., Kramer, U.: Physiology of the kidney and of water balance. New York, Berlin, Heidelberg: Springer 1975

Deuticke, P.: Die Röntgenuntersuchung der Niere und des Harnleiters in der urologischen Diagnostik. München: Banaschewski 1965

Donnay, J. D. H., Ondik, H. M.: Crystal Data – Determinative Tables. U.S. Department of Commerce (1973)

Doppelfeld, E., Hanisch, K., Weißbach, L., Breuel, H.-P., Wesener, K., Winkler, C.: Einfluß von Harnabflußstörungen auf Ergebnisse der katheterlosen seitengetrennten Bestimmung der ^{131}J-Hippuran-Clearance. Rö Fo 129, 223 (1978)

Doppelfeld, E., Weißbach, L.: Untersuchungen zum Einfluß von Harnabflußstörungen auf die Ergebnisse der katheterlosen seitengetrennten Bestimmung der renalen Hippuran-Clearance. aktuelle urologie 10, 85 (1979)

Dosch, W.: Mineralogische Grundlagen der Harnsteinbildung. Med Welt 29, 39 (1978)

Dutz, H., Mebel, M., Großmann, P., Guddat, H.-M., Strangfeld, D.: Urologie und Nephrologie. Berlin: VEB Volk u. Gesundheit 1978

Eckstein, H. B.: Harnsteine im Kindesalter. Z Kinderchir 4, 451 (1965)

Ehler, R., Lutz, H., Petzold, R.: Ultraschalldiagnostik – Anwendungsbereich in der Klinischen Medizin. Dtsch Ärzteblatt 74, 215 (1977)

Eickenberg, H.-U.: Urolithiasis bei Negern. In: Pathogenese und Klinik der Harnsteine, Bd. VI. Vahlensieck, W., Gasser, G. (Hrsg.) Darmstadt: Steinkopff 1978

Feldheim, W., Kratzat, J.: Untersuchungen zum Calcium- und Phosphor-Stoffwechsel beim Menschen. Aktuel Ernährungsmed. 2, 58 (1978)

Fleisch, H.: Inhibitors and promotors of stone formation. Kidney Int 13, 361 (1978)

Fleisch, H., Robertson, W. G., Smith, L. H., Vahlensieck, W.: Urolithiasis Research. New York, London: Plenum Press 1976

Gahm, J.: Einführendes Polarisationsmikroskopisches Praktikum. (Werksschrift) Oberkochen: Zeiss

Gandolfe, G.: Discussion upon methods to obtain x-ray „powder patterns" from a single crystal. Miner Petrogr Acta 13, 67 (1967)

Gasser, G., Preisinger, A., Übelhör, R.: Harnsteingenese. In: Der Harnstein. Hienzsch, E., Schneider, H.-J. (Hrsg.) Jena: VEB Fischer 1973

Gebhardt, M.: Harnsteine im Bild. Deutsche Wellcome (im Druck)

Gebhardt, M., Bastian, H. P., Vahlensieck, W.: Statistische Auswertung von 4000 Harnsteinanalysen. In: Pathogenese und Klinik der Harnsteine, Bd. VII. Vahlensieck, W., Gasser, G. (Hrsg.), Darmstadt: Steinkopff (im Druck)

Gödde, St., Vahlensieck, W.: Komplikationen in der Gravidität durch Nieren- und Harnleitersteine. Zentralbl Gynekol *87*, 1681 (1965)

Gram, H. G.: Heredity of oxalic urinary calculi. Acta Med. Scand. *78*, 268 (1932)

Gröbner, W.: Übergewicht, Gicht und Nepholithiasis. Therapiewoche *28*, 333 (1978)

Grossmann, W.: Beiträge zur Pathologie und Klinik der Harnsteinkrankheit. Z Urol Chir *32*, 375 (1931)

Hargreave, T. B.: Diurnal variation in urinary oxalate. Br J Urol *49*, 597 (1977)

Hauck, E.: 489 Kranke mit Konkrementbildung in den ableitenden Harnwegen; ein Beitrag zur Ätiologie und Metereobiologie. Z Urol *37*, 3 (1943)

Hedenberg, I.: Renal and ureteral calculi, a study of the occurrence in Sweden during 1911–1938 with some notes of the geographical distribution. Acta chir. scand. *101*, 17 (1951)

Heidenreich, P.: Aussagemöglichkeiten der statischen Scintigraphie und Funktionsscintigraphie bei Erkrankungen der Niere und ableitenden Harnwege. In: Nuklearmedizinische Verfahren bei Erkrankungen der Nieren und ableitenden Harnwege. Pfannenstiel, P., Emrich, D., Oberhausen, E., Pixberg, H.-U. (Hrsg.) Konstanz: Schnetztor 1977

Helbig, D., Gharib, M.: Ein klinischer Beitrag zu den Problemen der Urolithiasis im Kindesalter. Z Kinderchir *7*, 463 (1969)

Heller, F.: Die Harnkonkretionen, ihre Entstehung, Erkennung und Analyse. Wien 1860. Zitiert nach K. Boshamer et al., 1961

Hellström, J.: Entstehung, Wachstum und operativer Abgang von Nierensteinen. Z Urol Chir *18*, 248 (1925)

Hesse, A., Berg, W., Schneider, H.-J., Hienzsch, F.: Erarbeitung eines Ca-Oxalatstein-Screening-Programms auf der Grundlage biochemischer Meßdaten. In: Pathogenese u. Klinik der Harnsteine. Bd. V. Gasser, G., Vahlensieck, W. (Hrsg.) Darmstadt: Steinkopff 1977

Hesse, A., Cumme, G. A., Hoppe, H., Achilles, W., Berg, W., Brundig, P., Schneider, H.-J.: Untersuchungen zum Steinbildungsrisiko. V. Jenaer Harnsteinsymposium 1977. Wissenschaftliche Beiträge der Friedrich-Schiller-Universität, S. 83, Jena 1978

Hesse, A., Schneider, H.-J., Hienzsch, F.: Die infrarotspektroskopische Harnsteinanalyse. Dtsch Med Wochenschr *97*, 1694 (1973)

Hesse, A., Schneider, H.-J., Schilling, J., Schrumpf, G., Hienzsch, F.: Infrarotspektroskopische und Röntgenfeinstrukturuntersuchungen an Kalziumoxalat-Harnsteinen. Gesamte Inn Med *27*, 560 (1972)

Hesse, A., Schrumpf, G., Schilling, J.: Quantitative Bestimmung von Harnsteinkomponenten durch Anwendung der Infrarotspektroskopie. Z Urol *67*, 367 (1974)

Hienzsch, E.: Der Harnstein als Endprodukt des Steinleidens. In: Der Harnstein. Hienzsch, E., Schneider, H.-J. (Hrsg.) Jena: VEB Fischer 1973

Hienzsch, E., Schneider, H.-J.: Der Harnstein. Jena: VEB Fischer 1973

Hienzsch, E., Schneider, H.-J.: Jenaer Harnsteinsymposien II–V. Jena: Friedrich Schiller Univ. 1972–1978

Hodgkinson, A., Nordin, B. E. C.: Renal stone research symposium. London: Churchill 1969

Hug, J. P., Schmitt, H. E.: Das perirenale Urinextravasat bei renalen Koliken. Radiol Clin Biol *41*, 198 (1972)

Inada, T., Miyaziki, S., Omori, T., Nihira, H., Hino, T.: Statistical study on urolithiasis in Japan. Urol Int *7*, 150 (1958)

Johannsson, T.: New Focusing X-Ray Spectrometer. Z Phys *82*, 507 (1933)

Jumpertz, E. A.: Die exakte röntgenographische quantitative Gemenge-Analyse. Fortschr. Miner. *42*, 87 (1965)

Kallistratos, G., Panteliadis, C., Marketos, S.: Zystinurienachweis mit Hilfe des „Urocystin"-Tests. In: Pathogenese und Klinik der Harnsteine, Bd. V. Gasser, G., Vahlensieck, W. (Hrsg.) Darmstadt: Steinkopff 1977

Karcher, G.: Diagnose und Behandlung der einseitigen ascendierenden anurischen Pyelonephritis nach instrumentellen Harnwegsuntersuchungen. Langenbecks Arch Klin Chir *291*, 35 (1959)

Karcher, G., Vahlensieck, W.: Zur „iatrogenen, ascendierenden, anurischen Pyelonephritis". Urologe [A] *3*, 22 (1964)

Kisters, R., Terhorst, B.: Harnsteinanalyse durch Infrarotspektroskopie. Urologe [B] *13*, 85 (1973)

Klosterhalfen, H.: Urologie Fibel. Stuttgart: Thieme 1971

Klug, H. P., Alexander, L. E.: X-ray Diffraction Procedures, New York-London-Sydney: Wiley & Sons 1954

Knoll, M.: Das Rasterelektronenmikroskop. L Techn Phys *16*, 467 (1935)

Krüche, A.: Über Struktur und Entstehung der Uratsteine. Dissertation Jena, 1879

Kunit, G., Frick, J.: Standardisierung der Untersuchungsmethoden beim primären Hyperparathyreoidismus. In: Pathogenese und Klinik der Harnsteine, Bd. VI. Vahlensieck, W., Gasser, G. (Hrsg.) Darmstadt: Steinkopff 1978

Larsen, J. F., Philip, H.: Studies on the incidence of urolithiasis. Urol Int *13*, 53 (1962)

Leicht, E., Baier, H.: Hyperthyreose mit Hypercalciämie-Syndrom. Dtsch Med Wochenschr *101*, 1063 (1976)

Lewis, E. R., Nemanic, M. K.: Crytical-point drawing techniques, scanning electron microscopy. Res Inst *3*, 764 (1973)

Ljunghall, S.: Incidence and natural history of renal stone disease and its relationship to calcium metabolism. Eur Urol *4*, 424 (1978)

Ljunghal, S., Christensson, T., Wengle, B.: Prevalence and incidence of renal stone disease in a health-screening programme. Scan J Urol Nephrol *41*, 39 (1977)

Ljunghall, S., Hedstrand, H.: Epidemiology of renal stones in a midle aged male population. Acta Med Scand *197*, 439 (1975)

Ljunghall, S., Waern, A. U.: Urinary electrolytes in renal stone formers and healthy subjects. A population study of 60-year old men. Scand J Urol Nephrol [Suppl.] *41*, 55 (1977)

Löhr, E., Mellin, P., Rodeck, G., Rohen, J. W.: Atlas der urologischen Röntgendiagnostik. Stuttgart-New York: Schattauer 1976

Loewe, U.: Enterale Hyperoxalurie. Ärztl Praxis *29*, 2585 (1977)

Lutz, H.: Ultraschalldiagnostik (B-Scan) in der Inneren Medizin. Berlin, Heidelberg, New York: Springer 1978

Marquardt, H., Nagel, R.: Das Harnsteinleiden im Kindesalter. 19. Tgg. Nordd. Urol., Braunlage 3.-4. 6. 1977

Marshall, R. W., Robertson, G.: Nomograms for the estimation of the saturation of urine with calcium oxalate, calcium phosphate, magnesium, ammonium phosphate, uric acid, sodium acid urate, ammonium acid urate and cystin. Clin Chimica Acta *72*, 253 (1976)

Mates, J., Križek, V.: Die Steinkrankheit im Licht von 2340 beobachteten Fällen. Z Urol *48*, 478 (1955)

Matzkies, F.: Zur Ätiologie der Hyperurikämie. Klinikarzt *6*, 831 (1977)

Maurer, C.: Analysengang zur Beurteilung der quantitativen Zusammensetzung von Harnkonkrementen. Urologe [A] *8*, 189 (1969)

May, P.: Die Harnstauungsniere. Fortschr. Urol. Nephrol. Darmstadt: Steinkopff 1973

Mayor, G., Zingg, E.: Klinik der Harnsteine. In: Klinische Urologie. Alken, C. E., Staehler, W. (Hrsg.) Stuttgart: Thieme 1973

Mehnert, P., Hoko, E. J. E.: Die kindliche Urolothiasis in der DDR im Jahre 1974. In: V. Jenaer Harnsteinsymposium. Hienzsch, E., Schneider, H.-J. (Hrsg.) Jena: Friedr. Schiller. Univ. 1978

Nancollas, G. H.: The kinetics of crystal growth and renal stone formation. In: Urolithiasis Research. Fleisch, H., Robertson, W. G., Smith, L. H., Vahlensieck, W. (eds.) New York, London: Plenum Press 1976

Oberhausen, E.: Bestimmung der Nierenclearance mit dem Ganzkörperzähler. In: Nierenclearance. Höfer, R. (Hrsg.) Gelbe Reihe der Farbwerke Hoechst 1968

Oberhausen, E.: Grundlagen der nuklearmedizinischen Clearancebestimmung. In: Nuklearmedizinische Verfahren bei Erkrankungen der Nieren und ableitenden Harnwege. Pfannenstiel, P., Emrich, E., Oberhausen, E., Pixberg, H.-U. (Hrsg.) Konstanz: Schnetztor 1977

Oberhausen, E., Romahn, A.: Bestimmung der Nierenclearance durch externe Gammastrahlenmessung. In: Radionuklide in Kreislaufforschung und Kreislaufdiagnostik. Hoffmann, G., Höfer, R. (Hrsg.) Stuttgart-New York: Schattauer 1968

Osterhage, H. R., Fried, N., Kastert, H. B.: Sekundäre Urolithiasis im Kindesalter. 19. Tagg. Nordd. Urol., Braunlage 3.-4. 6. 1977

Otto-Unger, G.: Pädiatrische Aspekte zum Harnsteinleiden des Kindes. In: V. Jenaer Harnsteinsymposium. Hienzsch, E., Schneider, H.-J. (Hrsg.) Jena: Friedr. Schiller Univ. 1978

Pak, C. Y. C.: Calcium Urolithiasis. In: Topics in bone and mineral disorders. Avioli, L. V. (ed.) New York: Plenum Press 1978

Pak, C. Y. C., Kaplan, R. A., Townsend, J., Waters, O.: A simple test for absorptive, resorptive and renal hypercalciurias. N Engl J Med *292* 497 (1975)

Patzelt, W. J.: Polarisationsmikroskopie, Grundlagen, Instrumente, Anwendungen. (Werksschrift) Wetzlar: Leitz

Paweletz, N., Schroeter, D.: Scanning electronmicroscopic observations on cells grown in vitro. Cytobiologie *8*, 228 (1974)

Peters, H. J.: Pathophysiologie der Nierenkolik und ihre medikamentöse Behandlung. Med Welt *29*, 46 (1978)

Pfannenstiel, P., Emrich, D., Adam, W.: Empfehlungen zum Einsatz nuklearmedizinischer Verfahren bei Erkrankungen der Nieren und ableitenden Harnwege. In: Nuklearmedizinische Verfahren bei Erkrankungen der Nieren und ableitenden Harnwege. Pfannenstiel, P., Emrich, D., Oberhausen, E., Pixberg, H.-U. (Hrsg.) S. 239. Konstanz: Schnetztor 1977

Pfannenstiel, P., Emrich, D., Oberhausen, E., Pixberg, H.-U. (Hrsg.): Nuklearmedizinische Verfahren bei Erkrankungen der Nieren und ableitenden Harnwege. Konstanz: Schnetztor 1977

Philipsborn, H., v.: Zur Harnsteinbildung aus der Sicht des Mineralogen. Urol Int *7*, 28 (1958)

Prien, E. L.: Studies in Urolithiasis III. J Urol *73*, 627 (1955)

Reimer, L., Pfefferkorn, G.: Rasterelektronenmikroskopie. Berlin, Heidelberg, New York: Springer 1973

Robertson, W. G.: Physical chemical aspects of calcium stone formation in the urinary tract. In: Urolithiasis Research. Fleisch, H., Robertson, W. G., Smith, L. H., Vahlensieck, W. (eds.) New York, London: Plenum Press 1976

Rohde, M., Zilliken, F.: Methodik der Oxalsäurebestimmung im Urin und Tagesprofile der Oxalatausscheidung. In: Pathogenese und Klinik der Harnsteine, Bd. V. Gasser, G., Vahlensieck, W. (Hrsg.) Darmstadt: Steinkopff 1977

Rose, G. A., Harrison, A. R.: The Incidence, Investigation and Treatment of Idiopathic Hypercalciuria. Br J Urol 46, 261 (1974)

Schmincke, H., Lengwinat, A.: Beitrag zur Erforschung der allgemeinen Morbidität. VEB Volk u. Gesundheit Berlin:1968

Schneider, H.-J.: Neue Gesichtspunkte der chemischen Harnsteinanalyse. III. Urologe [B] 8, 185 (1969)

Schneider, H.-J. (Hrsg.): Technik der Harnsteinanalyse. Leipzig: VEB Georg Thieme 1974

Schneider, H.-J., Anke, M.: Magnesiumstoffwechsel, Jena: Friedr. Schiller Univ. 1976

Schwille, P. O.: Bemerkungen zur Epidemiologie und Pathophysiologie der Urolithiasis. Med Welt 29, 44 (1978)

Seifert, K.-F., Gebhardt, M.: Quantitative röntgenographische Harnsteinanalyse mittels Guinier-Verfahren. In: Pathogenese und Klinik der Harnsteine, Bd. VII. Vahlensieck, W., Gasser, G. (Hrsg.), Darmstadt: Steinkopff (im Druck)

Seyfarth, H. H., Hahne, B.: Mikroskopische Untersuchungen von Harnsteinen. Jenaer Rundschau 4, 182 (1978)

Sierakowski, R., Finlayson, B., Landes, R.: Stone incidence as related to water hardness in different geographic regions of the United States. Urol Res (in press)

Sommerkamp, H.: Diagnostik der renalen tubulären Azidose. In: Pathogenese und Klinik der Harnsteine, Bd. V, Gasser, G., Vahlensieck, W. (Hrsg.), S. 165. Darmstadt: Steinkopff 1977

Szabó, É.: Polarizing microscopic studies on the fine structure of renal stones. Urinary Calculi. Madrid, Basel: Karger 1973

Takassaki, E.: An observation on the analysis of urinary calculi by infrared spectroscopy. Calcif Tissue Res 7, 232 (1971)

Terhorst, B.: Urologische Manifestationen beim primären Hyperparathyreoidismus. Therapiewoche 28, 3633 (1978)

Tschöpe, W., Beck, C., Christ, D., Schmidt-Gayk, H., Ritz, E., Reisfelder, G., Ziegler, M.: Pathogenese und medikamentöse Rezidiv-Prophylaxe der Calcium-Oxalat-Nephrolithiasis. Klinikarzt 8, 37 (1979)

Ultzmann, R.: Die Harnkonkretionen des Menschen. Wien: Tendler u. Co. 1882

Vahlensieck, W.: Der Rezidivharnstein beim Kind. Helv Chir Acta 35, 485 (1968)

Vahlensieck, W.: Behandlung des akuten Harnsteines. Dtsch Med Wochenschr 94, 2381 (1969) u. Physikal Med Rehab 14, 65 (1973)

Vahlensieck, W.: Das Harnsteinleiden. Nieren- und Hochdruckkrankheiten 2, 270 (1973)

Vahlensieck, W.: Epidemiologie und Klinik der Urolithiasis. Aktuel Ernährungsmed 3, 76 (1977)

Vahlensieck, W.: Therapie und Rezidivprophylaxe des kindlichen Harnsteinleidens. In: V. Jenaer Harnsteinsymposium. Hienzsch, E., Schneider, H.-J. Jena: Friedrich Schiller Univ. 1978

Vahlensieck, W., Bastian, H.-P.: Clinical features and treatment of urinary calculi in childhood. Eur Urol 2, 129 (1976)

Vahlensieck, W., Gasser, G.: Klinik und Pathogenese der Harnsteine, Bd. II–VI. Darmstadt: Steinkopff 1974–1978

Vendl, L.: Rezidivierende Urolithiasis im Kindesalter. Urologe [A] 14, 164 (1975a)

Vendl, L.: Harnsteinleiden im Kindesalter. Urologe [A] 14, 168 (1975b)

Vermeulen, C. W., Grove, W. J., Goetz, R., Ragins, H. D., Correll, N. O.: Experimental urolithiasis I. J Urol 64, 541 (1950)

Westlund, K.: Urolithiasis and coronary disease. A note on association. Am J Epidemiol 97, 167 (1973)

Winsbury-White, H.-P.: A general survey of the etiology of urinary calculus. Urol Int *1*, 210 (1955)

Winter, C. C.: A clinical study of a new renal function test: the radioactive diodrast renogram. J Urol *76*, 182 (1956)

Wrong, O., Davies, H. E. F.: The excretion of acid in renal disease. Quart J Med *28*, 259 (1959)

Zevin, L. S.: A Method of Quantitative Phase Analysis Without Standards. J Appl Cryst *10*, 147 (1977)

Ziegler, R.: Physiologie und Pathophysiologie des Calcium- und Phosphathaushaltes beim Hyperparathyreoidismus. Therapiewoche *28*, 3600 (1978)

Zum Winkel, K.: Nierendiagnostik mit Radioisotopen. Stuttgart: Thieme 1964

Tafelanhang

Alle Aufnahmen der Tafeln II bis VII mit Zeiss-Photomikroskop III

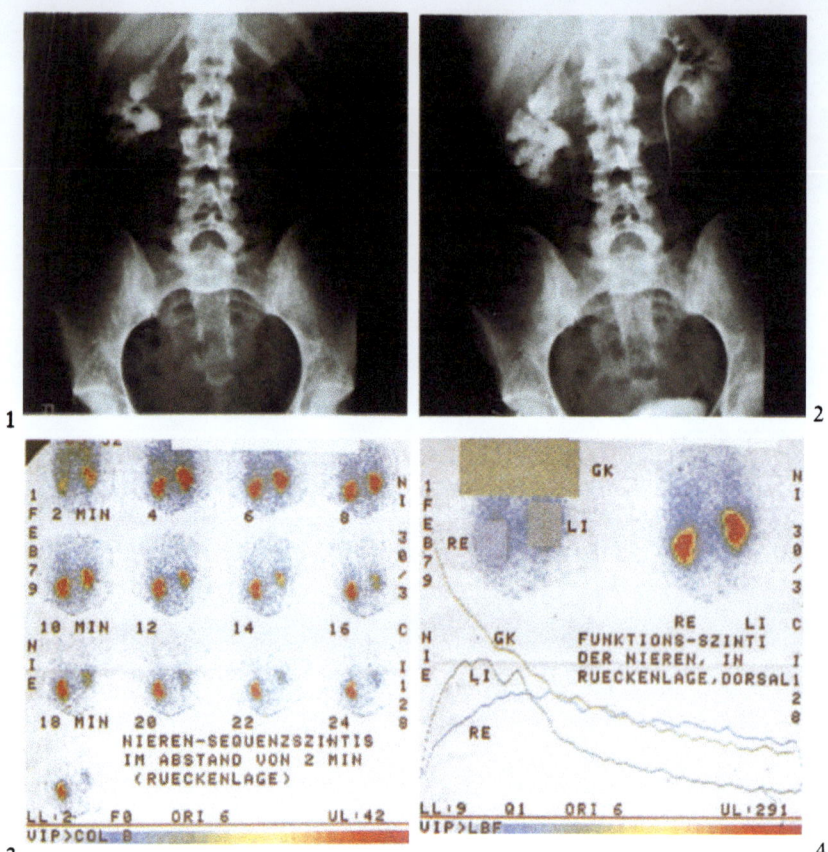

Tafel I

I.1. 27jährige Frau. Nierenleeraufnahme: Nierenbecken- und -Kelchausgußstein re.; Kelchsteine mittl. Kelchgruppe li.

I.2. I. v. Urogramm von gleicher Patientin (I 1.): Mittelstarke Erweiterung aller Kelche re., aber glatter Abfluß des Kontrastmittels; li. unauffälliges Urogramm

I.3. Patientin wie I.1. Nierensequenzszintigramm bei Ausgußstein rechts; verzögerter Aktivitätsabfluß rechts

I.4. Patientin wie I.1. Summationsbild (rechts oben); Wahl der „Regions of Interest" (links oben) für ein repräsentatives Ganzkörperareal (GK) sowie rechte und linke Niere. Unten im Bild: Wiedergabe der Zeitaktivitätsverläufe in den „Regions of Interest" (Abflußstörung rechts)

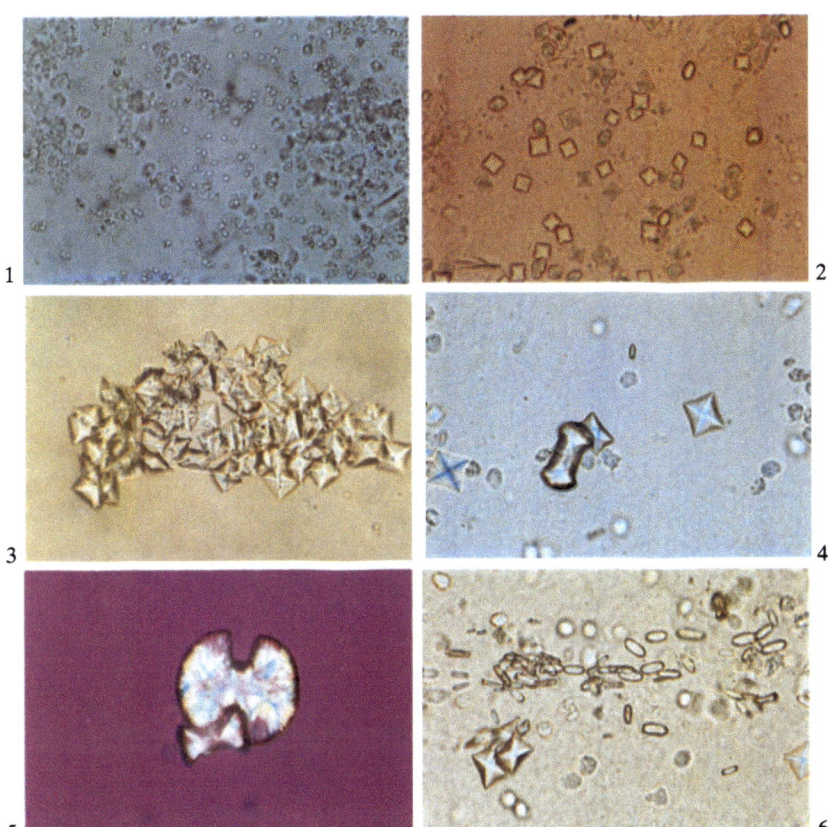

Tafel II

II.1. Kleine Ca-Oxalat-Dihydrat (Weddellit)-Kristalle, Briefcouvert-Form, (3–5 μm), Hellfeld, Blaufilter, (x612)

II.2. Große Ca-Oxalat-Dihydrat (Weddellit)-Kristalle (14–18 μm), (x153)

II.3. Ca-Oxalat-Dihydrat (Weddellit)-Aggregat (Mikrolith) (ca. 150 μm), Hellfeld-Abbildung, (x765)

II.4. Ca-Oxalat-Dihydrat (Weddellit)- und Ca-Oxalat-Monohydrat (Whewellit)-Kristalle, Hantelform von Whewellit (17 μm, 35 μm), polarisiertes Licht, parallele Polarisatoren, (x765)

II.5. Hantelform von Ca-Oxalat-Monohydrat (Whewellit) (52 μm, 28 μm), polarisiertes Licht, gekreuzte Polarisatoren, λ-Plättchen (Rot- I. Ordnung)), (x1000)

II.6. Längsovale und Eiform von Ca-Oxalat-Monohydrat (Whewellit) (8–12 μm), Hellfeld-Abbildung, (x765)

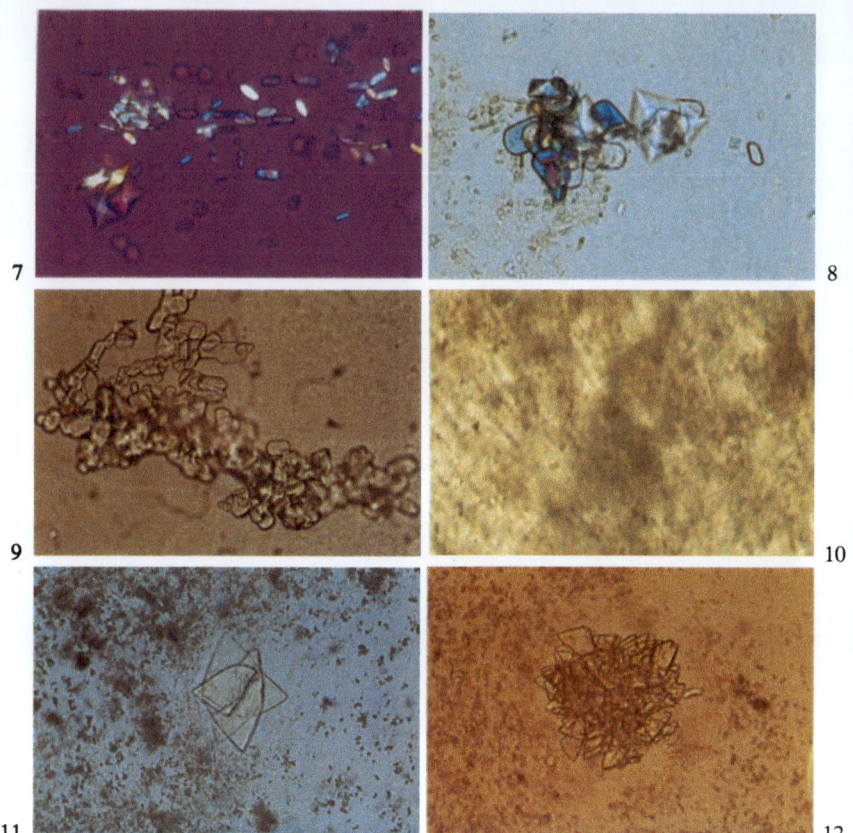

Tafel III

III.7. Wie Tafelbild II.6. Polarisiertes Licht, gekreuzte Polarisatoren, λ-Plättchen (Rot I. Ordnung)

III.8. Aggregierung der verschiedenen Ca-Oxalat-Formen – vorwiegend Whewellit-Kristalle (30–50 μm), polarisiertes Licht, parallele Polarisatoren, (x765)

III.9. Mikrolith (>150 μm), vorwiegend Ca-Oxalat-Monohydrat (Whewellit), Oxalsäurekonzentration >400 mg/l, Hellfeld-Abbildung, (x612)

III.10. Harnsäure (Ziegelmehl), Hellfeld-Abbildung

III.11. Harnsäure-Dihydrat (Wetzsteinform), verwachsene Kristalle umgeben von „Ziegelmehl" (30–74 μm), Hellfeld, Blaufilter, (x612)

III.12. Aggregierte Harnsäure / Harnsäure-Dihydrat-Kristalle, (20–35 μm), Hellfeld-Abbildung, (x500)

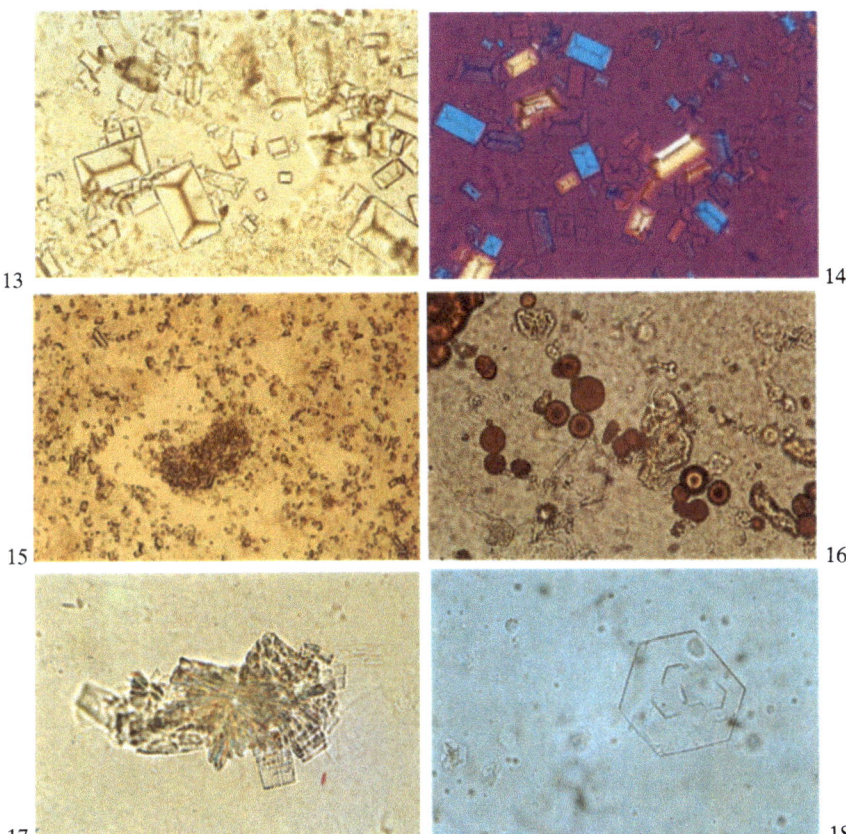

Tafel IV

IV.13. Magnesium-Ammonium-Phosphat-Hexahydrat (Struvit, Tripelphosphat), Sargdeckelform, (30–60 μm), Hellfeld-Abbildung, (x612)

IV.14. Magnesium-Ammonium-Phosphat-Hexahydrat (Struvit), Sargdeckelform (20–40 μm), λ-Plättchen (Rot I. Ordnung) (x477)

IV.15. Aggregierte Struvitkristalle mit amorphem Ca-Phosphat, Hellfeld-Abbildung (x123)

IV.16. Typische Uratkristalle, Hellfeld-Abbildung (x612)

IV.17. Aggregierte Ca-Phosphatkristalle mit Harnsäure, Hellfeld-Abbildung (x1000)

IV.18. Zystin, Hellfeld, Blaufilter, (x800)

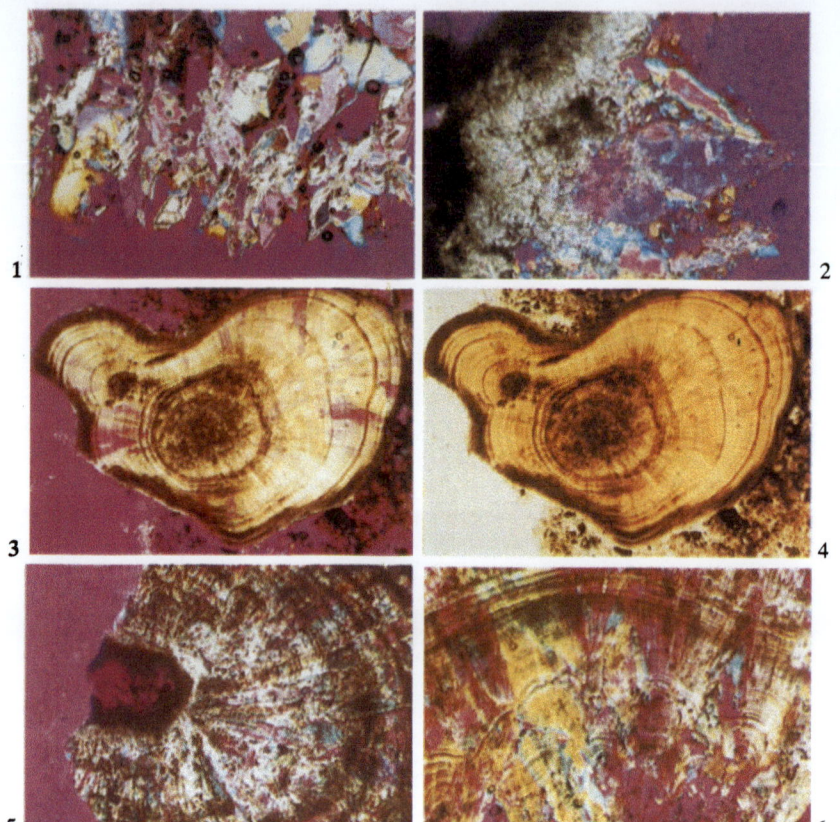

Tafel V

V.1. Weddellit-Stein, (x47,8)
V.2. Weddellit-Whewellit-Mischstein, (x47,8)
V.3. Whewellit-Karbonatapatit-Mischstein, (x47,8)
V.4. Wie V.3, (x47,8)
V.5. Struvit-Karbonatapatit-Mischstein, (x47,8)
V.6. Brushit-Whitlockit-Oktakalziumphosphat-Karbonatapatit-Mischstein, (x47,8)

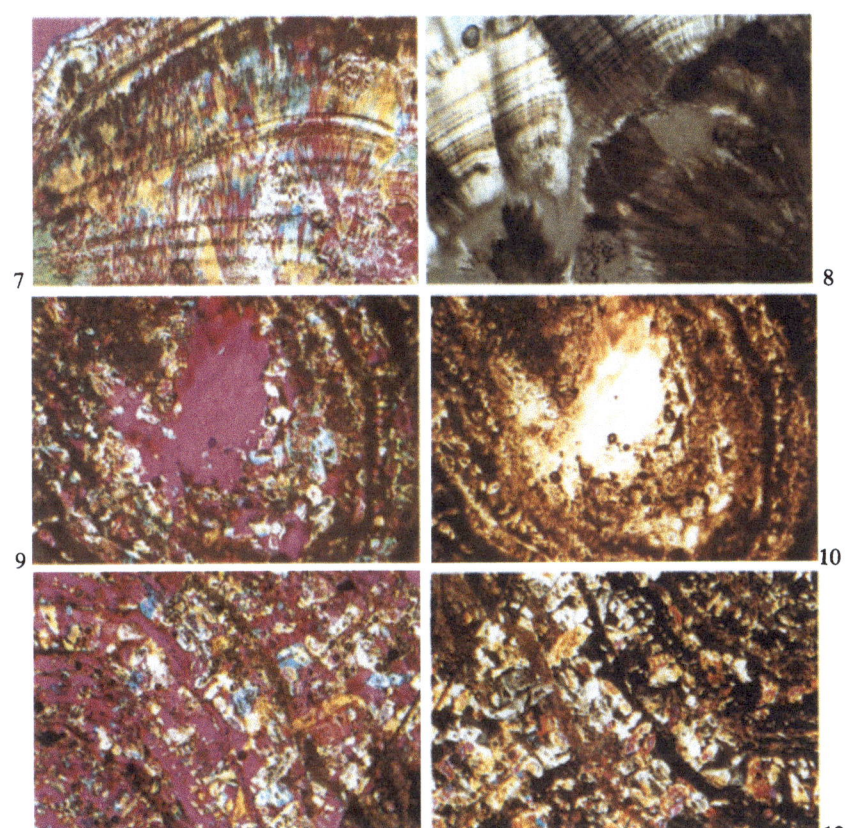

Tafel VI

VI.7. Wie V.6, (x47,8)
VI.8. Wie V.6, (x306)
VI.9. Struvit-Karbonatapatit-Mischstein, (x47,8)
VI.10. Wie VI.9, (x47,8)
VI.11. Harnsäure-Harnsäure-Dihydrat-Mischstein, (x47,8)
VI.12. Wie VI.11, (x47,8)

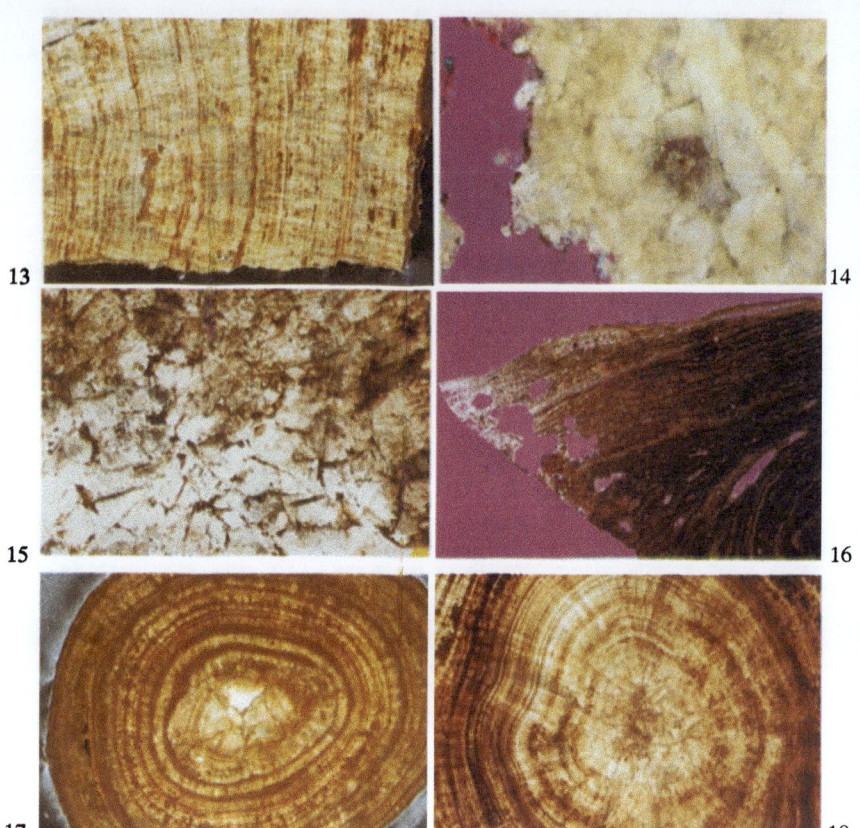

Tafel VII

VII.13. Harnsäure-Stein, (x47,8)
VII.14. Harnsäure-Stein, (x765)
VII.15. Zystin-Stein, (x47,8)
VII.16. Mono-Ammoniumurat-Stein, (x47,8)
VII.17. Harnsäure-Stein, (x47,8)
VII.18. Whewellit-Stein, (x47,8)

Additional material from *Urolithiasis*, ISBN 978-3-662-40736-3, is available at http://extras.springer.com

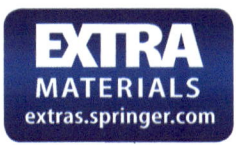

MIX
Papier aus verantwortungsvollen Quellen
Paper from responsible sources
FSC® C105338

If you have any concerns about our products,
you can contact us on
ProductSafety@springernature.com

In case Publisher is established outside the EU,
the EU authorized representative is:
**Springer Nature Customer Service Center GmbH
Europaplatz 3, 69115 Heidelberg, Germany**

Printed by Libri Plureos GmbH
in Hamburg, Germany

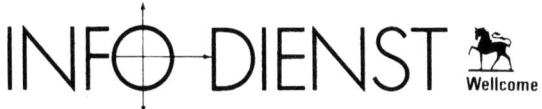

Harnsäurestoffwechsel

Urolithiasis 2

Herausgegeben von W. Vahlensieck

Konservative, instrumentelle und operative Harnsteinentfernung

Unter Mitarbeit von P. Alken, K.-H. Bichler,
W. Brendel, Ch. Chaussy, E. Hahn,
E. Schmiedt, J. Sökeland, A. Wolters

Mit 32 Abbildungen und 2 farbigen Tafeln

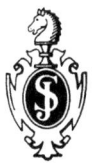

Springer-Verlag Berlin Heidelberg GmbH 1979

Prof. Dr. med. W. Vahlensieck
Direktor der Urologischen Universitäts-Klinik
Sigmund-Freud-Straße 25
D-5300 Bonn 1

ISBN 978-3-662-40736-3   ISBN 978-3-662-41218-3 (eBook)
DOI 10.1007/978-3-662-41218-3

Das Werk ist urheberrechtlich geschützt. Die dadurch begründeten Rechte, insbesondere die der Übersetzung, des Nachdruckes, der Entnahme von Abbildungen, der Funksendung, der Wiedergabe auf photomechanischem oder ähnlichem Wege und der Speicherung in Datenverarbeitungsanlagen bleiben, auch bei nur auszugsweiser Verwertung, vorbehalten. Bei Vervielfältigung für gewerbliche Zwecke ist gemäß § 54 UrhG eine Vergütung an den Verlag zu zahlen, deren Höhe mit dem Verlag zu vereinbaren ist.

Dieses Buch ist ein Vorabdruck aus dem Werk UROLITHIASIS, Vahlensieck, W. (Hrsg.)

© by Springer-Verlag Berlin Heidelberg 1979

Ursprünglich erschienen bei Springer-Verlag Berlin Heidelberg New York 1979

Die Wiedergabe von Gebrauchsnamen, Handelsnamen, Warenbezeichnungen usw. in diesem Werk berechtigt auch ohne besondere Kennzeichnung nicht zu der Annahme, daß solche Namen im Sinne der Warenzeichen- und Markenschutz-Gesetzgebung als frei zu betrachten wären und daher von jedermann benutzt werden dürften.

Satz- und Bindearbeiten: G. Appl, Wemding.
2121/3140-543210

Inhaltsverzeichnis

1	**Kolikbehandlung und pharmazeutische Harnsteinaustreibung** (inkl. Physiologie und Pathophysiologie der Harnwege) (E. Hahn, J. Sökeland, A. Wolters)	1
1.1	Anatomie und Urodynamik der oberen Harnwege	2
1.1.1	Anatomie	2
1.1.2	Nervale Versorgung des Harnleiters	3
1.1.3	Urodynamik	5
1.2	Pathophysiologie der oberen Harnwege bei Steinverschluß	7
1.2.1	Lokale Reaktion	7
1.2.2	Harnstauung	8
1.2.3	Infektion	9
1.2.4	Urodynamik bei Harnstauung	9
1.3	Pharmakologie	11
1.3.1	Analgetika	11
1.3.1.1	Novamin-Sulfon (Novalgin)	11
1.3.1.2	Morphin	12
1.3.1.3	Petidin (Dolantin)	12
1.3.1.4	Fortgesetzte Spasmoanalgesie	12
1.3.2	Spasmolytika	13
1.3.2.1	N-Butylskopolamin (Buscopan)	14
1.3.2.2	Papaverin	15
1.3.3	Sympathikotrope Substanzen	15
1.3.3.1	Sympathikomimetika	15
1.3.3.2	Sympathikolytika	16
1.3.4	Antiödematose Therapie	17
1.3.4.1	Aescin (Reparil)	17
1.3.5	Antiphlogistika	17
1.3.6	Diuretika	17
1.3.6.1	Manitol (Osmofundin)	18
1.3.6.2	Furosemid (Lasix)	18
1.3.6.3	Hydrochlorothiazid (Esidrix)	18

2	**Instrumentelle Harnsteinentfernung**	**20**
2.1	Instrumentelle und chemolytische Harnsteinentfernung (P. Alken)	20
2.1.1	Blasensteine	20
2.1.1.1	Die mechanische Lithotripsie	20
2.1.1.2	Elektrohydraulische Lithotripsie	23
2.1.1.3	Ultraschall-Lithotripsie	24
2.1.2	Uretersteine	25
2.1.3	Ureterdach-, Ostium- und Uretrozelenschlitzung	28
2.1.4	Nierensteine	30
2.1.4.1	Steinextraktion über die Nephrostomie	30
2.1.4.2	Chemolitholyse	31
2.2	Berührungsfreie Nierensteinzertrümmerung durch Stoßwellen – Eine neue Therapie? (Ch. Chaussy, E. Schmiedt, W. Brendel)	33
2.2.1	Technischer Teil	34
2.2.1.1	Einleitung	34
2.2.1.2	Physik der Stoßwellenapplikation	35
2.2.1.3	Theoretische Bedingungen	35
2.2.1.4	Erzeugung der Stoßwelle	35
2.2.1.5	Fokussierung	36
2.2.1.6	Versuchsapparatur	36
2.2.2	In vitro Untersuchungen	36
2.2.2.1	Nierensteinzertrümmerung	36
2.2.2.2	Hämolyseuntersuchungen	37
2.2.2.3	Gemischte Lymphozytenkultur	38
2.2.3	In vivo Untersuchungen	38
2.2.3.1	In vivo Exposition unbehandelter Tiere	38
2.2.3.2	Experimentelles Steinmodell	38
2.2.3.3	Steinlokalisation	39
2.2.3.4	Stoßwellenexposition steintragender Versuchstiere	40
3	**Operative Harnsteinentfernung** (K.-H. Bichler)	42
3.1	Nierenkelchsteine	42
3.2	Nierenbeckenstein	45
3.2.1	Operationstechnik	49
3.2.1.1	Die Standardpyelolithotomie	49
3.2.1.2	Die Pyelolithotomia inferior	49

3.2.1.3	Die Präparation des renalen Sinus nach GIL-VERNET	51
3.2.1.4	Operation von Korallensteinen	52
3.2.1.5	Die Nephrotomie	52
3.3	Harnleitersteine	65
3.4	Harnblasenstein	69
3.5	Harnröhrensteine	70

Literatur 72

Tafelanhang 77

Mitarbeiterverzeichnis

Dr. med. P. Alken
Urologische Universitäts-Klinik
Langenbeckstraße 1, D-6500 Mainz

Dr. med. K.-H. Bichler
Direktor der Urologischen Universitäts-Klinik
Calwer Straße 7, D-7400 Tübingen

Dr. med. W. Brendel
Urologische Universitäts-Klinik Klinikum Großhadern
Marchionistraße 15, D-8000 München-Großhadern

Dr. med. Ch. Chaussy
Urologische Universitäts-Klinik Klinikum Großhadern
Marchionistraße 15, D-8000 München-Großhadern

Dr. med. E. Hahn
Urologische Universitäts-Klinik der Städtischen
Krankenanstalten
Westfalendamm 403–407, D-4600 Dortmund

Dr. med. E. Schmiedt
Urologische Universitäts-Klinik Klinikum Großhadern
Marchionistraße 15, D-8000 München-Großhadern

Dr. med. J. Sökeland
Direktor der Urologischen Universitäts-Klinik
der Städtischen Krankenanstalten
Westfalendamm 403–407, D-4600 Dortmund

Dr. med. A. Wolters
Urologische Universitäts-Klinik der Städtischen
Krankenanstalten
Westfalendamm 403–407, D-4600 Dortmund

1 Kolikbehandlung und pharmazeutische Harnsteinaustreibung (inkl. Physiologie und Pathophysiologie der Harnwege)

E. Hahn, J. Sökeland, A. Wolters

Die Harnleiterkolik ist ein akutes Ereignis, das gewöhnlich auftritt, wenn die ableitenden Harnwege plötzlich komplett oder inkomplett verschlossen werden. Der Schmerzcharakter besteht in heftigen krampfartigen, meist langandauernden, wellenförmigen Attacken. Es handelt sich bei der Harnleiterkolik um einen typischen Hohlraumschmerz, vergleichbar dem Wehenschmerz, dem Blähungsschmerz des Darmes oder der Gallensteinkolik. Die häufigste Ursache der Kolik ist der Harnstein, darüber hinaus können durch Blutkoagel, Tumorthromben, abgestoßene Papillen Koliken hervorgerufen werden. Benachbarte Organe können Harnleiterkoliken vortäuschen. Differentialdiagnostisch müssen die Appendizitis, die Gallensteinkolik, Erkrankungen der weiblichen Adnexe sowie ein rupturiertes Aortenaneurysma ausgeschlossen werden. Je nach Steinsitz (Höhe der Obstruktion) strahlen die Schmerzen in bestimmte Körperregionen aus: Beim Nierenbecken- und lumbalen Harnleiterstein in die Flanke und den Oberbauch, beim sakralen Harnleiterstein in die Leiste und den Unterbauch, beim prävesikalen Harnleiterstein in den Oberschenkel und den Hoden bzw. bei der Frau in die große Labie.

Der Kliniker schließt aus der Tatsache, daß Parasympathikolytika, häufig in Kombination mit Analgetika bei der Behandlung der Harnleiterkolik wirksam sind, daß der Ureter vorwiegend dem Einfluß des Parasympathikus unterliegt. Die Frage, ob dem autonomen Nervensystem über Sympathikus oder Parasympathikus eine Beeinflussung der Ureterdynamik zuzuschreiben ist, oder ob die Theorie der myogenen Erregungsbildung und Erregungsleitung im Vordergrund steht und das autonome Nervensystem nur als funktioneller Überbau zu betrachten ist, ist wesentlich für das Verständnis und die Therapie der Kolik.

Die klassische Vorstellung, daß die Harnleiterkolik bei akuten Ureterobstruktionen auf eine Hyperperistaltik des gestauten Harnleiterabschnitts und Nierenbeckens zurückzuführen ist, muß aufgrund neuerer reomanometrischer, elektromanometrischer und elektromyographischer Untersuchungen verlassen werden. Es hat sich gezeigt, daß zwar der Basisdruck im gestauten Harnleiter ansteigt, die effektive Frequenz jedoch vermindert oder ganz aufgehoben ist.

Neben der Behandlung der Kolik muß der Kliniker darauf bedacht sein, das Abflußhindernis – Harnleiterstein – so rasch wie möglich zu beseitigen. Hierzu bietet sich außer der operativen und endoskopisch instrumentellen die konservative Behandlung an, die in der Gabe von Medikamenten besteht, die eine spasmolytische, entzündungshemmende und diuresesteigernde Wirkung haben. Unter richtig durchgeführter konservativer Behandlung können 60–80% aller Harnleitersteine spontan zum Abgang gebracht werden. Die richtige Therapie der Harnleiterkolik und der Harnsteinaustreibung sollte auf einem grundlegenden Verständnis der Pathophysiologie eines obstruierten Harnleiters beruhen.

Traditionell werden als Faktoren, die die Kolik und die Passage der Harnleitersteine beeinflussen, angesehen:
1. Größe und Form des Harnleitersteines
2. Die lokale Irritation durch den Harnleiterstein
3. Der hydrostatische Druck im gestauten Harnleiter
4. Die Harnleiterperistaltik
5. Der Infekt
6. Das Zeitintervall, in welchem diese Faktoren einzeln oder gemeinsam wirksam sind.

Die nachfolgenden Ausführungen sollen dazu beitragen, die pathophysiologischen Vorgänge der Kolik und der Harnsteinpassage zu verstehen und ein Konzept für eine sinnvolle Behandlung zusammenzustellen.

1.1 Anatomie und Urodynamik der oberen Harnwege

1.1.1 Anatomie

Der Harnleiter liegt retroperitoneal und schwankt in seiner Länge je nach Körpergröße zwischen 28 und 32 cm. In Rückenlage hat er in seinem Verlauf vom Nierenbecken zur Blase ein negatives Gefälle von 1–2 cm zu überwinden. Der überwiegende Teil des Harnleiters liegt dem Peritoneum direkt an. Der äußere Harnleiterdurchmesser beträgt 4–5 mm, der innere 2–3 mm.

Wir unterscheiden am Harnleiter drei sogenannte physiologische Engen, die beim spontanen Steinabgang funktionelle Bedeutung haben:
1. Der pyeloureterale Übergang
2. Die Kreuzungsstelle mit den Vasae iliacae
3. Der intramurale Harnleiteranteil.

Die innere Schicht des Harnleiters besteht aus einem aus Übergangsepithel bestehendem Schleimhautrohr. Durch die Tunica propria davon getrennt wird die mittlere Schicht von einem kräftigen Muskelschlauch gebildet. Klassischerweise wird an der Harnleitermuskulatur eine innere Längs-, eine mittlere Ring- und eine äußere Längsmuskelschicht unterschieden. Strukturanalytische Untersuchungen der Harnleiterwand zeigen jedoch einen spiraligen Verlauf der Muskelfasern von wechselnder Steilheit, wobei die Muskelfasern untereinander ein scherengitterartiges Geflecht bilden. Im intramuralen Harnleiterabschnitt verlaufen die Muskelfasern schließlich in Längsrichtung, strahlen in das Ostium und in das Trigonum ein und verlaufen von dort bis zum Colliculus seminalis. Vor seinem Eintritt in die Blasenwand wird der Harnleiter vom Walldeyschen Muskelring umgeben, dessen Fasern in die äußere Schicht der Blasenmuskulatur auslaufen. Daher kommt es zu einer synchronen Kontraktion des Walldeyschen Ringes mit der Detrusormuskulatur. Die äußere Schicht des Harnleiters bildet die Adventitia.

1.1.2 Nervale Versorgung des Harnleiters

Aufgrund entwicklungsgeschichtlicher Betrachtungen – Zusammenschluß von zwei ursprünglich getrennten Organanlagen zu einem funktionellen System, das zwei Etagen des Körpers überbrückt – sowie der retroperitonealen Lage des Ureters in unmittelbarer Nähe großer nervöser Plexus, läßt sich eine reichliche Nervenversorgung des Ureters vermuten (DIEMER, 1969). Während Ganglienzellen in den oberen Zweidritteln des Harnleiters gar nicht oder nur in geringer Zahl nachgewiesen werden konnten, wurden im Bereich des praevesikalen Harnleiterabschnittes, also näher der parasympathisch innervierten Blase, Ganglienzellen von verschiedenen Autoren gefunden (BOYARSKI und LABAY, 1972). Der schwierige Nachweis der relativ gut sichtbaren Ganglienzellen am Ureter legt die Vermutung nahe, daß der Harnleiter überwiegend sympathisch innerviert wird, denn im Gegensatz zu den postganglionären sympathischen Fasern, deren Ganglien im prä- und paravertebralen Bereich liegen, befinden sich die Ganglien der postganglionären parasympathischen Fasern in der Wand oder in der Nähe des Erfolgsoranes.

Aufgrund konventionell anatomischer und histochemischer Untersuchungen gilt es heute als gesichert, daß sich das sympathische Ureterzentrum im Rückenmarkssegment TH 10 bis L 2 befindet. Die wichtigste sympathische Schaltstelle für die Niere und den Harnleiter bildet das Ganglion coeliacum. Weitere sympathische Fasern gehen vom Ganglion mesentericum und dem Ganglion renalis aus und bilden den Plexus renalis, der sich den

Nierenarterien anlegt. Von hier ziehen die postganglionären sympathischen Fasern gemeinsam mit den Gefäßen zur Niere und zum Harnleiter. Weitere sympathische Nervenfasern gelangen über den Plexus spermaticus und über den Plexus iliacus von distal an den Harnleiter. Die parasympathischen Fasern ziehen ebenfalls über das Ganglion coeliacum und dem Plexus renalis zusammen mit den Gefäßen zu dem Nierenbecken und dem Harnleiter. Die im unteren Ureterdrittel vorgefundenen Ganglienzellen werden dem Parasympathikus zugeordnet. Parasympathische Fasern des Beckens erreichen vermutlich über die Nervi pelvici ebenfalls den Harnleiter und das Nierenbecken. In umgekehrter Richtung begleiten afferente viszerale Fasern die sympathischen und parasympathischen Nerven. Zusammen mit den Gefäßen gelangen die sympathischen und parasympathischen Nerven in die Muskulatur der Harnleiterwand. Die Synapse der cholinergen Fasern liegt in der Außenschicht der Muskulatur. Beide Faserarten verzweigen sich dann baumartig, um in die tieferen Muskelschichten einzudringen, wobei adrenerge Fasern gewöhnlich die Muskelzellen innervieren.

Die identische Segmentversorgung des gesamten Darmes, mit Ausnahme des Duodenums und Jejunums erklärt die häufige Störung der Darmmotilität bei Harnsteinkoliken aufgrund von viszero-viszeralen Reflexen, die vorwiegend die Symptome des Subileus zeigen. Die rechte Niere beeinflußt das Colon ascendens und die rechte Hälfte des Colon transversum sowie das Ileum. Das übrige Colon wird von der linken Niere reflektorisch beeinflußt. Entsprechend der segmentalen Versorgung der Haut kann es auch zu viscerocutanen Reflexen (mit Hautrötungen und einer Hypersensibilität) der entsprechenden Hautareale kommen (Headsche Zonen). Dies erklärt umgekehrt die positive Auswirkung bei Applikation von Wärme in den entsprechenden Hautarealen. Der Nervus genitofemoralis, der auch Äste an den Harnleiter abgibt, wird verantwortlich gemacht für die Hodenschmerzen beim Mann, wenn ein tiefsitzender Harnleiterstein vorliegt. Beeinflussungen der Muskelspannung in den entsprechenden Myotomen, die zu einer vermehrten ipsolateralen Bauchdeckenspannung, zu einer verstärkten Kontraktion des Musculus psoas und des Musculus erektor spinae mit kontralateraler Konvexskoliose führen, sind häufig (THIEL, 1974).

Klinische Erfahrungen haben gezeigt, daß durch operative Eingriffe am Harnleiter und Nierenbecken bis hin zur Nierenbeckenplastik mit Kontinuitätsdurchtrennung und Nierentransplantationen keine langandauernden postoperativen Lähmungserscheinungen auftreten. Es gilt heute als gesichert, daß der Harnleiter auch ohne zuführende Innervation selbständig Kontraktionen durchzuführen imstande ist (myogene Reizleitung und Reizbildungstheorie). Elektronenmikroskopische Untersuchungen haben geklärt, daß die einzelnen Muskelfasern des Harnleiters nicht wie der Herzmuskel aus einem echten Synctium bestehen. Es stehen zwar die Fasern über Interzellularbrücken in sehr engem Kontakt, die Zellwand ist jedoch überall erhalten. Es gibt keinen Hinweis für eine myofibrilläre Kontinuität. Es ist anzunehmen, daß ionale Austauschmechanismen an der Membran der Muskelzelle zur Reizleitung führen.

1.1.3 Urodynamik

Aufgabe des Harnleiters ist es, den von der Niere produzierten Urin vom Nierenbecken zur Blase zu transportieren. Schon unter physiologischen Bedingungen ist die Diurese keineswegs konstant. Die von einer Niere ausgeschiedene Urinmenge schwankt zwischen 0,2 und 2,0 ml/Min. Das bedeutet, daß sich die dem Harnleiter angebotene Flüssigkeitsmenge um das Zehnfache ändern kann. Trotz dieser Schwankungen ist der gesunde Ureter jederzeit in der Lage, den anfallenden Urin zur Blase zu transportieren, ohne daß es zu Harnstauungen kommt. Entsprechend der Strömungslehre können die wechselnd anfallenden Urinmengen durch zwei Faktoren bewältigt werden:
1. Durch Veränderungen der Strömungsgeschwindigkeit
2. Durch Änderung des Rohrquerschnittes (MELCHIOR und RATHERT, 1969).
Um eine Steigerung der Strömungsgeschwindigkeit zu erreichen, ist in erster Linie eine Änderung des Druckgefälles erforderlich. Die zehnfache Urinmenge fordert die zehnfache Strömungsgeschwindigkeit, also mindestens eine zehnfache Druckerhöhung. Dieser Druckerhöhung sind aus rein anatomisch physiologischen Gründen am Harnleiter Grenzen gesetzt.
Von großer Bedeutung ist aber der Einfluß des Rohrquerschnittes auf das Stromzeitvolumen. Nach dem Hagen Poiseulleschen Gesetz ist das Stromzeitvolumen der vierten Potenz des Radius proportional. Das bedeutet, daß bei einer Erweiterung des Ureterlumens auf weniger als das Doppelte bereits die zehnfache Flüssigkeitsmenge bei konstantem Druckgefälle abfließen kann (MELCHIOR und RATHERT, 1969).
Mit Hilfe elektromanometrischer Untersuchungen wurden bei Normalpersonen und normaler Diurese Frequenz, Amplitude, Tonusschwankungen sowie die Abflußgeschwindigkeit des Urins im Ureter ermittelt (SÖKELAND und MAY, 1969; RUTISHAUSER, 1970). Danach beträgt die mittlere Frequenz der Ureterperistaltik 4,3 Kontraktionen/Min. Eine Frequenzdifferenz zwischen den Kontraktionen im Nierenbecken und im oberen Harnleiter bestand nicht, was den Schluß nahelegt, daß die peristaltische Bewegung ihren Ausgang im Pyelon bzw. von den Kelchen nimmt.
Durch jüngste Veröffentlichungen konnte sowohl für das Nierenbekken als auch für die Kelche eine Pace-Maker-Aktivität mit dem typischen Kurvenbild eines Schrittmachers, ähnlich dem Sinusknoten des Herzens, nachgewiesen werden. Danach liegen die Zellgruppen mit der höchsten Frequenz in den Nierenkelchen und die Druckwelle im Nierenbeckenkelchsystem wird durch eine Änderung der Wandspannung im obersten Teil der Kelchwandung ausgelöst. Zusätzlich scheint ein

Feedback-Mechanismus zwischen dem Nierenbecken und dem renalen Gefäßsystem zu bestehen, in dem das Maximum der Nierenbeckenkontraktionswelle mit dem Anstieg der Nierenarterien-Perfusion korreliert (CONSTANTINOU, 1978).
Bei simultaner Registrierung im oberen und unteren Harnleiterabschnitt war die Zahl der peristaltischen Wellen pro Zeiteinheit identisch. Daraus ergibt sich, daß unter physiologischen Bedingungen die harntransportierende Druckwelle ohne Unterbrechung über den ganzen Harnleiter verläuft. Früher durchgeführte röntgenologische Untersuchungen unter Bildwandlerkontrolle haben diese Vermutung bereits nahegelegt. Wurde die Ureterperistaltik über eine längere Registrierperiode gemessen, so zeigte sich, daß die peristaltische Frequenz keineswegs konstant war. Bei gleichzeitiger Frequenzmessung in beiden Harnleitern fand sich eine deutliche Seitendifferenz. Die registrierten peristaltischen Druckschwankungen in verschiedener Höhe des Harnleiters ergaben im Mittel eine Zunahme der Amplitudenhöhe von proximal nach distal, wobei im Pyelon eine Amplitude von 3,6 mm Hg und für den pelvinen Harnleiterabschnitt eine Amplitude von durchschnittlich 20 mm Hg ermittelt wurde. Die durchschnittliche Normalgeschwindigkeit der peristaltischen Welle betrug 3,6 cm/s, wobei jedoch Schwankungen von 2–6 cm/s auftreten können (RUTISHAUSER, 1970).
Auf eine Zunahme der Diurese antwortet der Harnleiter mit einer Zunahme der Frequenz, einer Erhöhung des Tonus mit Verbreiterung der Kontraktionskomplexe zunächst mit Zunahme, später mit Reduktion der Amplitude durch Diastolenverlust. Um den Urinbolus vor sich herzutreiben, ist es nicht erforderlich, daß die peristaltische Welle völlig durchschneidet. Somit kann die Peristaltik selbst bei maximaler Diurese noch voll wirksam sein. Bei maximaler Diurese ist nicht der Sekretionsdruck der Nieren für den Urintransport zur Blase verantwortlich, sondern neben der Peristaltik und dem Druckgefälle die Weite des Harnleiterlumens. Hierdurch wird deutlich, welch entscheidende Bedeutung dem freien Ureterspiel in seinem Bett für einen störungsfreien Funktionsablauf zukommt (MELCHIOR und RATHERT, 1969). Ureteradhäsionen und Wandinfiltrationen wirken funktionell wie Stenosen, auch wenn kein mechanisches Hindernis nachweisbar ist.
Zusammenfassend kann gesagt werden: Die Ureterperistaltik zeichnet sich durch eine große funktionelle Adaptationsbreite aus. Bei zunehmender Diurese wird durch Zunahme der Frequenz, Anhebung des Basisdruckes und Veränderung der Kontraktionskomplexe die anfallende Flüssigkeitsmenge mit zunehmender Strömungsgeschwindigkeit zur Blase transportiert. Neben der erhöhten Strömungsgeschwindigkeit spielt vor allem die Änderung des Harnleiterquerschnittes als Kompensationsmechanismus eine hervorragende Rolle.

1.2 Pathophysiologie der oberen Harnwege bei Steinverschluß

Je nach ihrer Lage unterscheiden wir Nierenkelch-, Nierenbecken- und Harnleitersteine.
In der Regel bereiten Nierenkelchsteine keine Beschwerden. Sind sie jedoch im Vergleich zum Nierenkelch relativ klein, können sie durch mechanische Reizung der Nierenkelchschleimhaut zur Blutung führen. Insbesondere bei Eintritt der Nierenkelchsteine in den Nierenkelchhals kann es zu mehr oder minder starken Stauungen des Nierenkelches mit entsprechenden Beschwerden kommen. Gewöhnlich tritt der Nierenkelchstein ins Nierenbecken über. Hier bereitet er wegen des Mißverhältnisses zwischen Nierenbecken und Nierensteingröße aufgrund der daraus resultierenden größeren Beweglichkeit häufiger Beschwerden. Der sog. Nierenbeckenventilstein kann zu starken Koliken und zu einer erheblichen Harnstauung führen.
Steine bis zu etwa Bohnengröße können den Harnleiter spontan in mehr oder weniger langer Zeit passieren. Der Harnleiterstein hat dabei die drei bereits genannten physiologischen Harnleiterengen zu überwinden. Wie beim Nierenbeckenventilstein treten insbesondere auch beim kompletten Harnleiterverschlußstein starke Koliken und hochgradige Harnstauungen auf, die je nach Dauer der Einwirkung zu reversiblen oder auch irreversiblen Nierenschädigungen führen können. Tritt zusätzlich ein Infekt hinzu, kann es zur Pyonephrose oder dem bedrohlichen Bild der Urosepsis kommen. Durch mechanische Reizung der Harnleiterwand kommt es zu einem lokalen Ödem bis hin zur spontanen Perforation mit einem Urinextravasat. Pyelorenale Refluxe aufgrund des erhöhten Stauungsdruckes sind ebenfalls nicht selten.
Die harnleitersteinbedingte lokale Reaktion, die Harnstauung und die Infektion sind die wesentlichen schädigenden Komponenten auf Niere und ableitendes Harnsystem. Das Ausmaß der Schädigung hängt davon ab, ob die erwähnten Faktoren einzeln oder gemeinsam wirksam werden. Weiter spielt die Dauer der Einwirkung und das Reaktionsvermögen des Organs auf das Ausmaß der Schädigung eine wesentliche Rolle.

1.2.1 Lokale Reaktion

Kleine, glattwandige aseptische Steine verursachen auch bei längerer Verweildauer im Nierenbecken keine größeren Schleimhautverletzungen, jedoch bewirken auch diese Steine im Nierenbecken eine lokalisierte Druckatrophie des Nierenparenchyms mit lockerer, nicht destruktiver lymphoplasmocytärer interstitieller Infiltration (MAYOR und ZINGG, 1973). Konkremente mit unregelmäßiger, scharfkantiger Oberfläche oder Nierenbeckenausgußsteine führen zum Schleimhautödem und zur Hyperämie. Epithelabschürfungen, Erosionen oder kleinere Nekrosen sind nicht selten. Im Harnleiter kommt es zu einer lokal entzündlichen Schleimhautreaktion. Große, scharfkantige Harnleiterverschlußsteine können bis zur Drucknekrose und im Ausnahmefall zur Perforation in die Umgebung führen. Entzündliche Schleimhautreaktionen können bei längerer Einwirkung auf die Muskulatur und die Adventitia und das periureterale Gewebe übergreifen und schließlich zu einer Fettgewebssklerose und lokalen Ureterstenose führen. Durch histologische Untersuchungen konnte nach Steinabgang für 11–17 Tage eine Mukosahämorrhagie und eine Mukosaschwellung in einem 1 cm großen Bereich nachgewiesen werden (BOYARSKI und LABAY, 1972).

1.2.2 Harnstauung

Wird der Harnabfluß durch einen Nierenbeckenventilstein oder einen Harnleiterstein blockiert, kommt es zu einer Harnrückstauung. Das Ausmaß der Harnstauung ist abhängig von der Harnsekretion und der Reabsorption. Bis zu einem gewissen Grade kann die sich daraus ergebende Druckerhöhung durch Dilatation des Nierenbeckens abgefangen werden. Mit zunehmender Stauung tritt jedoch eine Schädigung des Nierenparenchyms auf, das sich röntgenologisch am deutlichsten durch die Abflachung der Nierenpapillen zeigt. Dieser Zustand ist zunächst noch reversibel. Bei anhaltender Harnstauung kommt es jedoch zu einer zunehmenden Atrophie des Nierenparenchyms. Dieser Zustand, der im Gegensatz zur reversiblen Harnstauungsniere Hydronephrose genannt wird, ist irreversibel. Die Nierenbeckenform und die Höhe des Steinsitzes wirken sich auf das Ausmaß der Harnstauung aus. Ein extrarenales Nierenbecken vermag die Drucksteigerung leichter zu kompensieren, als ein intrarenales Nierenbecken, das aufgrund des umgebenden Parenchyms in seiner Dilatation eingeschränkt ist. Durch einen tiefsitzenden Harnleiterstein kann neben der Nierenbeckendilatation auch die Harnleiterdilatation zu einem Druckausgleich führen. Aus diesen Gründen ist es verständlich, daß hochsitzende Harnleiterkonkremente bei intrarenalem Nierenbecken eine frühzeitigere Intervention verlangen, als dies bei tiefsitzenden Steinen und extrarenalem Nierenbecken erforderlich ist.

1.2.3 Infektion

Aufgrund der Abflußbehinderung bzw. Harnstauung sowie der lokalen entzündlichen Veränderungen, ist jeder Harnleitersteinpatient besonders infektionsgefährdet. Der gestaute Urin stellt einen idealen Nährboden für Bakterien dar, die sich hier besonders rasch vermehren. Es können sich eine Pyelonephritis, Abszeßbildungen des Parenchyms, paranephritische Abszesse, eine Pyonephrose und schließlich die lebensbedrohende Urosepsis ausbilden. Der Harnwegsinfekt als Komplikation einer Harnstauungsniere infolge blockierenden Staus verschlechtert häufig die Situation und drängt den Arzt zu früherem Eingreifen. Auch wenn das Bild der Urosepsis selten auftritt, so ist die betroffene Niere durch eine rasch fortschreitende Pyelonephritis bis hin zur Pyonephrose stark gefährdet. Umgekehrt kann auch eine primäre Pyelonephritis zu einer sekundären Steinbildung, dem bekannten Magnesium-Ammonium-Phosphat-Stein, führen.

1.2.4 Urodynamik bei Harnstauung

Wird der Harnleiter z. B. durch ein Konkrement vollständig verschlossen, beginnt der intraluminale Harnleiterdruck sofort zu steigen, bis er den sogenannten effektiven Filtrationsdruck oder maximalen Ureterdruck erreicht. Dieser Druck wird in der Regel zwischen 20 und 80 mm Hg angegeben. Der effektive Filtrationsdruck ist insbesondere abhängig vom Blutdruck und der Flüssigkeitszufuhr bzw. der Diurese.
Nach Untersuchungen von RUTISHAUSER entwickelt sich bei Auftreten einer akuten Harnstauung ein charakteristisches Kurvenbild: Der Basisdruck steigt, die Frequenz der peristaltischen Kontraktionen erhöht sich, die Amplitudenhöhe der Kontraktionen nimmt ab, die Komplexe werden breiter und niedriger. Schließlich bleiben nur noch frequente Wellenbewegungen mit niedriger ineffektiver Amplitude erkennbar (RUTISHAUSER, 1970).
MELCHIOR hat anhand reomanometrischer Untersuchungen, d. h. mit der simultanen Druck- und Strömungsmessung im Ureter die Ergebnisse von Rutishauser bestätigen können. Er stellte zusätzlich fest, daß die Strömungsgeschwindigkeit bei einem akuten Harnleiterverschluß vermindert ist (MELCHIOR und RATHERT, 1969). BOYARSKI zeigt, daß die Harnleiterperistaltik oberhalb des Verschlusses durch einen Stein abhängig von der Dauer und der Vollständigkeit des Verschlusses vollständig unterdrückt werden kann (BOYARSKI und LABAY, 1972).
BOYARSKI und LABAY (1972) stellten fest, daß sich oberhalb eines komplett verschließenden Steines von glatter Oberfläche eine Harnleiter-

stauung mit Stauungsniere immer ausbildeten. Die Dauer des Steinabganges für einen solchen soliden Stein mit glatter Oberfläche wechselte zwischen 2 und 24 Std. Der Stein gelangte gewöhnlich innerhalb von 5 Std in den unteren Ureterabschnitt. Die vollständige Ausstoßung des soliden Steines trat innerhalb von 7–72 Std auf. Am signifikantesten war nach ihren Untersuchungen die Beobachtung, daß Steine unregelmäßiger Oberfläche keine oder nur wenig Tendenz zum Tiefertreten zeigten. Dies bestärkt die Rolle des hydrostatischen Druckes für die Steinbewegung im Harnleiter.

RUTISHAUSER (1970) konnte zeigen, daß bei seinen Untersuchungen trotz Anstiegs des Basisdruckes auf 10–45 mm Hg keine Schmerzen auftraten. SÖKELAND (SÖKELAND und MAY, 1969) konnte bestätigen, daß eine Kolik oder ein Druckschmerz nicht parallel zur Druckerhöhung einhergehen muß. Weiterhin fand er, daß ein über längere Strecken obstrurierender Fremdkörper weniger oft zu Koliken führt, als z. B. ein Ureterballonkatheter, der offenbar einen ähnlichen lokalen Dehnungsreiz setzt, wie ein Ureterstein.

Nach RUTISHAUSER läßt sich der Kolikschmerz aufgrund seiner Untersuchungen nur als Folge von akut auftretendem anhaltendem Überdruck in den oberen Harnwegen verstehen. Wahrscheinlich werden durch Dehnung der Wand, insbesondere des empfindlichen Nierenbeckens die schmerzleitenden sympathischen Fasern des Splanchnikus direkt gereizt. Als Möglichkeit wird auch eine druckbedingte Störung der Durchblutung bzw. Sauerstoffversorgung angesehen, die dann als Angina ureteralis bezeichnet werden müßte.

Der dekompensierte oder aperistaltische Ureter setzt eine völlig andersartige physiologische Betrachtungsweise voraus, als die des aktiven peristaltischen Ureters. Sowohl RUTISHAUSER, als auch BOYARSKI sind der Meinung, daß bei einem dekompensierten Harnleiter der effektive Filtrationsdruck zur Steinaustreibung nicht ausreicht und fordern eine Druckentlastung durch einen Ureterenkatheter, um die Harnleiterperistaltik wieder in Gang zu bringen. Untersuchungen einer chronischen Stauung, z. B. durch einen inkompletten Harnleiterverschlußstein ergaben eine stark erhöhte Frequenz bei normalem Tonus mit kleinen Amplituden ohne Effektivität, sowohl eine reduzierte Strömungsgeschwindigkeit (MELCHIOR und RATHERT, 1969).

Zusammenfassend kann gesagt werden, daß beim akuten Harnleiterverschluß die Frequenz der Harnleiterperistaltik zunimmt, die Kontraktionsamplituden jedoch unwirksam sind und der Urinfluß zum Stillstand kommt. Der effektive Filtrationsdruck steigt an, führt aber nicht notwendigerweise zu Koliken. Als Ursache der Kolik muß neben der Drucksteigerung eine lokale Ureterwanddehnung bzw. ein lokaler Ureterwandspasmus sowie der lokale Ureterreiz und die lokale Ureterwandischämie angesehen werden. Nierenkapselspannungen und veränderte Nierendurchblutung können ihren Anteil haben. Urodynamische Untersuchungen der 60iger und 70iger Jahre haben gezeigt, daß die klassische Auffassung von der Pathogenese der Steinkolik und der Harnsteinpassage, die als Folge einer Hyperperistaltik unkoordinierter Spasmen mit dem Ziel der Steinaustreibung angesehen wird, falsch ist.

Im Vergleich zu den Verhältnissen beim Dünndarmverschluß besteht ein grundlegender Unterschied, denn proximal des Passagehindernisses im Darm erfährt die Peristaltik regelmäßig eine nachhaltige Steigerung sowohl der Frequenz als auch der Amplitude.

1.3 Pharmakologie

Gelangt ein Stein in die ableitenden Harnwege, richtet sich die Therapie zunächst auf die Schmerzbehandlung und anschließend auf die Steinaustreibung, wobei zwischen beiden ein enger Zusammenhang besteht.

1.3.1 Analgetika

In leichten Fällen kann über viszero-kutane Reflexe durch Wärmeanwendung in Form von Heizkissen oder Bädern eine Beschwerdefreiheit des Patienten erreicht werden. Diese physikalische Maßnahme ist jedoch in der Regel nicht ausreichend, und man ist gezwungen, ein Analgetikum in Form von Tabletten oder Suppositorien und in schweren Fällen als intravenöse Injektion oder Dauertropfinfusion zu applizieren.

1.3.1.1 Novamin-Sulfon (Novalgin)

Das Novamin-Sulfon als Monosubstanz oder als analgetische Komponente von Kombinationspräparaten, kann als das Analgetikum der Wahl bei Koliken angesehen werden. Über seine ausgezeichnete analgetische Wirkung hinaus, wird ihm auch eine schwache spasmolytische Wirkung auf die glatte Muskulatur zugeschrieben. Diese Wirkung konnte am ungestauten Harnleiter durch die Arbeiten von RUTISHAUSER (1970) nicht bestätigt werden.

Sollte durch diese Medikation der Schmerzanfall nicht kupiert werden können, so empfiehlt sich die Gabe eines stärkeren Analgetikums wie z. B. Pentazocin (Fortral).

1.3.1.2 Morphin

Dieses Hauptopium-Alkaloid sollte nach Möglichkeit bei Koliken nicht zum Einsatz kommen, da es neben der Beeinträchtigung des Atemzentrums am Dünn- und Dickdarm eine starke Tonuserhöhung bewirkt. Von dieser Tonussteigerung sind besonders die Sphinktermuskeln betroffen, wie z. B. der Blasenschließmuskel, so daß es infolge der gleichzeitigen Analgesie zu einer Blasenüberfüllung kommt, die vom Patienten nicht bemerkt wird. Eine Beeinflussung der Aktivität der oberen Harnwege konnte weder in vitro noch in vivo unter Morphin beobachtet werden.

1.3.1.3 Petidin (Dolantin)

Die zuvor aufgeführten unerwünschten Nebenwirkungen des Morphins sind beim Petidin weniger stark ausgeprägt. Es hat neben seiner zentral analgetischen Wirkung einen schwach anticholinergischen atropinähnlichen Effekt. Die glatte Muskulatur soll in verschiedener Weise durch Petidin beeinflußt werden: An den Gallen- und Harnwegen im Sinne einer Tonussteigerung bei normaler Motilität im Bereich des Colon. Bei Patienten mit normaler Harnwegsdynamik zeigten die Untersuchungen von LAPIDES (1948) und KIIL (1957) lediglich einen leichten nicht signifikanten Frequenzrückgang.

1.3.1.4 Fortgesetzte Spasmoanalgesie

Im akuten Kolikanfall sind wir in der Regel gezwungen, den Patienten durch die intravenöse Gabe eines Analgetikums (Novalgin oder Fortral) von seinen Schmerzen zu befreien. Oft ist es dabei unerläßlich, diese Schmerztherapie durch eine Infusionstherapie fortzuführen. Ist der Patient jedoch von seinen ärgsten Schmerzen befreit und handelt es sich um einen abgangsfähigen Stein, so empfiehlt VAHLENSIECK (1977) zur Vermeidung rezidivierender Koliken und zur Beschleunigung der Harnleiterpassage eine Dauermedikation mit einem Spasmoanalgetikum. Hierbei kann häufig von der parenteralen auf die enterale Applikationsform übergewechselt werden.

Morphin oder seine Derivate sollte nur in Ausnahmefällen zur Anwendung gelangen, um angesichts der Tatsache, daß es sich bei der Harnsteinerkrankung um ein rezidivierendes Leiden handelt, einer Suchtentwicklung vorzubeugen. Aber auch bei den übrigen Analgetika sollte bei längerdauernder Medikation ein Wechsel gelegentlich vorgenommen werden.

1.3.2 Spasmolytika

Mit dem Wort Spasmoanalgesie kommen wir in einen Bereich der Harnleiterkolikbehandlung, welche urodynamisch umstritten, aber klinisch bedeutungsvoll ist. Wie schon früher ausgeführt, kommt es entgegen der überkommenen Auffassung von Hyperperistaltik und Hypertonie oberhalb des Steines zu einer Hypotonie, die bereits durch DEUTICKE (1951) nachgewiesen wurde. Dies konnte später durch RUTISHAUSER besonders aufgrund neuerer reomanometrischer, elektromanometrischer und elektromyographischer Untersuchungen bestätigt werden. Daraus leiten sich seine Vorstellungen von der Kolik durch Überdehnung der Wand des Nierenbeckens und damit Reizung der schmerzleitenden sympathischen Fasern des Nervus splanchnicus her. Andere Autoren dagegen glaubten, daß es durch lokale Irritation der Harnleiterschleimhaut zu einem Spasmus im Bereich des Steines kommt und sehen hierin die begründete Indikation für die Gabe eines Spasmolytikums. MELCHIOR und TERHORST (1969) vermuten indirekte parasympathische Valenzen auf den Harnleiter über die Blasendynamik. Darüber hinaus werden den Spasmolytika bei der Beeinflussung der vegetativen Nebenerscheinungen einer Kolik sowie bei der Normalisierung der Abfluß- und Druckverhältnisse eine entscheidende Bedeutung beigemessen.
Bei der Verwendung von Spasmolytika muß zwischen muskulotropen und neurotropen Spasmolytika unterschieden werden. Die glatte Muskulatur läßt sich auf zwei verschiedene Arten pharmakologisch beeinflussen.
1. Durch Einflußnahme auf das vegetative Nervensystem, einschließlich der Übertragersubstanz und der entsprechenden Rezeptoren. Die pharmakologische Wirkung ist hierbei abhängig davon, wie der Sympathikus bzw. Parasympathikus an einem bestimmten Organ wirkt.
2. Durch Einwirkung auf die glatte Muskelzelle selbst. Die Substanzen, die die Muskelzelle unabhängig vom vegetativen Nervensystem beeinflussen, bedürfen zur Entfaltung ihrer Wirkung nicht der Vermittlung durch vegetative Nerven, Übertragersubstanzen oder Re-

zeptoren. Sie sind daher keine kompetetiven Antagonisten gegenüber den Überträgersubstanzen Acetylcholin und Noradrenalin oder den Analogsubstanzen (FORTH et. al., 1975).
In die erste Gruppe fallen die quartären Ammoniumverbindungen als Parasympathikolytika mit ganglienblockierender Wirkungskomponente. Es ist seit langem bekannt, daß quartäre Ammoniumverbindungen eine hohe Affinität zu vegetativen Ganglien besitzen und dort die synaptische Erregungsübertragung hemmen können. Ein Vorteil gegenüber Atropin besteht darin, daß sie als quartäre Verbindungen keine Nebenwirkungen auf das zentrale Nervensystem besitzen, da sie die Blut-Hirnschranke wegen ihrer mangelnden Lipoidlöslichkeit nicht passieren.
Das Papaverin gilt als Prototyp der muskulotropen Spasmolytika. Es handelt sich um ein Alkaloid ohne zentrale Wirkung, welches erschlaffend auf die glatte Muskulatur unabhängig von ihrer vegetativen Innervation wirkt. Besonders ausgeprägt ist die Papaverin-Wirkung dann, wenn ein Spasmus, also primär eine Tonussteigerung der glatten Muskulatur vorliegt.
Von der pharmazeutischen Industrie werden uns eine Reihe von Spasmolytika angeboten, wobei im folgenden das N-Butylskopolamin (Buscopan) als Vertreter der neurotropen Spasmolytika, die insgesamt gesehen die größere Gruppe der herkömmlichen Spasmolytika (wie z. B. Baralgin, Spasmex, Sistalgin etc.) darstellen und das Papaverin als Vertreter der muskulotropen Spasmolytika (z. B. Spasmo-Cibalgin) herausgegriffen werden.

1.3.2.1 N-Butylskopolamin (Buscopan)

Die Untersuchungen von KNIPPER (1953) ergaben eine eindeutige Veränderung im Sinne eines Druckabfalls in den Nieren unter gleichzeitiger Verlängerung des Intervalls der einzelnen Kontraktionen nach Gabe von Buscopan. Während RUTISHAUSER am nicht gestauten Harnleiter in 3 von 5 Fällen einen signifikanten Frequenzrückgang, verbunden mit leichtem Absinken der Amplitude feststellen konnte, fand er beim gestauten Harnleiter bei allen Patienten ein deutliches Absinken des Ruhedruckes. Diese Ergebnisse wurden von ihm später als möglicherweise versuchsbedingt angesehen. Experimentelle Befunde stellen daher die Parasympathikolytika als Spasmolytika in der Behandlung der Steinkolik infrage, wogegen sie in Kombination mit einem Analgetikum durchaus wirkungsvoll sind (LUTZEYER, 1957).

1.3.2.2 Papaverin

Die Harnwegsmotorik des ungestauten Harnleiters kann durch Gabe von Papaverin nicht beeinflußt werden wie RUTISHAUSER (1970) nachweisen konnte. Am gestauten Harnleiter hingegen konnte in 2 Fällen eine eindeutige, in einem weiteren Fall eine deutliche Senkung des Ruhedruckes verbunden mit Reaktivierung der Peristaltik festgestellt werden. Außer diesem spasmolytischen Effekt des Papaverins konnte DEETJEN et al., (1976) eine Dilatation der glatten Muskulatur der Vasa afferentia mit nachfolgender Steigerung der Diurese nachweisen.

1.3.3 Sympathikotrope Substanzen

Aufgrund anatomischer und histochemischer Untersuchungen gilt es heute als gesichert, daß die Ureterdynamik in erster Linie dem Sympathikotonus unterliegt. MELCHIOR und TERHORST (1969) haben in klinischen und tierexperimentellen Studien den funktionellen Effekt sympathikotroper Substanzen auf die Ureterdynamik überprüft. Nach der Rezeptorentheorie unterscheidet man zwei verschiedene Reaktionsgruppen im sympathischen System: Alpharezeptoren und Betarezeptoren. Beide Gruppen werden durch Adrenalin stimuliert und durch Reserpin gehemmt. Selektiv erregt werden die Alpharezeptoren durch Noradrenalin, die Betarezeptoren durch Isoproterenol bzw. Orciprenalin. Selektiv blockiert werden die Alpharezeptoren durch Ergotamin und Phentolamin, die Betarezeptoren durch Dichlorisoproterenol und Propanolol.

1.3.3.1 Sympathikomimetika

Adrenalin (Suprarenin)
Deutlich positiv chronotrope Wirkung mit beschleunigter Strömungsgeschwindigkeit.

Noradrenalin (Aterenol)
Je nach Dosis Frequenzsteigerung bis zum Ureterspasmus.

Isoproterenol (Aludrin)
Positiv inotrope und chronotrope Reaktion mit beschleunigter Strömungsgeschwindigkeit.

Orciprenalin (Alupent)
Positiv inotrope und chronotrope Reaktion mit deutlich beschleunigter Strömungsgeschwindigkeit.

1.3.3.2 Sympathikolytika

Reserpin (Serpasil)
Negativ inotrope und chronotrope Wirkung mit verbesserter Effektivität der Peristaltik, insbesondere bei Stauung. Erfolgreicher Einsatz in der klinischen Behandlung der Steinkolik.

Phentolamin (Regitin)
Im Tierexperiment hebt Phentolamin die Wirkung von Adrenalin und Noradrenalin auf. Bei Menschen keine sicheren reproduzierbaren Ergebnisse.

Propanolol (Dociton)
Propanolol hebt im klinischen Experiment die stimulierende Wirkung von Isoproterenol (Aludrin) und Orciprenalin (Alupent) prompt auf. Auch auf die normale Diureseperistaltik hat es eine negativ inotrope Wirkung. Bei Stauung ist eine negative chronotrope Reaktion mit verbesserter Effektivität der Peristaltik zu erkennen.
Diese Untersuchungen lassen den Schluß zu, daß die Ureterdynamik durch sympathikotrope Substanzen beeinflußt werden kann, indem Sympathikomimetika stimulierend und Sympathikolytika hemmend auf die Ureterperistaltik wirken. Ein Vergleich der Alpharezeptoren mit den Betarezeptoren läßt eine bevorzugte Stellung der Alpharezeptoren vermuten. Diese Erkenntnisse haben bereits ihren klinischen Niederschlag gefunden, wobei jedoch als Nachteil ein relativ kurz anhaltender Therapieeffekt angegeben wird. Aus diesem Grunde scheinen diese Substanzen bisher auch noch keine breite klinische Anwendung gefunden zu haben.
Es existieren darüber hinaus noch weitere die Ureterdynamik beeinflussende Substanzen, wie z. B. Histamine und Histaminanalogika (BOYARSKI und LABAY, 1967).
Mit der Beschwerdefreiheit des Patienten haben wir nur ein Ziel der Therapie des Harnsteines erreicht. Das zweite Ziel, der spontane Steinabgang, kann ebenso wie die Schmerzfreiheit auf mehreren Wegen erreicht werden. Es kann z. B. durch Behebung der die Steinkolik begleitenden Darmparese zu einem spontanen Abgang des Steines kommen.

Wie die experimentellen Versuche von KIM (1972) mit künstlichen Harnleitersteinen gezeigt haben, kommt dem lokalen Ödem bei der Harnleiterkolik beim weiteren Steintransit eine entscheidende Bedeutung zu. Aus diesem Grunde sollte die analgetische Behandlung mit einer antiödematösen und antiphlogistischen Therapie verbunden werden.

1.3.4 Antiödematöse Therapie

1.3.4.1 Aescin (Reparil)

Der aus der Roßkastanie isolierte Wirkstoff Aescin zeigt bei klinischen Untersuchungen eine ausgeprägte antiödematöse Wirkung. Mit einer Sofortwirkung des Aescin im urologischen Bereich ist dahingehend zu rechnen, daß auch die entzündungsbedingten Reizödeme am Harnleiter ausgeleitet werden. Aescin kann als Monosubstanz in Form von Reparil oder in Kombination mit einem Phytotherapeutikum (Urol) verabreicht werden.
Bei den Phytotherapeutika handelt es sich in der Regel um die Mischung mehrerer pflanzlicher Substanzen, wobei sehr häufig Rubia-Tinktorum (Krappwurzel) enthalten ist. Diese Substanzen werden, obwohl ihre Wirksamkeit umstritten ist, häufig im Rahmen der Harnsteinprophylaxe eingesetzt (KLINGENBERG und WOLF, 1975).

1.3.5 Antiphlogistika

Histologische Untersuchungen im Rahmen des Kimschen Modellversuches zeigten eine entzündlich proliferative Veränderung des Harnleiters im Bereich des Steines. Diesen Veränderungen entgegenzuwirken, empfiehlt sich die Gabe eines Antiphlogistikums.

1.3.6 Diuretika

Für den Fortgang des Harnsteinleidens von entscheidender Bedeutung ist die forcierte Diurese. Die früher durchgeführten Trinkstöße können beim kardial vorgeschädigten Patienten zu einer akuten Dekompensation führen. Es empfiehlt sich daher die sukzessive Flüssigkeitszufuhr von 1,5 bis 2 l über den Tag verteilt. Bei der Auswahl der Flüssigkeiten sollte man sich von der geschmacklichen Orientierung des Patienten leiten lassen. Es wird kohlendioxydhaltigen Getränken und obergärigen Bieren eine besondere harntreibende Wirkung zugesprochen. Die vielfältig angebotenen Harntees enthalten diuresefördernde Bestandteile. Zur Steigerung der Diurese sind darüber hinaus im besonderen Maße Diuretika geeignet.

1.3.6.1 Manitol (Osmofundin)

Dieser sechswertige Alkohol führt ähnlich wie beim dekompensierten Diabetes mellitus zu einer vermehrten Urinausscheidung. Derartige osmotische Diuretika, die nur parenteral appliziert werden können, haben nur einen geringen saluretischen Effekt.

1.3.6.2 Furosemid (Lasix)

Furosemid hat nicht nur eine ausgeprägte diuretische Wirkung, sondern zeigt darüber hinaus auch einen guten antiödematösen Effekt. Wird der Filtrationsdruck durch den Druck in den ableitenden Harnwegen bei Harnstauungen überschritten, so kann nur durch die Erweiterung der Vasa afferentia mit Hilfe von Furosemid eine Ausscheidung in der gestauten Niere erzwungen werden. Für den Einsatz dieses Präparates sind die klinischen Symptome und das Ausscheidungsurogramm die maßgebenden Kriterien. Im akuten Kolikanfall ist jede Forcierung der Diurese und somit auch Furosemid nicht indiziert. Bei fehlender oder verspäteter Ausscheidung ist Furosemid nicht zu empfehlen. Bei kleinen Steinen mit guter Ausscheidung und evtl. vorhandener Dilatation des Ureters über dem Stein, ist von einer Forcierung der Diurese ein rascher Spontanabgang zu erwarten. Bei größeren Steinen mit guter Ausscheidung kann durch Furosemid unter Umständen ein Tiefertreten des Konkrementes erreicht werden (HENNING, 1975).

1.3.6.3 Hydrochlorothiazid (Esidrix)

Hydrochlorothiazid hat eine nicht so ausgeprägte Wirksamkeit wie Furosemid, beeinflußt jedoch die Kalziumausscheidung im Urin, indem es zu einer Senkung des Kalziumspiegels führt.
Bei der Gabe von Diuretika ist nicht nur eine bilanzierte Zufuhr, sondern auch eine Kontrolle der Elektrolyte erforderlich.
Der Wert der Bewegungstherapie wird von vielen Autoren unterschiedlich beurteilt; während die einen durch lokale Irritation eine Zunahme des Ödems befürchten, berufen sich andere auf die Arbeiten

von COTTET und empfehlen rhythmische Bewegungen, wie z. B. durch Schwimmen (VAHLENSIECK, 1973b). Weniger belastend sind die sog. Steinrüttler.

Abschließend sei die Therapie der Steinkolik und der pharmazeutischen Harnsteinaustreibung noch einmal tabellarisch zusammengefaßt:

1. Schmerzbehandlung:
   In der akuten Kolik ist der Patient in der Regel auf die parenterale Injektion in Form der intravenösen Injektion oder Dauertropfinfusion angewiesen. Als Therapeutikum der Wahl gilt Novalgin, wobei auch alternativ Fortral oder ähnliche Analgetika angewandt werden können. Morphin und seine Derivate sollten die Ausnahme darstellen. Die Gabe eines neurotropen Spasmolytikums allein sollte zu Gunsten von Kombinationspräparaten, wie z. B. Baralgin, Buscopan-comp., Spasmex-comp., Sistalgin-comp. und ähnliche, aufgrund neuerer experimenteller und klinischer Untersuchungen verlassen werden.
   Für die Gabe von sympathikotropen Substanzen, wie z. B. Betasympathikomimetika (Alupent) oder Alpharezeptorenblocker, wie z. B. Phenoxybenzamin ist zwar der experimentelle Background geschaffen. Ihr Einsatz scheitert jedoch an der fehlenden klinischen Erfahrung und an den indikationeinschränkenden Nebenwirkungen.

2. Fortgesetzte Spasmoanalgesie:
   Als muskulotropes Spasmoanalgetikum empfiehlt sich z. B. Spasmo-Cibalgin-comp. 3 × tgl. 1 Suppositorium.

3. Antiödematöse Therapie:
   3 × tgl. 2 Drag. Reparil

4. Steigerung der Diurese:
   Trinkstöße mit Tee oder ähnlichem, bilanzierte Zufuhr unter gleichzeitiger Gabe von 2 × 1 Tbl. Esidrix.

Neben den oben aufgeführten Maßnahmen ist es dem Belieben des behandelnden Arztes überlassen, ob er auf die vielfältig angebotenen Phytotherapeutika zurückgreifen will.

Über die Dauer einer solchen konservativen Therapie entscheiden Stauungsgrad der Niere und Klinik des Patienten. Verbindliche Angaben über eine höchst zulässige konservative Therapie gibt es nicht. Eine sofortige Intervention zur Entlastung der Niere ist jedoch bei komplizierender Infektion mit dem drohenden Bild der Urosepsis angezeigt.

2 Instrumentelle Harnsteinentfernung

2.1 Instrumentelle und chemolytische Harnsteinentfernung
P. Alken

Ziele aller Verfahren, die durch Instrumentation oder lokale Chemolyse den steintragenden Abschnitt des Harntraktes sanieren sollen, ist die Steinentfernung mit geringerer Belastung des Patienten, vermindertem Risiko und gleichem Erfolg wie durch einen operativen Eingriff.
Die klassischen Techniken der Blasenstein- und Uretersteinextraktion benutzen als Zugangsweg die Urethra. Einen komplikationsarmen Zugang zu Nierensteinen bietet die perkutane Nephrostomie.

2.1.1 Blasensteine

Die Konkremente werden transurethral mechanisch, durch Ultraschalleinwirkung oder durch elektrohydraulische Schlagwellen auf eine abgangsfähige Größe zerkleinert. Die optimale Technik sollte Steinzertrümmerung und operative Beseitigung die Steinentstehung fördernder subvesikaler Abflußhindernisse wie Prostataadenom oder Blasenhalssklerose in einer vertretbaren Operationszeit ermöglichen.

2.1.1.1 Die mechanische Lithotripsie

Mit der *Blasenzange* (Abb. 1) können Steine bis gut Bohnengröße direkt extrahiert werden. Die Kraftübertragung über die sie sich seitlich zur Achse des Instrumentes öffnenden Backen ist gering und erlaubt allenfalls die Zertrümmerung weicher bis haselnußgroßer Steine. Die Manipulation erfolgt unter zystoskopischer Kontrolle.
Der größer dimensionierter *Lithotriptor* (Abb. 2) mit in Achsenrichtung des Instrumentes beweglichen Branchen erlaubt unter Sicht die mechanische Zertrümmerung von Steinen bis ca. 5 cm Durchmesser.

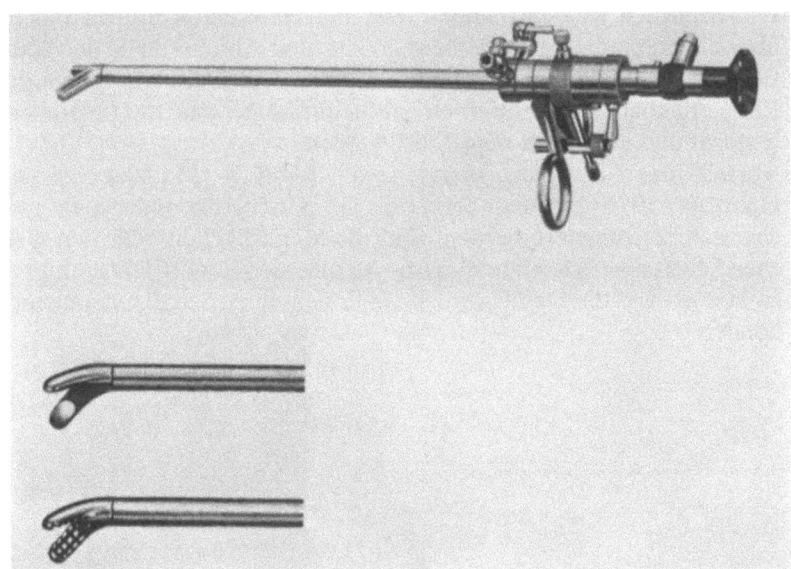

Abb. 1. Blasenzange

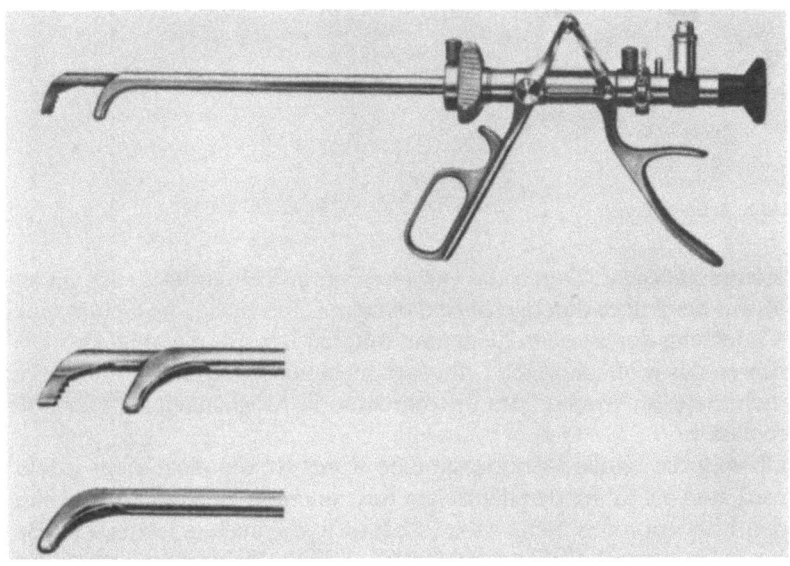

Abb. 2. Lithotriptor

Die Branchen werden manuell oder mit Hilfe der Kraftübertragung über ein Schraubengewinde bewegt. Zu- und Abfuhrkanäle der Spülflüssigkeit sind so dimensioniert, daß sie lediglich ein Klarspülen der Blase erlauben. Zum Entfernen der Steintrümmer muß das Instrument entfernt und ein Schaft eingeführt werden.

Vorteile des *Cold Punch-Instrumentes,* (Abb. 3) (MAUERMAYER und HARTUNG, 1976) mit dem Steine bis gut Kirschgröße unter Sicht mechanisch zertrümmert werden, sind die Möglichkeiten über den gleichen Schaft eine Sonde zur elektrohydraulischen Lithotripsie einführen zu können und die Steinfragmente über denselben Schaft ausspülen zu können.

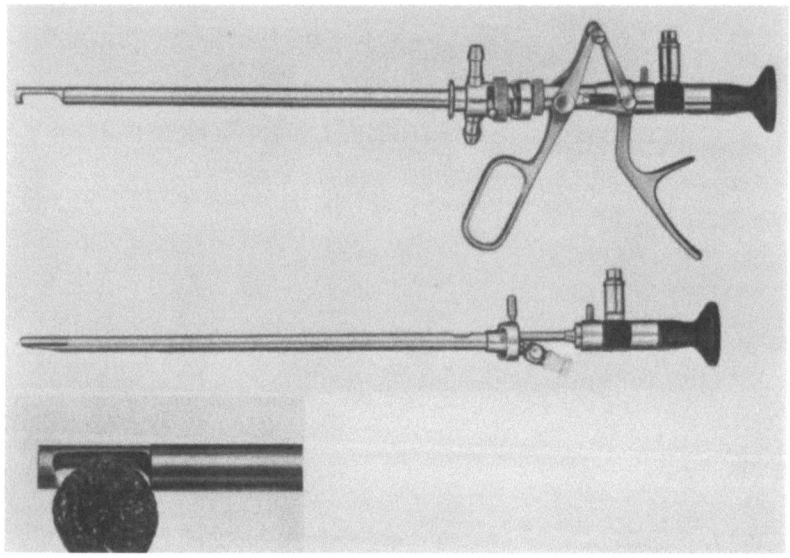

Abb. 3. Stein-Punch

Komplikationen: Durch das Arbeiten unter Sichtkontrolle ist, anders als bei der früher durchgeführten blinden Lithotripsie, die Gefahr einer Verletzung der Blasenschleimhaut mit den Branchen gering. Das Einführen des großkalibrigen Lithotriptors bietet jedoch insbesondere bei mehrmaligem Wechsel des Instrumentes die Möglichkeit der Harnröhrenläsion.

Obwohl die blinde Lithotripsie eine Kunst ist, die nicht mehr gelehrt wird, und die führenden deutschen Instrumenten-Hersteller keine blinden Lithotriptoren mehr anbieten, finden sich auch in letzter Zeit Berichte über große Serien erfolgreicher blinder Steinzertrümmerungen, die die geringe Komplikationsrate und die kurze Operations-Dauer

betonen, und die Schwierigkeiten der Litholapaxie unter optischer Kontrolle nennen, wo die Sicht durch Steinfragmente und Blut gestört ist, das Instrument nicht für große und harte Steine benutzt werden kann, und Schwierigkeiten auftreten, das Konkrement im Gesichtsfeld zu behalten (HADLEY et al., 1977; SMITH und O'FLYNN, 1977).
Zwei alternative technische Methoden zur Blasensteinzertrümmerung, die elektrohydraulische und die Ultraschall-Lithotripsie bieten Vorteile gegenüber den klassischen Methoden. Beide Verfahren arbeiten unter Sicht und mit Spülung. Die Größe der Steine, die zertrümmert werden können, wird dabei nicht mehr durch den Branchen-Abstand des Lithotriptors bestimmt. Bei sachgerechter Anwendung ist die Komplikationsrate zu vernachlässigen. Die Steintrümmer können durch den Schaft des Instruments abgesaugt werden.

2.1.1.2 Elektrohydraulische Lithotripsie

Über einen externen Impulsgenerator wird an der Spitze einer 10 Ch dicken Sonde, dem eigentlichen Lithotriptor, der 2 voneinander isolierte Elektroden beherbergt, eine elektrische Funkenentladung erzeugt. Dieser Funke führt an der Elektrodenspitze zur Verdampfung von Wasser, wodurch eine Druckwelle erzeugt wird, die die zur Zertrümmerung des Steines nutzbare Energie liefert (SCHMIDT-KLOIBER, 1978). Die in der Peripherie der Blase gemessene Druckerhöhung beträgt dabei etwa 1 cm H_2O (KIERFELD et al., 1969). Frequenz und Stärke der Entladungen können variiert und der Härte des Steines angepaßt werden. Die Sonde wird durch den Arbeitseinsatz eines Zystoskopes an den Stein geführt.
Bei direkter Einwirkung auf die Blasenwand können Perforationen auftreten. Es muß ein Sicherheitsabstand von 0,3–0,5 cm zur Blasenwand und von 1 cm zur Optik des dabei benutzten Zystoskopes eingehalten werden. Als Kontraindikationen zur elektrohydraulischen Lithotripsie sind wie für die mechanische Lithotripsie Steine in Divertikeln, in Schrumpfblasen, akute Zystitiden, Reflux und Infektionen der oberen Harnwege zu nennen. Den Erfolg und die Komplikationsarmut dieser Technik dokumentieren mehr als 500 in der Literatur bisher publizierte Fälle (ALBRECHT et al., 1972; ANGELOFF, 1972; EATON et al., 1972; MITCHELL und KERR, 1977; RANEY, 1976; REUTER, 1970; ROUVALIS, 1970; SACHSE, 1970; TESSLER und KOSSOW, 1975). Die Mißerfolgsquote liegt bei etwa 2%, Blasenperforationen wurden in 2 Fällen beschrieben. Weder die Größe noch die Zusammensetzung des Steines schränken die Anwendungsmöglichkeiten dieser Technik ein. Einige Autoren haben die Lithotripsie mit diesem Gerät ambulant und

unter Lokalanästhesie erfolgreich durchgeführt. Aus der umfangreichen Literatur seien speziell 2 Arbeiten zitiert: ANGELOFF (1972) berichtete bei seiner Serie von insgesamt 100 Lithotripsien über 18 Fälle, in denen er Steine in Ureterocelen nach Schlitzung des Ureterocelendaches mit dieser Technik zertrümmerte. SACHSE (1970) beschrieb einen Fall, in dem er über eine Nephrostomie einen Stein im Fistelkanal und einen weiteren in einem Kelch zertrümmert hat.
In einem weiteren Fall wurde in dieser Serie von 84 Patienten ein Stein in der Harnröhre zertrümmert.

2.1.1.3 Ultraschall-Lithotripsie

Die klinische Anwendung von Verfahren, die ultraschallschnelle Schwingungen zur Lithotripsie benutzen, wurde 1970 von GASTEYER und 1972 von TERHORST beschrieben.
Bei den derzeit von der Industrie angebotenen Geräten (Abb. 4) werden Schwingungen eines Kristalls auf einen metallischen Hohlstab, den eigentlichen Lithotriptor übertragen. Die Schwingungsamplitude an der Sondenspitze liegt bei etwa 20 µ mit einer Frequenz von 20 kHz. Durch einen beweglichen in Form einer Bohrkrone ausgebildeten Teil an der Sondenspitze sind gleichzeitig longitudinale und transversale Bewegungen möglich, die ein Festfressen der Sonde in größeren Steinen verhindern sollen. Neben der üblichen Optik verfügt das komplette Gerät über einen Ablauf und Zulauf für die Spülflüssigkeit, wo-

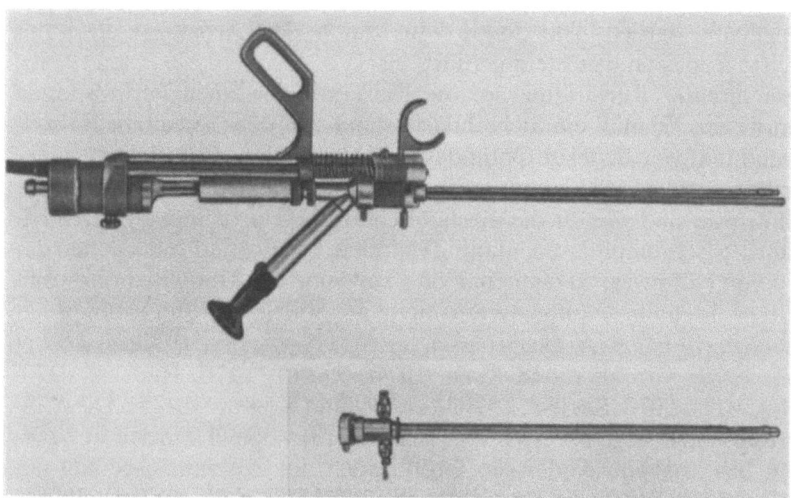

Abb. 4. Ultraschall-Lithotriptor

bei die Spülflüssigkeit durch eine Pumpe intermittierend durch die zentrale Bohrung des Lithotriptors abgesaugt wird. Damit wird ein Festfressen der Sonde im Stein verhindert, gleichzeitig wird der Steinstaub während der Zertrümmerung abgesaugt und der Stein an den Lithotriptor fixiert. Bei der Ultraschall-Lithotripsie kommt es erst nach 5 Min direkter Schalleinwirkung auf die Blasenwand bei Amplituden über 25 µ zur Perforation (TERHORST et al., 1975).
Unter klinischen Bedingungen ist die Perforationsgefahr damit zu vernachlässigen. Als Nachteil der Methode muß die bei reinen Oxalatsteinen bis zu einer Stunde und mehr dauernde Lithotripsiezeit genannt werden. Indikation, Sinn und Grenzen dieses Verfahrens werden bei einem der 20 Patienten, über die TERHORST berichtete, deutlich, wo 9 ca. 4,5 × 5 cm messende Oxalatphosphat-Mischsteine in Blasendivertikeln in 5 Sitzungen zu einer Stunde zertrümmert wurden (TERHORST et al., 1972). Die Zystolithotomie, in Lokal- oder Leitungsanästhesie durchgeführt, ist bei großen Steinen mit einer Operationszeit von durchschnittlich 30 Min eine echte Alternative. Für Ultraschall und elektrohydraulische Lithotripsie sprechen die kurzen Hospitalisierungszeiten, die geringe Komplikationsrate und die Möglichkeiten, bei kurzer Lithotripsiezeit in gleicher Sitzung die transurethrale Resektion eines Adenoms oder einer Blasenhalssklerose durchführen zu können.

2.1.2 Uretersteine

Bei einer Vielzahl divergierender Angaben über die Häufigkeit der Spontanabgänge von Uretersteinen, und die Komplikationen bei abwartender, instrumenteller oder operativer Therapie, bestimmen Art, Dauer und Häufigkeit der Beschwerden, die der Stein auslöst und seine Tendenzen zum spontanen Tiefertreten das theoretische Behandlungskonzept.
Für die Therapie des Harnleitersteines gibt es mehr Regeln, die beschreiben was man nicht tun sollte, als sichere Behandlungskonzepte. Zirka 50% der Harnleitersteine gehen spontan ab. Wenn aber als Resümee einer statistischen Analyse die Wahrscheinlichkeit des Spontanabganges eines 6 mm großen Harnleitersteines in einem Jahr mit 35% beziffert wird (UENO et al., 1977), wird verständlich, daß das oft propagierte Prinzip des „watchfull waiting" für Harnleitersteine bei Mentalität von Patient und Arzt Grenzen findet. Der Griff zu einem Instrument, das den Patienten ohne Schnitt und Narkose und unter Umständen in 20 Min von einem mehrere Wochen oder Monate dauernden Leiden befreit, scheint dann gerechtfertigt, wenn das Risiko mit dem einer abwartenden konservativen Therapie vergleichbar ist.

Einen scheinbar unbegrenzten Anwendungsbereich der endoureteralen Instrumentation dokumentierte ZEISS (1959), der über 3000 Harnsteine aus Nieren und ableitenden Harnwegen in über 10000 Sitzungen mit der Schlinge entfernt hat.

Diese mit mehreren Schlingentypen und Varianten des Extraktionsverfahrens beschriebene Technik ist in der Hand des Geübten eine erfolgreiche Kunst. Durch die in der breiten routinemäßigen Anwendung aufgetretenen Komplikationen wie Harnleiterabrisse, Nierenverlust, Sepsis und Todesfälle, besonders bei hochsitzenden Steinen, ist die Anwendung der verschiedenen Extraktionsinstrumente inzwischen auf Steine im unteren Ureterdrittel beschränkt.

Zwei Techniken sind bei der Instrumentation von Uretersteinen zu unterscheiden:
1. Die sofortige Extraktion nach Engagieren des Steines mit Steinfängern vom Typ des Dormiakörbchen (Abb. 5).
2. Die „spontane Steinpassage" unter der wegbereitenden Wirkung der Schlinge vom Zeisstyp (Abb. 6).

Alle Instrumentationen im Harnleiter werden unter Röntgenkontrolle durchgeführt. Bei den Steinfängern vom Basket-Typ wird der Stein in der Regel unter Zug extrahiert. Folgen Stein und Basket diesem Zug nicht, muß damit gerechnet werden, daß Ureterwand mitgefaßt wurde. Bei dieser Situation besteht für alle Extraktionsinstrumente die Indikation zur Ureterotomie, da es bei verstärktem Zug zum Ausreißen des Harnleiters kommen kann.

Neben der Harnleiterperforation durch das Instrument ist dies die schwerwiegendste Komplikation.

Die Schlingeninstrumente vom Typ Zeiss werden nach Passieren des Steines im Harnleiter über dem Stein oder im Nierenbecken geschlossen, bis unmittelbar proximal vor den Stein gezogen oder die Schlinge um den Stein gezogen. Anschließend werden Schlinge und Stein der spontanen Austreibungskraft des Harnleiters überlassen. Kommt es in den nächsten Tagen nicht zu einem ausreichenden Tiefertreten des Steines mit der Schlinge, kann diese durch Gewichte belastet werden.

Für beide Extraktionsverfahren wird angegeben, daß bei intramuralem Sitz des Steines mit der Schlinge oder des Steinfängers ein stärkerer Zug ohne Risiko einer Harnleiterläsion angewandt werden darf. Die Erfolgsquote, spontane Steinabgänge unmittelbar nach dem Instrumentationsversuch nicht eingerechnet, liegt bei durchschnittlich 77%. Die Komplikationsrate beträgt 1,2%. Operative Eingriffe wegen Komplikationen oder der Unmöglichkeit der Steinextraktion wurden in durchschnittlich 8,8% erforderlich (Tabelle 1). Gemessen an der Erfolgs- und Komplikationsrate, kann der Stein im unteren Ureterdrittel

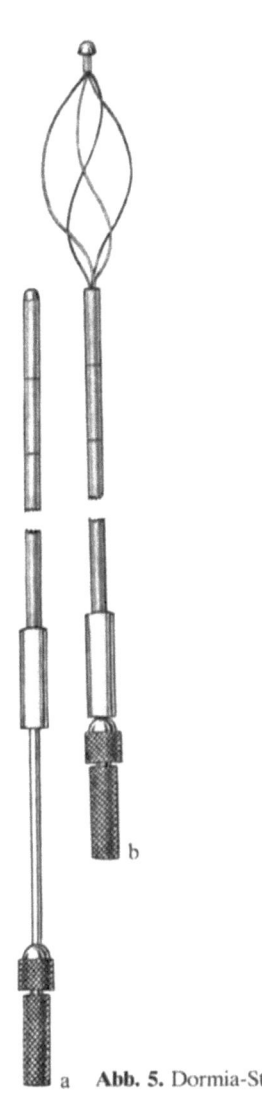

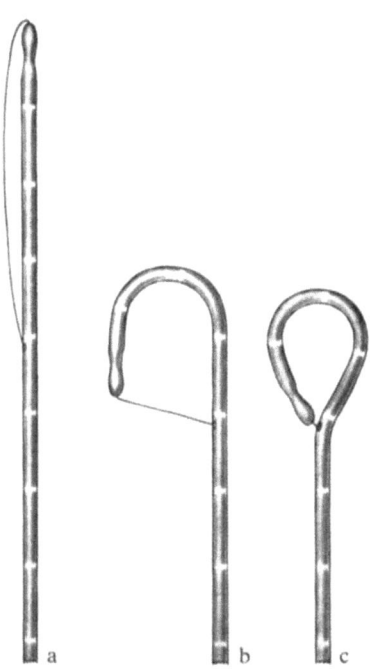

Abb. 6. Zeiss-Schlinge, **a** zum Einführen in den Ureter, **b** nach teilweisem, **c** nach komplettem Schlingenschluß

Abb. 5. Dormia-Steinextraktionskorb, **a** geschlossen, **b** geöffnet

mit einem Durchmesser unter 1 cm als „schlingengerecht" bezeichnet werden (FURLOW und BUCCHIERE, 1976).

Diese Zahlen zeigen, daß bei richtiger Anwendung – Harnleiterstein im unteren Drittel, keine Zeichen eines akuten fieberhaften Harnwegsinfektes, sachgerechte Instrumentation – die Steinextraktion mit dem Instrument komplikationsarm ist.

Tabelle 1. Harnleiterstein-Instrumentation – Erfolgsquote und Komplikationen

Autor	Jahr	Zahl der Extraktionsversuche	Instrumententyp	Erfolgsquote
COUNCIL	1945	504	Basket	353 = 70%
PRINCE und SCARDINO	1960	298	Basket	195 = 65%
MAHON und WATERS	1973	193	Basket	110 = 57%
WALSH	1974	161	Basket	117 = 73%
HENRY und TAMLIN	1975	549	Basket	421 = 77%
FURLOW und BUCCHIERE	1976	661	Basket	588 = 89%
KLOMPUS und OWENS	1978	97	Basket	89 = 92%
KARCHER	1964	220	Schlinge	143 = 65%
BOWERS	1973	117	Schlinge	108 = 93%
CONSTANTIAN	1974	265	Schlinge	238 = 90%
		3065		2362 = 77%

Operative Interventionen nach frustranem Extraktionsversuch
Zahl der
Extraktionsversuche: 1663   Operative Intervention: 146 = 8,8%

Komplikationen nach Extraktionsversuchen
Zahl der
Extraktionsversuche: 1919   Komplikationen: 22 = 1,2%

Komplikationsart
Sepsis: 3
Ureterperforation: 6
Ureterruptur: 7
Basketbruch: 2
Fixierung des
Instrumentes im
Ureter: 4

Obwohl einige Autoren diese Eingriffe auch ambulant und in Lokalanästhesie durchführen, sollte als Regel gelten, daß der Patient zur Uretersteininstrumentation wie zu einer Operation vorbereitet wird, damit bei Komplikationen sofort operativ interveniert werden kann.

2.1.3 Ureterdach-, Ostium- und Uretrozelenschlitzung

Zu den Verfahren, die bei einem Mißverhältnis zwischen Steingröße und Ostiumlumen durch einen begrenzten transurethralen Eingriff die Steinpassage erleichtern sollen, gehören die Schlitzung des Ureterdaches des Ostiums oder einer steintragenden Ureterozele. Sinnvoll ist diese Maßnahme nur, wenn der Stein den intramuralen Harnleiterabschnitt passiert hat und im submukösen Anteil festsitzt. Speziell bei Steinen in Ureterozelen wird von den Gegnern dieser Verfahren die Möglichkeit des postoperativen Auftreten eines Refluxes als Argument für eine primäre Steinentfernung durch Celenresektion und Ureterneueinpflanzung angeführt (AMAR, 1977). Bei den wenigen nachuntersuchten Fällen liegt die Frequenz der Refluxe zwischen unter 1% und 29% (AAS, 1960; GEERING et al., 1973; FISCHER und DIRSCHMID, 1975; KARCHER, 1964). Für die Ureterdachschlitzung gilt, daß bei Begrenzung des Schnittes auf den submukösen Harnleiteranteil von 5–7 mm Länge und damit intaktgelassenem intramuralen Antirefluxmechanismus nicht mit dem postoperativen Auftreten eines Refluxes gerechnet werden muß (FISCHER und DIRSCHMID, 1975; GEERING et al., 1973). Eine höhere Refluxrate wird nach Ureterocelenschlitzung insbesondere bei kompletter Doppelnierenanlage berichtet. Da auch bei Ureterocelen der intramurale Antirefluxschutz voll wirksam sein kann (ZINNER et al., 1977), und andererseits der erworbene iatrogene Reflux beim Erwachsenen nicht zu den im Kindesalter typischen Komplikationen am oberen Harntrakt und der Niere führt (FREED, 1976), sollten als Richtlinien für die Behandlung derartiger Fälle folgende Überlegungen gelten.

Bei kompletter Doppelanlage und bei Ureterozelen mit pyelonephritisch vorgeschädigten Nieren sollte operativ durch Neueinpflanzung oder Heminephroureterektomie behandelt werden. In den übrigen Fällen ist das primär transurethrale Vorgehen gerechtfertigt. Nach diesem begrenzten Eingriff ist bei nur maximal 30% der Fälle mit dem Auftreten eines Refluxes zu rechnen. Der Eingriff bietet keine Hindernisse für eine später unter Umständen notwendige Neuimplantation. Die Ureteroneocystostomie selbst ist mit einer Komplikationsquote von etwa 10% im Hinblick auf Rezidivreflux oder Anastomosenstenosen belastet. Nachkontrollen der transurethral behandelten Patienten müssen zeigen, ob ein Reflux mit Krankheitswert auftritt, der dann die Neuimplantation erforderlich macht.

Die experimentell und in wenigen Fällen auch klinisch versuchte elektrohydraulische Lithotripsie im Harnleiter hat wegen der häufig beobachteten Harnleiterperforationen keine breite Anwendung gefunden (GELLISSEN und REUTER, 1974). Versuche, Harnleitersteine durch direkten Kontakt mit Ultraschallsonden zu zertrümmern, stehen noch im Versuchsstadium, wobei die ersten Erfolge jedoch vielversprechend sind (SCHMIDT-KLOIBER, 1978).

2.1.4 Nierensteine

Die transurethrale Nierensteininstrumentation hat mit den derzeit zur Verfügung stehenden Mitteln keine Indikation. Eine Ausnahme stellt eine aus arbeitsmedizinischen Aspekten entwickelte Technik dar. BALL (BALL und BOBROFF, 1975) stellte das Verfahren der selektiven Kelchkatheterisierung vor. Die typische Konstellation, die zu diesem Vorgehen Anlaß gab, ist der von der Größe her spontanabgangsfähige, aber an der Papille festhaftende Kelchstein, der bei fliegendem Personal zur Berufsunfähigkeit führt. Bei dieser Technik wird durch einen transurethral eingeführten Ureterenkatheter ein flexibler J-Draht unter Röntgenkontrolle zum Stein geführt und der Stein durch rotierende Bewegungen gelöst.

Für dieses ausgewählte Patientenkollektiv gibt es keine andere Behandlungsmethode, da ein operativer Eingriff bei derart kleinen Steinen sinnlos und gefährlich ist.

2.1.4.1 Steinextraktion über die Nephrostomie

Die sekundäre Steinextraktion über eine primär notfallmäßig operativ angelegte Nephrostomie wurde erstmals 1941 von RUPEL und BROWN beschrieben. Zur planmäßigen Sanierung steintragender Nieren konnte diese Technik mit Hilfe der perkutanen Nephrostomie ausgebaut werden. 1976 berichteten FERNSTRÖM und JOHANSSON über die Extraktion von Nierensteinen nach primär in Lokalanästhesie angelegter perkutaner Nephrostomie. Der Stichkanal wird dabei auf eine Größe aufbougiert, die die Passage von Zystoskopen und die Anwendung von Steinfaßzangen oder Dormiakörbchen zuließ. Das Verfahren sahen die Autoren auf Steine bis max. 1,5–2 cm Durchmesser begrenzt. Nach den Berichten von RANEY und HANDLER (1975) und KURTH und Mitarbeitern (1977) über die elektrohydraulische und Ultraschall-Lithotripsie über eine präexistierende Nephrostomie war eine Kombination beider Verfahren, der perkutanen Nephrostomie und der Ultraschall-Lithotripsie naheliegend.

Diese Technik ist indiziert bei aus internistischen Gründen inoperablen Patienten oder mehrfach voroperierten, steintragenden Nieren, bei denen die operative Intervention das Risiko des Organverlustes birgt. Durch die perkutane Nephrostomie kann der optimale Zugang zum Stein, der die möglichst restlose Zertrümmerung erlaubt, frei gewählt werden. Die in diesen Fällen meist vorliegenden Struvit oder Apatit-Steine lassen sich mit dem Ultraschall-Lithotriptor schnell und ohne

Komplikationen zertrümmern (Abb. 7a–d). Bei Reststeinen oder eingeschränktem Zugang zu den Steinausläufern kann eine lokale Chemolitholyse über die Nephrostomie erfolgen.

2.1.4.2 Chemolitholyse

Die Arbeitsgruppe um TIMMERMANN demonstrierte Anfang der 60iger Jahre anhand zahlreicher experimenteller Untersuchungen, daß die Auflösung praktisch aller bekannten Harnsteine mit lokaler Chemolitolyse möglich ist. Insbesondere kalziumoxalathaltige Steine, die mit 60–80% das Hauptkontingent der Harnsteine stellen, wurden mit EDTA-haltigen Lösungen durch Komplexierung des Kalziums gelöst (SÜCKER et al., 1962). Die klinische Anwendung erschien zunächst erfolgversprechend. Bei 260 Patienten wurde in 55% eine komplette und in 43% eine partielle Lyse erzielt (TIMMERMANN und KALLISTRATOS, 1966). Daß dieses Verfahren nicht zu einer Alternative der Steinchirurgie wurde, lag an den zum Teil erforderlichen mehrmonatigen Spülzeiten und den Komplikationen, die durch die während dieser Zeit liegenden speziell konstruierten Ureterenkatheter auftraten (GACA, 1965; KLOSTERHALFEN, 1965). Eine Renaissance der Chemolitholyse deuten 4 Publikationen aus dem Jahr 1976 an (FAM et al., 1976; JACOBS und GITTES, 1976; NEMOY und STAMEY, 1976; ROYLER und SMITH, 1976), die über erfolgreiche Auflösungen von Reststeinen insbeson-

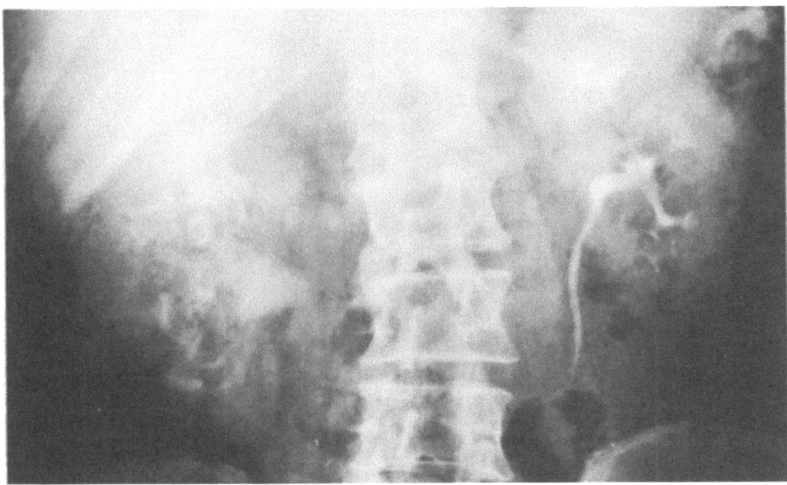

Abb. 7a. Pat. J. A., 75 Jahre. Zustand nach apoplektischem Insult und Urosepsis, cardio-pulmonale Insuffizienz. Urogramm bei Nierenbeckenausgußstein rechts

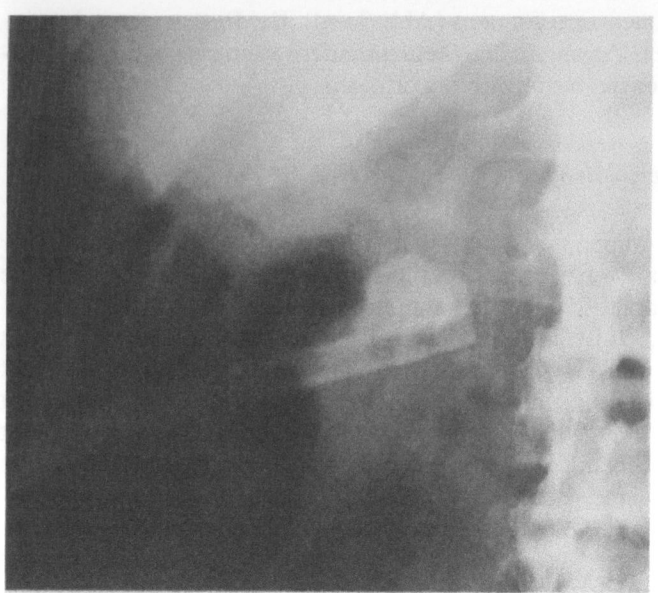

Abb. 7b. Pat. J. A., Leertomogramm nach perkutaner Nephrostomie und Aufbougierung des Nephrostomiekanals

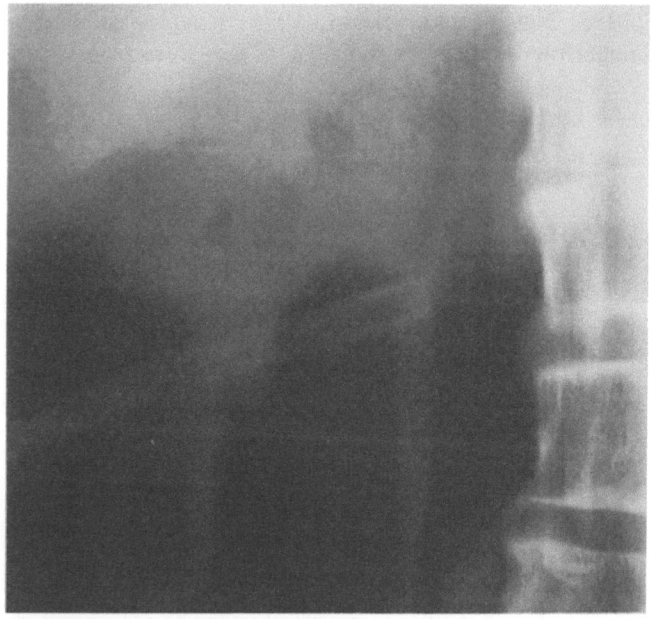

Abb. 7c. Pat. J. A., Leertomogramm nach intrarenaler Ultraschallithotripsie

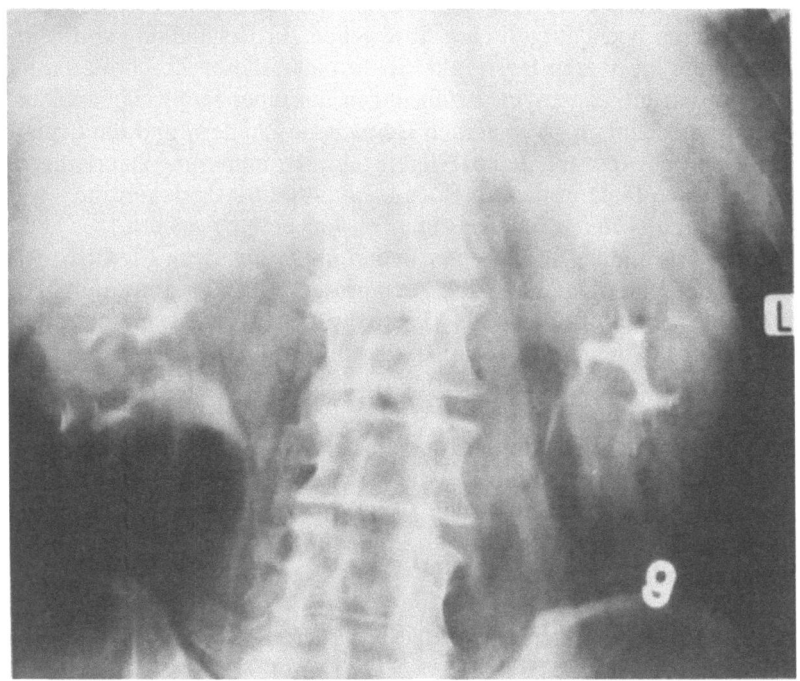

Abb. 7d. Pat. J. A., Urogramm 5 Monate nach der Ultraschallithotripsie

dere nach Ausgußsteinoperationen berichten. Struvitsteine wurden über eine operativ angelegte Nephrostomie mit Renacidin komplett innerhalb einer vertretbaren Behandlungszeit von durchschnittlich 10 Tagen gelöst.
Die kombinierte Anwendung der perkutanen Nephrostomie, der intrarenalen Lithotripsie und der Chemolitholyse bietet für ein ausgewähltes Krankengut neue therapeutische Perspektiven.

2.2 Berührungsfreie Nierensteinzertrümmerung durch Stoßwellen – Eine neue Therapie?

Ch. Chaussy, E. Schmiedt, W. Brendel

Aufgabe dieses Kapitels ist es, über Versuche zu berichten, eine neue Technologie in das Behandlungsspektrum des Harnsteinleidens zu überführen. Hierbei handelt es sich – im Gegensatz zu den Abhandlungen der Vorautoren – um eine bisher nur im Experiment erprobte Anwendung hochenergetischer Stoßwellen zur Behandlung von Konkrementen im oberen Harntrakt. Somit bleibt dieser Abschnitt darauf beschränkt, die bisherigen Erfahrungen mit einer Stoßwellenapplikation im medizinisch-biologischen Bereich zu schildern und die Ergebnisse bei der experimentellen Nierensteinzertrümmerung zu erläutern. Einen festen Platz in diesem Buch kann dieser Methode nur die – wie die Autoren hoffen – baldige klinische Anwendung sichern.

Da die Anwendungsbreite einer neuen, nicht invasiven Methode zur Steinzertrümmerung durch die Anzahl der bisher operativ durchgeführten Steinentfernungen als Maximalwert limitiert ist, untersuchten wir bei Projektbeginn mit Statistikern der Fa. Dornier die Häufigkeit der in Deutschland durchgeführten operativen Eingriffe zur Steinentfernung. Tabelle 2 gibt die Aufschlüsselung einer Befragung von 80 zufällig ausgewählten Kliniken und die daraus resultierende Hochrechnung wieder. Hierbei ergab sich die Zahl von 49 750 urologisch operativen Eingriffen zur Entfernung von Konkrementen aus dem Harntrakt, wobei Nierensteinentfernungen mit 35,8%, d. h. 17 800 pro Jahr, beteiligt sind.

Tabelle 2. *Hochrechnung:* Im Jahre 1976 durchgeführte Operationen mit Harnsteinentfernung an 358 urologischen Kliniken und Krankenhausfachabteilungen in der BRD

Gesamtzahl aller Operationen:		49750	
davon:	Nierensteine	17800	35.8%
	Uretersteine	20420	41.0%
	Blasensteine	5940	12.0%
	Operationen mit verschiedener Technik	5590	11.2%

2.2.1 Technischer Teil

2.2.1.1 Einleitung

Im Gegensatz zu den bisher angewandten physikalischen Verfahren zur Zertrümmerung von Harnsteinen, bei denen ein direkter Kontakt zwischen Energiequelle und Konkrement notwendig ist, beruht dieses Verfahren auf der Erzeugung von Stoßwellen außerhalb des Körpers, die über Reflektoren in den Körper eingeleitet werden und auf den Stein fokussiert sind (CHAUSSY et al., 1976; FORSSMANN et al., 1977).

2.2.1.2 Physik der Stoßwellenapplikation

Treffen Stoß-(Druck)wellen auf Grenzflächen, an denen sich die Schallimpedanz unstetig ändert, so werden sie entsprechend der akustischen Eigenschaften dieser Grenzflächen als Druck- oder Zugwellen reflektiert. Wird dabei die Druck- oder Zugfestigkeit des Materials überschritten, so kommt es zur mechanischen Zerstörung. Dieser Effekt ist prinzipiell an einer Grenzfläche Gewebe – Konkrement anwendbar (HÄUSLER und KIEFER, 1975).

2.2.1.3 Theoretische Bedingungen

Soll durch Stoßwellenapplikation ein Nierenstein in vivo zerstört werden, so sind folgende Forderungen an das Stoßwellenprofil zu richten:
a) Um eine wirkungsvolle Zerkleinerung zu erreichen, muß die Druckamplitude der Stoßwelle die mechanische Zug- und Druckfestigkeit des Steines um ein Mehrfaches überschreiten.
b) Soll ein Abplatzeffekt auf Grund des Überschreitens der Zugspannung des Steines ausgenutzt werden, muß die Impulslänge der Stoßwelle kleiner sein als die Laufzeit durch den Nierenstein, um eine Überlagerung von auslaufender und reflektierender Welle zu vermeiden.
c) Die Druckamplitude muß unterhalb der Toleranzgrenze biologischer Gewebe liegen (CHAUSSY et al., 1976, EISENBERGER et al., 1977).

2.2.1.4 Erzeugung der Stoßwelle

Die Stoßwelle wird durch eine Unterwasserfunkenentladung erzeugt. Hierbei wird ein Kondensator von 2 µF auf 27 kV aufgeladen, d. h. es wird eine Energie von ca. 700 Ws gespeichert. Mit einer Schaltfunkenstrecke wird die Unterwasserfunkenstrecke, die sich im Brennpunkt eines Halbellipsoides befindet, innerhalb einer Mikrosekunde gezündet. Die Entladung erfolgt bei geringem Elektrodenabstand durch einen dielektrischen Durchschlag. Durch die rasche Expansion der verdampfenden Flüssigkeit wird in der Umgebung eine Stoßwelle angeregt, die sich kugelförmig ausbreitet.

2.2.1.5 Fokussierung

Sämtliche Stoßwellenfronten, die von der Ellipsoidwandung ausgehen, werden auf Grund der geometrischen Eigenschaften des Halbellipsoides im 2. Brennpunkt gesammelt. Somit bleibt die Gewebebelastung bei Durchlauf der einzelnen Stoßwellen gering, während im Fokus hohe Druckamplituden erreicht werden.

2.2.1.6 Versuchsapparatur

In Tabelle 3 sind die technischen Daten der ersten Versuchsanlage wiedergegeben. Es war hierbei möglich, eine maximale Druckamplitude von 1,5 kbar innerhalb einer µsec zu erreichen. Dieser Druckwert überschreitet die maximale Druck- und Zugfestigkeit von Nierensteinen um ein Mehrfaches.

Tabelle 3. Technische Daten der Versuchsapparatur

Betriebsspannung	27 kV
Kondensatorkapazität	2 µF
Impulszeit	1 µs
Druckamplitude	ca. 1,5 kbar
Ausbreitungsgeschwindigkeit der Stoßwelle	1500 m/s

2.2.2 In vitro Untersuchungen

2.2.2.1 Nierensteinzertrümmerung

Nierensteine unterschiedlicher chemischer Zusammensetzung wurden freihängend in den Fokusbereich der Stoßwelle gebracht und mehrfach beschallt.
Hierbei ergab sich, daß mittels Stoßwellen Harnsteine unterschiedlicher chemischer Zusammensetzung und Größe reproduzierbar zerstört werden können (Abb. 8). Hierbei entsteht auf Grund der kurzen Einwirkungszeit unter 1 µs *keine* Beschleunigung der Einzelteile, die in vivo zu einer Traumatisierung umliegender Gewebestrukturen führen würde. Für die kinetische Energie der abgesprengten Teile ergibt sich ein Wert von 8×10^{-7} Joule; Werte, die einen Bruchteil der kinetischen Energie eines fallenden Regentropfens ausmachen.

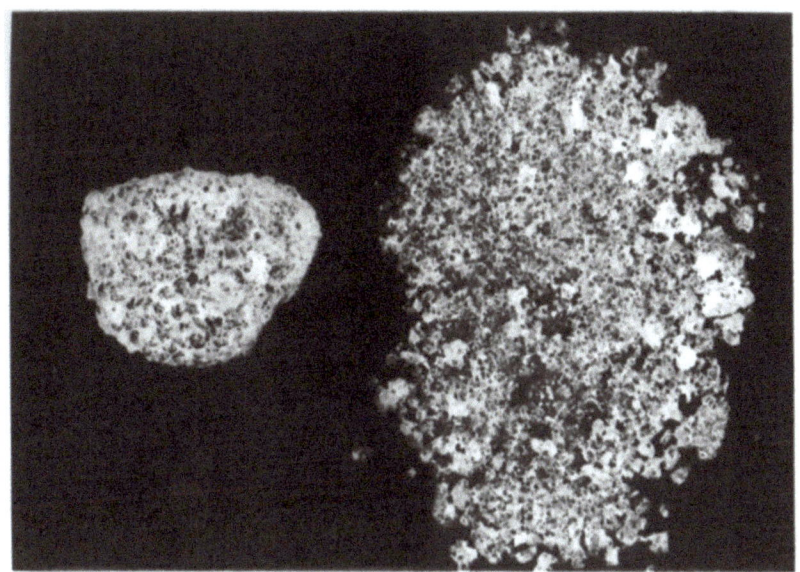

Abb. 8. Oxalatstein (Durchmesser: 1,5 cm) vor und nach Stoßwellenexposition

2.2.2.2 Hämolyseuntersuchungen

Unter gleichen Versuchsbedingungen wurde ein standardisiertes Volumen von 10 ml Vollblut im Wasserbad in den Brennpunkt des Ellipsoids gebracht und die bei, bis zu 4facher Exposition auftretende freie Serumhämoglobinkonzentration bestimmt. Tabelle 4 zeigt die linear zunehmende Hämoglobinkonzentration bis zu 400 mg% nach 4-maliger Stoßwellenexposition. Bei einer in vivo Applikation befinden sich ca. $1^{1}/_{2}$ ml Blut im Fokusbereich. Somit ergibt sich bei systematischer Verteilung keine klinisch relevante Hämolysebildung bei Stoßwellenapplikation.

Tabelle 4. Konzentration des freien Serum-Hämoglobins nach Beschallung von 10 ml Vollblut (n = 65)

Beschallung	0	1	2	3	4
Hb – Serumkonzentration (mg%)	33±8	107±19	215±18	260±43	430±43

2.2.2.3 Gemischte Lymphozytenkultur

Die Stimulationsfähigkeit humaner Lymphozyten wurde vor und nach Stoßwellenexposition gemessen.
Dabei zeigte sich, daß die Beschallung von Lymphozyten keine faßbaren Veränderungen der Lymphozytenzahl bewirkt. Es kam zu keiner signifikanten Minderung der Stimulationsfähigkeit, weder bei der unspezifischen Mitogenstimulation noch in der empfindlicheren gemischten Lymphozytenkultur.
Somit ergaben sich durch Stoßwellenapplikation keine, die proliferative Aktivität von Zellen beeinträchtigenden Wirkungen.

2.2.3 In vivo Untersuchungen

2.2.3.1 In vivo Exposition unbehandelter Tiere

An einem Kollektiv unbehandelter Bastardhunde wurden die Nierengegend und – ungezielt – der Abdominalraum einer Stoßwellenexposition unterzogen.
Hierbei konnten weder makro- noch mikroskopisch Läsionen nachgewiesen werden, die für eine traumatisierende Wirkung der Stoßwelle auf vitales Gewebe sprächen. Ebenfalls an diesem Kollektiv durchgeführte Radioisotopenclearanceuntersuchungen zeigten keine Beeinträchtigung der Nierenfunktionsleistung nach Versuch. Somit konnte nachgewiesen werden, daß Stoßwellenenergien, die in vitro zu einer Nierensteinzertrümmerung ausreichen, keine, eine klinische Anwendung ausschließende Gewebeschädigung bewirken. Allerdings ist darauf zu achten, daß es zu keiner Exposition von Lungengewebe kommt. Auf Grund der Vielzahl akustischer Dichteunterschiede treten Alveolarwandzerreißungen auf, die sich jedoch leicht durch Interposition lufthaltiger Medien verhindern lassen (EISENBERGER et al., 1977).

2.2.3.2 Experimentelles Steinmodell

Klinisch relevante Aussagen zur Steinzertrümmerung können nur bei Verwendung humaner Nierensteine oder von Materialien gleicher physikalischer Eigenschaften erhalten werden. Daher wurden humane Nierensteine in das Nierenbecken von Hunden implantiert. Hierbei wurde durch eine 8-tägige prävesikale Harnleiterligatur eine Dilatation der oberen Harnwege erzeugt, die auch die Implantation größerer

Konkremente zuließ. Eine Reimplantation des ligierten Harnleiters führte zu einer vollständigen Rückbildung des Harnstaues (CHAUSSY et al., 1977).

2.2.3.3 Steinlokalisation

Um den implantierten Nierenstein einer gezielten Stoßwellenbeaufschlagung zu unterziehen, ist es notwendig, das Konkrement dreidimensional zu orten und durch kontrollierte Bewegung in den Fokusbereich über dem Halbellipsoid zu bringen (CHAUSSY et al., 1978).

Nach frustranen Versuchen mit der Verwendung von Ultraschallköpfen erwies sich die Integration zweier unabhängiger achsengetrennter Bildwandlersysteme als notwendig. Wir verwenden hierzu an das Organbad gekoppelte, jeweils auf den Fokusbereich justierte Bildwandlersysteme (Abb. 9).

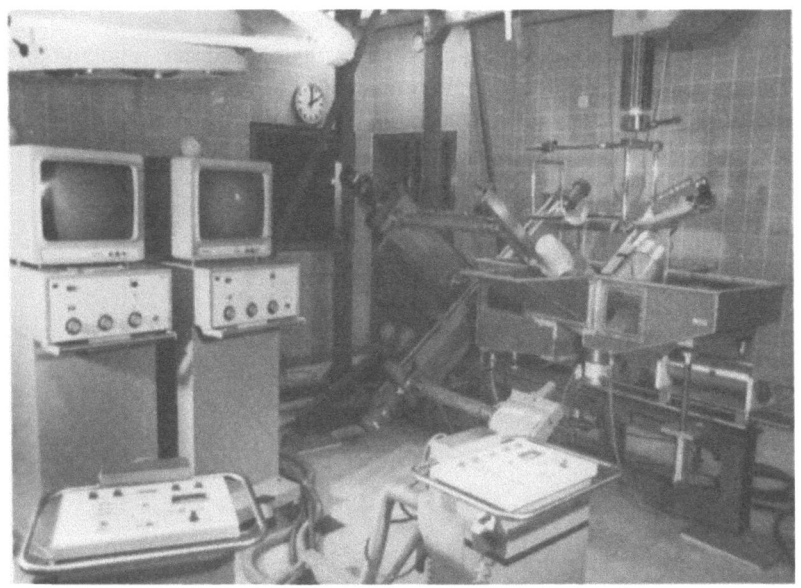

Abb. 9. Stoßwellenapplikator für Tierexperimente mit integrierter Röntgenortung

Unter Röntgenkontrolle wird hierbei das Versuchstier so positioniert, daß das Konkrement in der Achsenlinie der BV-Systeme und somit im Fokusbereich der Stoßwelle liegt (CHAUSSY et al., 1978).

2.2.3.4 Stoßwellenexposition steintragender Versuchstiere

Insgesamt führten wir Beschallungen an 47 steintragenden Hunden durch, wobei in den ersten Serien auf Grund der Ortungsschwierigkeiten eine Zertrümmerung nur in größere Bruchteile möglich war. Mit der abgebildeten (Abb. 9), uns seit kurzem zur Verfügung stehenden Apparatur konnten wir bisher Versuche an 14 steintragenden Tieren durchführen. Davon sind bis jetzt 10 Tiere steinfrei. Bei diesen Tieren führte die Stoßwellenexposition zu einer derartigen Zertrümmerung der Nierensteine, daß sie spontan via naturalis abgangsfähig waren. Dabei kam es weder zu einer Verletzung der Niere bzw. des Urothels, noch zu einer Traumatisierung umliegenden Gewebes.
In Abbildung 10 ist ein Einzelbeispiel aus dieser Serie wiedergegeben. Die rechte Aufnahme zeigt ein konkrementfreies Nierenbeckenkelchsystem 7 Tage nach Versuch.

Zusammenfassung

Uns steht derzeit eine Apparatur zur Verfügung, mit der es gelingt, im Tierexperiment implantierte Nierensteine ohne Verletzung umliegender Strukturen, zu zerkleinern, so daß sie spontan abgangsfähig sind.

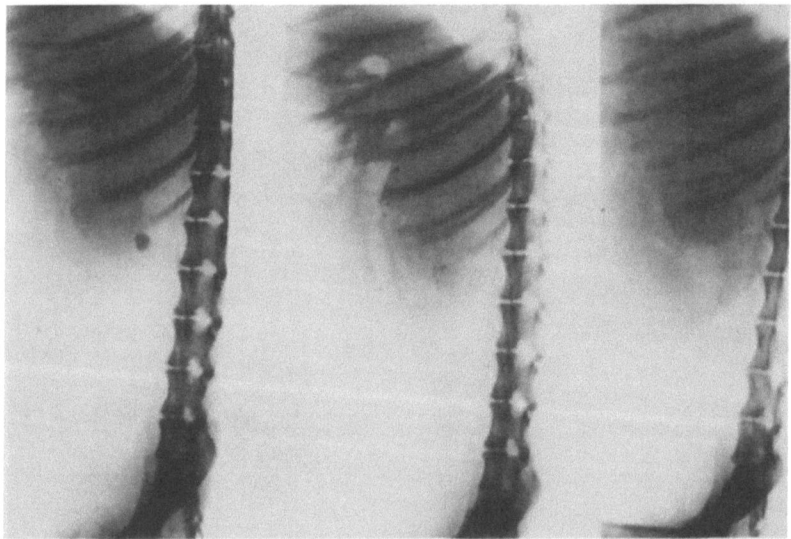

Abb. 10. Berührungsfreie Nierensteinzertrümmerung in vivo. **a** implantierter Oxalatstein im Nierenbeckenkelchsystem eines Versuchstieres, **b** Röntgen-Kontrolle unmittelbar nach Stoßwellenexposition, **c** Konkrementfreies Hohlsystem 7 Tage nach Versuch

Somit glauben wir, daß die klinische Anwendung der berührungsfreien Nierensteinzertrümmerung prinzipiell möglich ist. Eine für die klinischen Erfordernisse ausreichende Apparatur ist derzeit unter Konstruktion. Erst mit einer Anwendung am Patienten werden sich die Fragen nach der Anwendungsbreite einer solchen Methode beantworten lassen. Nach den bisherigen Erfahrungen ergibt sich ein erstes Anwendungsgebiet in der Behandlung des chirurgischen Risikopatienten, der Rezidivsteinträger ist.

3 Operative Harnsteinentfernung
K.-H. Bichler

Trotz unverkennbarer Fortschritte in der konservativen Behandlung von Harnsteinen muß auch heute noch ein großer Teil dieser Konkremente operiert werden. So wird beispielsweise bei den Harnleitersteinen der operative Prozentsatz mit 25–40% angegeben (BOEMINGHAUS, 1971; KARCHER, 1972; SANDEGARD, 1958).
Für die Erstellung des Therapieplanes beim Harnsteinleiden empfiehlt sich die grundsätzliche Einteilung in abgangs- und nicht abgangsfähige Konkremente. Nach Beantwortung dieser Grundfrage kann das therapeutische Konzept für den jeweiligen Patienten festgelegt werden. Nierenbeckenkelchsteine, Nierenbeckenausgußsteine und Harnblasensteine machen im allgemeinen operative Therapie erforderlich. Strenge Indikation, Auswahl der adäquaten Technik sowie eine Anzahl von operativ-technischen Hilfen erleichtert und unterstützt den operativen Erfolg. Entsprechend der Lokalisation der verschiedenen Harnsteine wird im folgenden über die Indikation zur Operation sowie die Operationstechnik gesprochen.
Ausnahmen in der operativen Behandlung von Harnsteinen machen die nicht kalzifizierten organischen Konkremente (z. B. Harnsäure oder Zystin), die einer aussichtsreichen konservativen Behandlung zuführbar sind. Entsprechende labordiagnostische Methoden stehen bereit, um hier Klarheit für das weitere therapeutische Vorgehen zu gewinnen.

3.1 Nierenkelchsteine

Im allgemeinen besteht keine Notwendigkeit zur operativen Entfernung von Nierenkelchsteinen. In der Kelchlage führen diese Steine nur selten zu Entleerungsstörungen und machen nur geringe Beschwerden. Häufig gelangen sie ins Nierenbecken und gehen mit mehr oder weniger starken Koliken ab. Bei Nierenkelchsteinen kann man also zunächst konservativ therapieren und sich abwartend verhalten. Noch dazu ist festzuhalten, daß sich bei einer Reihe von Patienten mit Nierenkelchsteinen diese multipel ausbilden und zu Rezidivbildung neigen. Die Suche nach Stoffwechselanomalien wie Hyperparathyreoidismus, idiopathischer Hyperkalziurie bzw. Hyperoxalurie und chronischen Harnwegsinfekten ist von Bedeutung. Patienten mit Nierenkelchsteinen sollten in ärztlicher Kontrolle bleiben, da immer wieder Fälle beobachtet werden, wo sich derartige Steine im Laufe der Zeit in Richtung der Kelchhälse in das gemeinsame Nierenbecken hin vergrößern und dann allmählich einen beginnenden Ausgußstein mit Ausdehnung im Nierenbecken und ein oder zwei Kelchen bilden (BOEMINGHAUS, 1971).

Operativ technisch machen Nierenkelchsteine im allgemeinen nur Probleme, wenn sie in Kombination mit Nierenbeckensteinen vorkommen, wobei der Nierenbeckenstein durch Pyelotomie mehr oder weniger unkompliziert entfernbar ist, während die Nierenkelchsteine problematisch sind, da sie zum Teil nicht durch die Kelchhälse entfernt werden können. Es ist dann oft besser mit Hilfe einer Sonde oder mit dem Finger den Stein zu orten und nach Markierung des Kelches eine gezielte Nephrotomie durchzuführen. Bei der Operation von Nierenkelchsteinen, ob in Kombination mit Nierenbeckensteinen oder bei Vorliegen von einem Kelchstein(en) allein, sollte immer auch die Koagulumpyelolithotomie in Betracht gezogen werden. Hierbei handelt es sich um ein, zunächst von DEES (1946) beschriebenes Verfahren, das durch PATEL (1974) und MARSCHALL (1978) verbessert wurde. Nach dem von PATEL angegebenen Rezept gelingt es, ein zugfestes Koagel zu erhalten, das die Konkremente einschließt und extrahierbar ist. Einschränkend muß aber auch hierzu festgestellt werden, daß bei schmalen Kelchhälsen das Koagel nicht in toto entfernbar ist.

Wir verwenden nach Angabe von PATEL (1974) nachstehendes Rezept: In 20 ml physiologischer Kochsalzlösung wird 1 g Fibrinogen aufgelöst; 200 E Thrombin werden in 3 ml physiologischer Kochsalzlösung und 1 ml 5,5%iger Kalziumchloridlösung aufgenommen. Beide Lösungen erwärmt man 15 Min im Wasserbad bei 37 °C. Zwischenzeitlich wird das Nierenbecken dargestellt und der Harnleiter mit einem Gummizügel angeschlungen und so der Ablauf blasenwärts unterbrochen. Eine großlumige Kunststoffkanüle mit Mandrin wird in das Nierenbecken eingestochen, der Urin abgesaugt und das Nierenbecken danach mit physiologischer Kochsalzlösung aufgefüllt. Entsprechend der Menge an Kochsalzlösung, die das Nierenbecken faßt, wird nach Entfernung der Flüssigkeit das Fibrinogen und Thrombingemisch eingebracht. Die Gerinnung des Gemisches setzt nach etwa einer halben Minute ein, es ist daher notwendig, die Lösung möglichst zügig zu applizieren. Wir warten etwa 7 Min, um sicher zu sein, daß ein festes Gerinnsel entstanden ist. Über einen Nierenbeckenschnitt wird anschließend das Koagel entfernt (Abb. 11a und b, Tafelbild I.1, s. S. 79).

Eine besondere Problematik stellt das sog. Steinnest (Abb. 12), insbesondere in den unteren, aber manchmal auch in den oberen Kelchen, dar. Während früher uneingeschränkt die Polresektion als beste Methode zur Behandlung angesehen wurde, mehren sich jetzt die kritischen Stimmen, die wie WALD und Mitarbeiter (1978) die Nierenteilresektion nur für angezeigt sehen bei offensichtlich deformierten Nierensegmenten, bei denen es nach allgemein operativen Prinzipien unlogisch erscheint, sie zu belassen. Harnsteinrezidive in der gleichen oder der kontralateralen Niere und fernerhin auch die Anwesenheit von mehreren [oder] über die Niere verstreuten Steinen werden eher als Gegenindikation zur Teilresektion angesehen. WALD und Mitarbeiter fanden auch eine wesentlich höhere Rezidivrate nach Nierenteilresektion als bisher angenommen wurde. Sie stellen daher die Frage, ob die Teilresektion einen Vorteil gegenüber der einfachen Pyelolithotomie darstellt. Wenn man sich zur Polresektion entschließt, ist es unbedingt notwendig, daß der gesamte deformierte Kelch entfernt wird. Die wichtigsten Schritte des operativen Vorgehens sind in Abbildung 13a und b dargestellt.

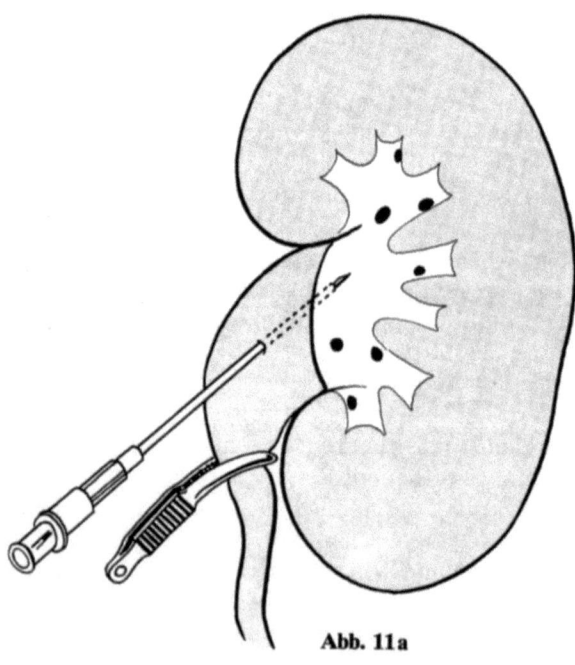

Abb. 11a

Bei der Polresektion ziehen wir die „plane" Resektion der Keilresektion vor. In Übereinstimmung mit RAUCHENWALD und Mitarbeiter (1975) sind wir der Meinung, daß weniger narbiges, nicht mehr funktionierendes Nierenparenchym zurückgelassen wird, als bei der Keilresektion. Um die Nierenstielabklemmung dabei zu sparen, kann man die von KIM (1971) beschriebene intrarenale unterteilte Massenligatur vornehmen (s. dazu auch Abb. 14).
Das Aufkleben der Nierenkapsel mit Gewebekleber führt zu einer guten Deckung des Defektes (BRAUN et al., 1977).

3.2 Nierenbeckenstein

Beim Solitärstein des Nierenbeckens ohne Abflußbehinderung wird die Indikation zur Operation von verschiedenen Gesichtspunkten bzw. Faktoren beeinflußt. Hier spielen das Lebensalter, das Vorhandensein

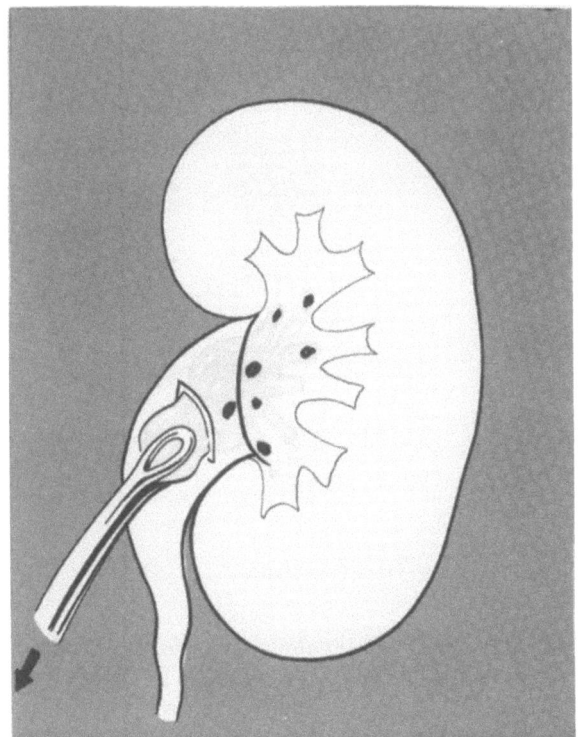

Abb. 11a, b. Technik der Koagulumpyelolithotomie

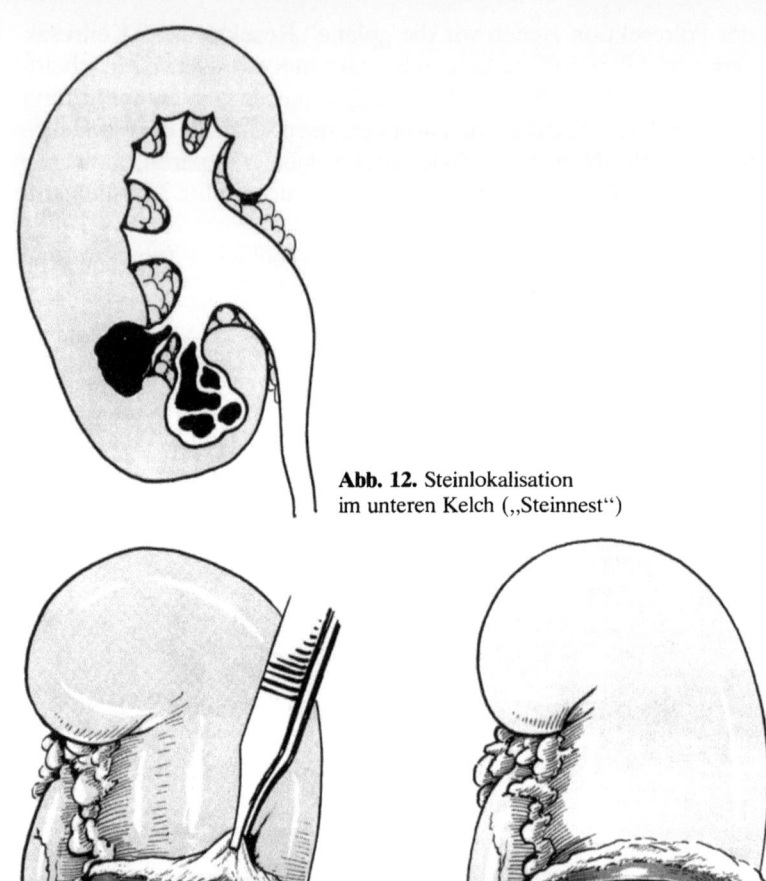

Abb. 12. Steinlokalisation im unteren Kelch („Steinnest")

Abb. 13a, b. Teilresektion der Niere (sog. Plane Polresektion)

einer kontralateralen Niere, der Funktionswert der steinerkrankten Niere sowie andere schwere Gesundheitsstörungen (z. B. Herz- und Lungenerkrankungen) eine Rolle und können gegen die Operation eines Nierenbeckensteins sprechen. Auch Überlegungen zur sozialen Indikation können von Bedeutung sein. So kann die berufliche Arbeit

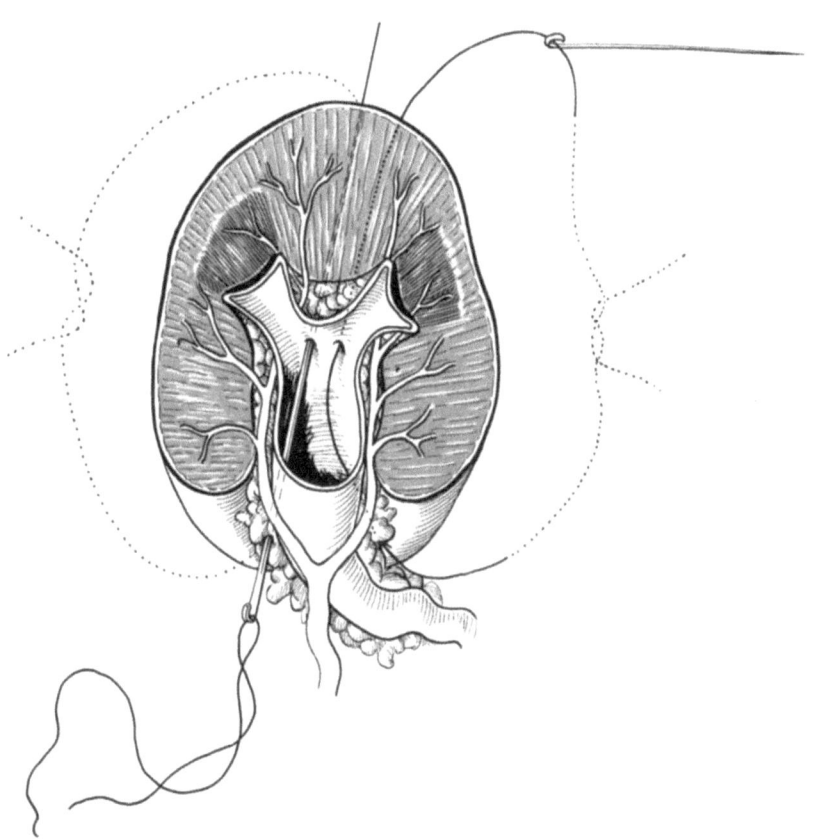

Abb. 14. Unterteilte intrarenale Massenligatur nach KIM und RAUCHENWALD

durch immer wieder auftretende Koliken so stark behindert werden, daß man schon aus diesem Grunde eine rasche Operation vorsehen muß.

Auch die infolge des Steines auftretende Hämaturie (zumeist nur eine Erythrozyturie) gibt die Indikation zur Operation. Fraglich ist die operative Behandlung bei querschnittsgelähmten Patienten. Hierbei sollte immer auch in die Operationsindikation die Überlegung eingehen, wie kann postoperativ die Immobilisation und die damit in Zusammenhang stehende erhöhte Kalziumausscheidung und der Harnwegsinfekt bekämpft werden, da ohne diese flankierenden Maßnahmen ein Steinrezidiv rasch auftritt. Alle diese Fragen und Überlegungen sind berechtigt, wenn es sich um einen Solitärstein des Nierenbeckens ohne Verschluß handelt. Anders sehen die Dinge aus bei Vorliegen eines Nierenbeckenventilsteins mit Verschluß oder passagerem Verschluß. Hier steht die durch den Stein bedingte Nierenfunktionseinschränkung oder Verlust der Nierenfunktion so sehr im Vordergrund, daß die aufgeführten Kontraindikationen ernsthaft abgewogen bzw. zurückgestellt werden müssen. Abbildung 15a und b zeigt die Röntgenuntersuchung bei einem Patienten mit Nierenbeckenstein und erheblicher Destruktion des Nierenbeckenkelchsystems als Beispiel hierfür.

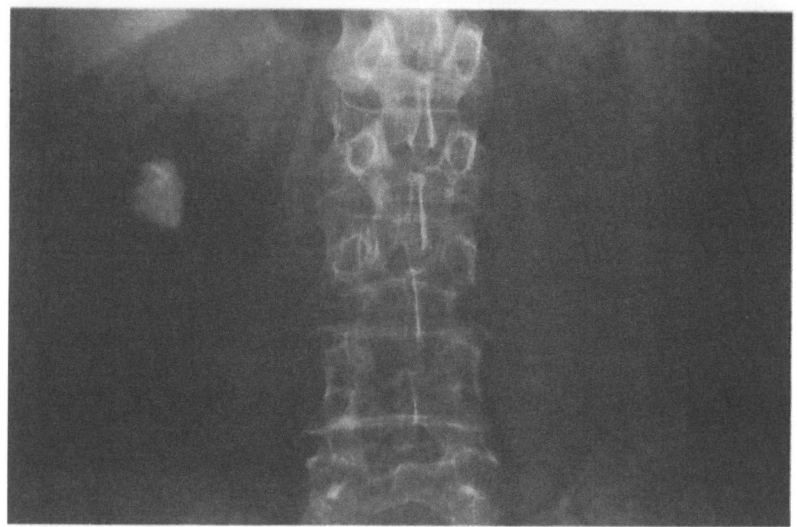

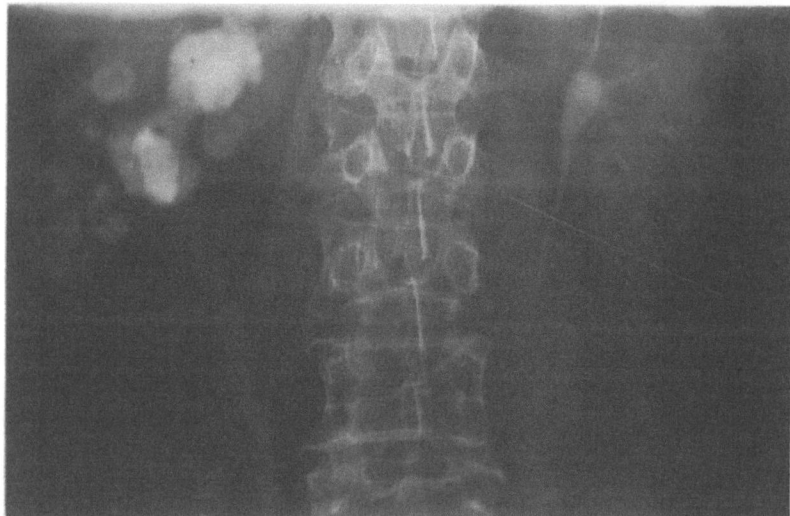

Abb. 15a, b. U. L. ♀, 58 Jahre. Nierenbeckenstein re. mit erheblicher Destruktion des Hohlraumsystems

3.2.1 Operationstechnik

Je nach Größe des Steins, eventuell vorangegangenen Operationen, Positionierung des Nierenbeckens und eventuellen Veränderungen an der Nierenbeckenharnleiterabgangszone sollte die Operationstechnik festgelegt werden. Derartige, für die Auswahl der Operationsmethode notwendige Informationen sollten durch eine gediegene präoperative Diagnostik, notfalls unter Einbeziehung der Angiographie und der retrograden Pyelographie beigebracht werden.
Für die Eröffnung des Nierenbeckens und Entfernung von Konkrementen bieten sich drei Techniken an:

3.2.1.1 Die Standardpyelolithotomie

Sie wird angewandt bei dem solitären Nierenbeckenstein, dem sog. „Frühstein" nach BOEMINGHAUS (1971). Die Niere braucht dazu in der Regel nicht aus der Lage luxiert zu werden. Es muß nicht am Nierenstiel gezogen werden und starke postoperative Verwachsungen der Nierenkapsel, die bei Rezidivbildung weitere Operationen erschweren, können verhindert werden. Mit einem Lidhaken wird das Nierenparenchym am hinteren Rand etwas weggehalten und so die Übersicht vergrößert. Das Nierenbecken wird an der bestzugänglichen Stelle eröffnet und zwar, wenn es der Zugang ermöglicht, quer. Immer sollte man acht darauf geben, den ureteropelvicalen Abschnitt nicht zu tangieren. Nach Eröffnen des Nierenbeckens erfolgt die Extraktion des Konkrementes mit Steinfaßzangen. Danach erfolgt das Ausspülen des Nierenbeckens mit physiologischer Kochsalzlösung. Uns hat sich dazu die Anwendung eines Metallkatheters nach PEARSON (1978) empfohlen. Bei Verdacht auf Kelchkonkremente ist jetzt eine Suche nach diesen Steinen erforderlich: Pyeloskopie, intraoperative Röntgenaufnahmen, Einbringen von Fibrinkoagula und instrumentelle bzw. digitale Palpation.

3.2.1.2 Die Pyelolithotomia inferior

Eine Variation der Standardpyelolithotomie ist die Pyelolithotomia inferior, wie sie vor allem in Deutschland von BOEMINGHAUS und seiner Schule (1971) propagiert wird. Die Schnittführung zeigt Abb. 16. Die Pyelolithotomia inferior wird angegeben für Fälle, in denen sich die Niere bzw. das Nierenbecken nicht ohne weiteres präparieren lassen, z. B. bei Rezidiveingriffen oder bei kurzem Nierenstiel. Hierbei ist es

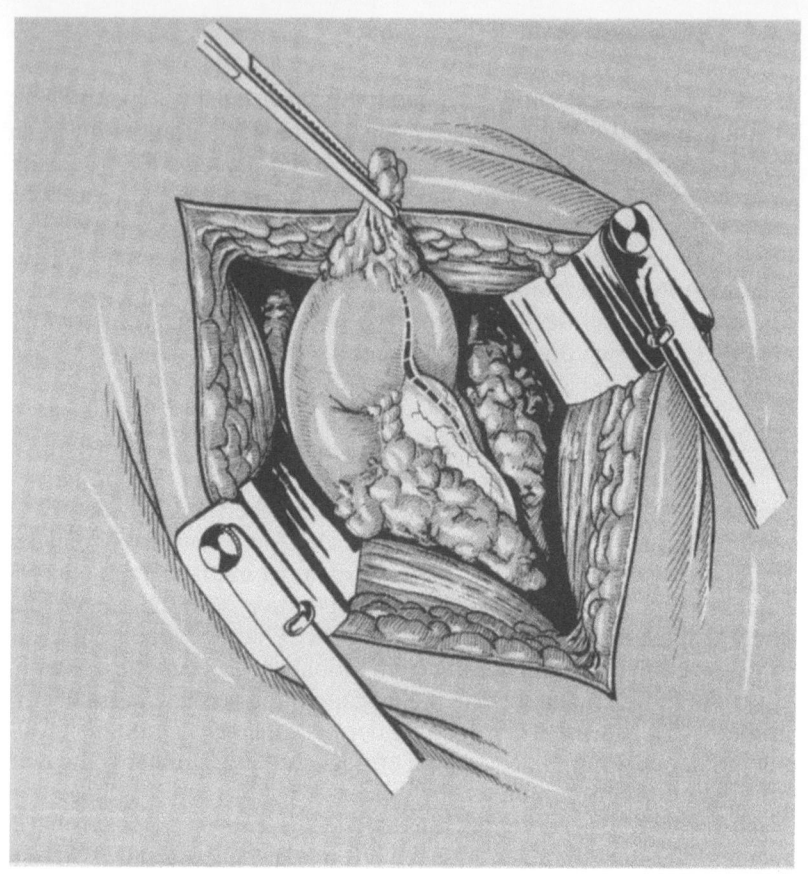

Abb. 16. Pyelolithotomia inferior nach BOEMINGHAUS

förderlich den unteren Nierenpol und zwar das perirenale Fett bzw. Narbengewebe mit einer Duvalklemme zu fassen und anzuheben. Der Schnitt wird dann ausgehend vom Nierenbecken angelegt und kann eventuell auf das Parenchym übergreifen.

Nach BOEMINGHAUS (1971) ist die Pyelolithotomia inferior zur Entfernung von kleineren und großen Nierenbeckensteinen die Methode der Wahl. Durch die Erweiterung des Schnittes bei der Pyelolithotomia inferior auf das Parenchym des unteren Pols können auch größere Nierenbeckensteine, insbesondere Konkremente, die sich im unteren Polbereich entwickeln, entfernt werden. Bei Vorliegen ureteropelviner Stenosen ermöglicht folgender Zugang zusätzlich die plastische Verbesserung der Abflußverhältnisse (Uretero-pelvico-Calicostomie).

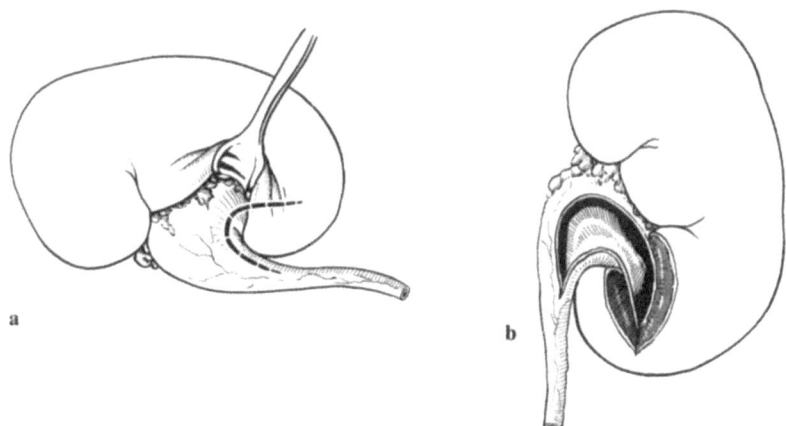

Abb. 17a, b. Erweiterte Pyelolithotomie zur Entfernung größerer Nierenbeckensteine und Korrektur uretero-pelviner Stenosen

Abbildung 17a und b zeigt die Schnittführung sowie die Verbindung zwischen Nierenbecken und unterem Kelch zur Verbesserung der Abflußverhältnisse.

3.2.1.3 Die Präparation des renalen Sinus nach GIL-VERNET

Zur Operation großer Nierenbecken- bzw. Nierenbeckenausgußsteine steht die Präparation des renalen Sinus in der Methode nach GIL-VERNET (1965) mit eventuellen zusätzlichen Nephrolithotomien zur Verfügung. Mit Hilfe dieser Technik ist es möglich große Nierenbeckensteine zu entfernen, ohne Parenchymverlust bzw. Eröffnung von Gefäßen. Dazu ist es notwendig, die Niere zu mobilisieren. Das geschieht auch im Hinblick auf die intraoperative Röntgenkontrolle. Das Vorgehen in der Technik nach GIL-VERNET erfordert das Aufsuchen der gefäßarmen Schicht zwischen dem Bindegewebe und Fett des renalen Sinus und der Muskelschicht des Nierenbeckens (Abb. 18). Nach BLANDY (1978) ist die richtige Schicht unter einer Art Adventitia gelegen, die das Nierenbecken bedeckt. Die Abb. 19a u. b. zeigt schematisch, in Anlehnung an eine Darstellung von BLANDY, die für das Gelingen der intrasinusalen Präparation wichtige Schicht. Zu achten ist bei der Präparation des intrarenal gelegenen Nierenbeckens auf den hinteren Anteil der Nierenarterie, der die Verbindung des oberen Kelches mit dem Nierenbecken kreuzt. Auf diese Weise kann man das Nierenbecken sowie anteilmäßig die Kelchhälse freilegen. Mit Hilfe eines

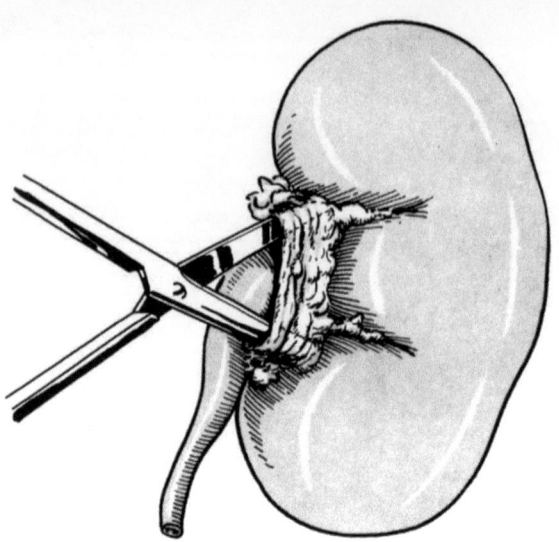

Abb. 18. Präparation zwischen Nierenbecken und Fettgewebe

bogenförmigen Schnittes, der in die entsprechenden Kelchhälse fortgesetzt werden kann, können ausgedehnte Nierenbeckenkelchsteine extrahiert werden (Abb. 19a und b; Abb. 20a, b und c).

3.2.1.4 Operation von Korallensteinen nach GRAVES

Zur Operation von Korallensteinen wurde von GRAVES (1977) eine Methode unter Zuhilfenahme eines Osteotoms angegeben. Der Autor schlägt dabei vor, das Konkrement vom Nierenbecken bzw. unteren Kelch anzugehen. Eine untere Polresektion ist dabei erforderlich.

3.2.1.5 Die Nephrotomie

Insbesondere wenn die Nierenbeckenkelchausgußsteine pilzartig geformt sind und eine Extraktion durch die Kelchhälse nicht möglich ist und das Nierenparenchym über den Kelchen noch gut erhalten ist, empfiehlt sich eine Nephrotomie. Wenn es möglich ist, wird man dabei versuchen, mit einzelnen kleineren gezielten Nephrotomien die Kelchausgußkonkremente zu entfernen. Man geht dabei von einem Zugang in der Methode nach GIL-VERNET aus und entfernt die Kelchausgüsse durch einzelne Nephrotomien. Uns hat sich dabei folgendes Vor-

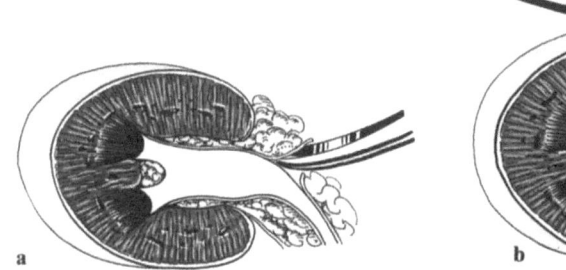
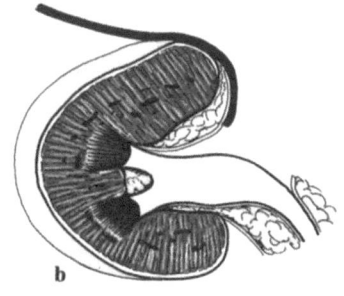

Abb. 19a, b. Schematische Darstellung der intrasinusalen Präparation und Aufsuchen der wichtigen Schicht (nach BLANDY)

gehen bewährt: Mit Hilfe einer Sonde wird der steintragende Kelch ausgetastet, die Sonde nach außen zu durch das Parenchym geführt und dann entlang dieser Markierungssonde eine für die Extraktion des Steines erforderliche Nephrotomie durchgeführt. Dieses Vorgehen ist praktikabel bei Entfernen eines Nierenbeckenausgußsteines in der Technik nach GIL-VERNET und Vorhandensein nur einzelner, durch die Kelchhälse nicht extrahierbarer Kelchausgüsse. Bei Nierenbeckenausgußsteinen mit multiplen pilzartigen Kelchausgüssen kommt man in der Regel mit einzelnen Nephrotomien nicht aus. Tafelbild I.2 und I.3, s. S. 79 zeigt ein solches Nierenbeckenausgußkonkrement, bei dem eine ausgedehnte Nephrotomie an der dorsalen Abseite der Nierenkonvexität erforderlich war.

Eine ausgedehnte Eröffnung der Niere sollte heute in Unterkühlung durchgeführt werden. Die Senkung der Organtemperatur mit oder ohne Perfusion hat die operative Entfernung komplizierter und ausgedehnter Nierenbeckenausgußsteine (Korallensteine) erheblich verbessert. Die Hypothermie bewahrt bei Ischämiezeiten von mehr als 30 Min das Nierenparenchym vor einem wesentlichen Funktionsverlust (MARBERGER, 1978).

Verschiedene Techniken zur Unterkühlung bieten sich an:
1) Externe Hypothermie nach Blockung der Nierenarterien.
2) Intrarenale Unterkühlung und Perfusion der Niere mit gleichzeitiger Blockade der Nierenarterie.

Mit diesen Methoden kann eine Organtemperatur von 15 bis 25 °C erreicht werden; eine Ischämiezeit bis zu 90 min ist möglich. Damit steht dem Operateur genügend Zeit zur Verfügung, das Hohlraumsystem vorsichtig zu eröffnen, die Konkremente in toto zu entfernen, Röntgenkontrollen durchzuführen sowie einen sorgfältigen Verschluß des Hohlraumsystems vorzunehmen.

Die externe Kühlung sollte primär nicht für Eingriffe mit extrem langen Ischämiezeiten verwendet werden.

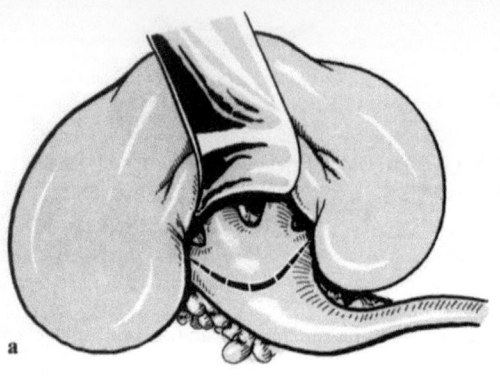
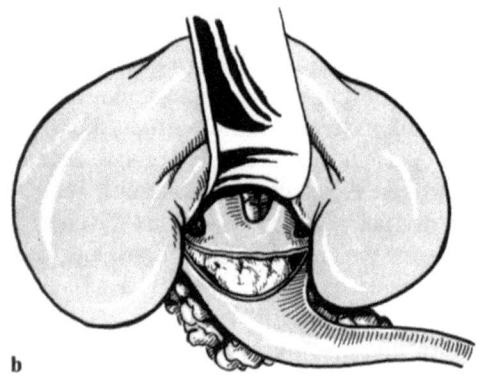
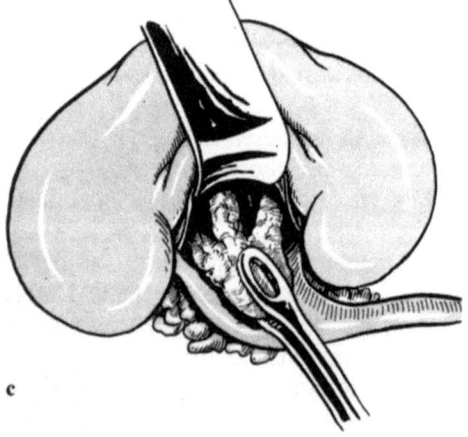

Abb. 20a–c. Intrasinusale Präparation mit **a** Schnittführung, **b** Eröffnung des Nierenbecäkens und **c** Extraktion des Konkrementes

Uns hat sich folgendes strategisches Vorgehen bewährt (Abb. 21).

Korallensteinpatienten werden präoperativ röntgenologisch abgeklärt durch ap, schräge und Schichtaufnahmen. Zur Verbesserung der Nierendurchblutung erfolgt 4 Tage vor dem Operationstermin die tägliche Gabe von 30 mg Dibenzyran p. o. Über einen präoperativ frisch eingelegten zentralen Venenkatheter wird 250 ml Manit infundiert.
Die vor Einlegen des Ballonkatheters angefertigte Angiographie (Seldinger Technik) gibt Informationen über die Zahl der Nierenarterien. Verwendet wird zur Perfusion ein Swan-Ganz-Katheter (MARBERGER et al., 1977; SWAN et al., 1970) (Abb. 22, Tafelbild I.4, s. S. 79).

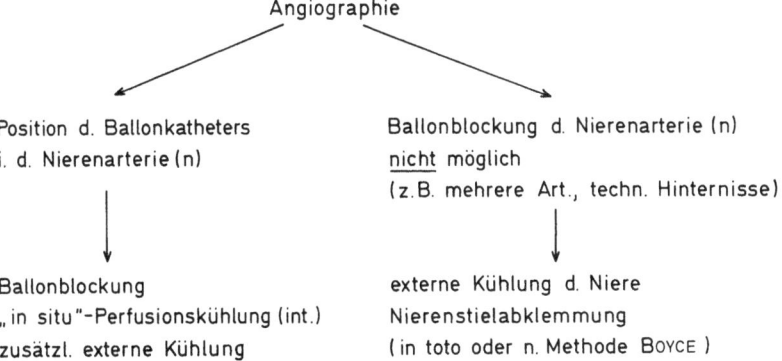

Abb. 21. Strategisches Vorgehen bei der Anwendung von Hypothermie zur Operation von Nierenbeckenausgußsteinen

In der Regel gelingt das Einlegen eines Ballonkatheters nur bei einer Einzelarterie. Wir führen die hypotherme Perfusion in Zusammenarbeit mit dem Strahleninstitut der Universität Tübingen durch. Bisher ist es zweimal gelungen, einen Doppelkatheter einzulegen. Positionierung der Katheterspitze und passagere Probeocclusion unter Röntgenkontrastkontrollaufnahme mit 0,2–0,6 ml Kochsalzlösung (Abb. 23). Bei geöffnetem Ballon bleibt die Katheterspitze bei äußerlich fixiertem Katheter und fortgesetzter Handperfusion mit heparinisiertem Kochsalz lage- und funktionstüchtig; die passagere Ballonfüllung während der operationsgemäßen Nierenlagerung verhindert eine Änderung der Katheterposition. Nach typischer lumbaler Nierenfreilegung unter weitestgehender Schonung des Nierenstiels und nach Renodor-Röntgen-

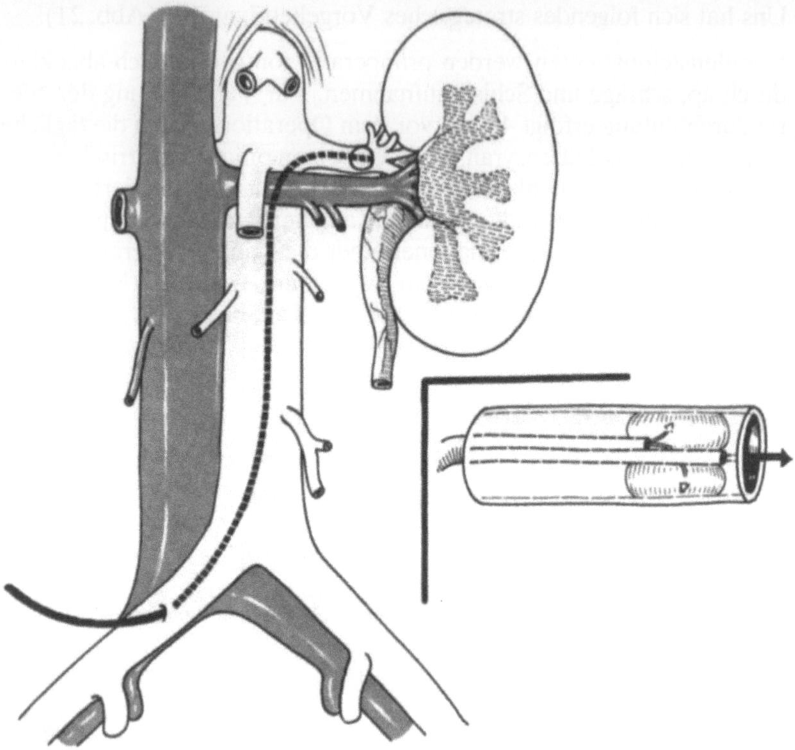

Abb. 22. In die Nierenarterie eingeführter Swan-Ganz-Katheter (Seldinger-Technik). Der Katheter ermöglicht die Blockung der Arterie und Perfusion der Niere

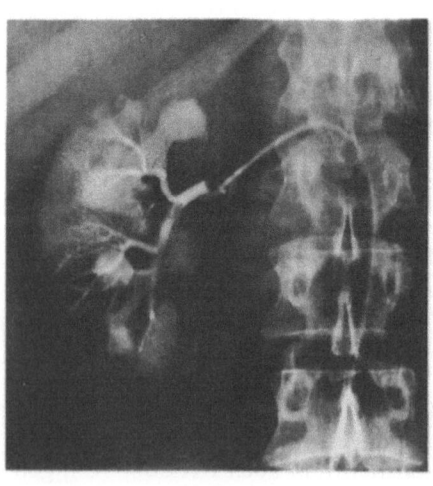

Abb. 23. Zur intraarteriellen Perfusion eingelegter Swan-Ganz-Katheter bei Nierenbeckenausgußstein

kontrolluntersuchung des Korallensteins in der operativ zugänglich gemachten Niere erfolgt der occludierende Verschluß der Arteria renalis und der gleichzeitige Beginn der hypothermen Perfusion (Abb. 24). Verwendet wird als Perfusionslösung eine auf 4 °C vorgekühlte hyperosmolare Ringer-Lactat-Manit-Lösung, wie sie von MARBERGER (1978) angegeben wurde. Die Zusammensetzung des Perfusats:

K^+	=	5,36 mval/l	Lactat	=	27,2 mval/l
Na^+	=	129,9 mval/l	Mannitol	=	27,0 g/l
Ca^{++}	=	3,67 mval/l	430 mosm/l		
Cl^-	=	111,7 mval/l	pH 6,8 bei 2 °C		

Die Perfusionskühlung mit arterieller Blockung ist von der Hypothermie und Übersichtlichkeit des Operationsfeldes her gesehen die beste Unterkühlungsmethode (Tafelbild II.1 und II.2, s. S. 80). Sie ist vor allem für längere Ischämiezeiten geeignet. Die Untersuchungen von

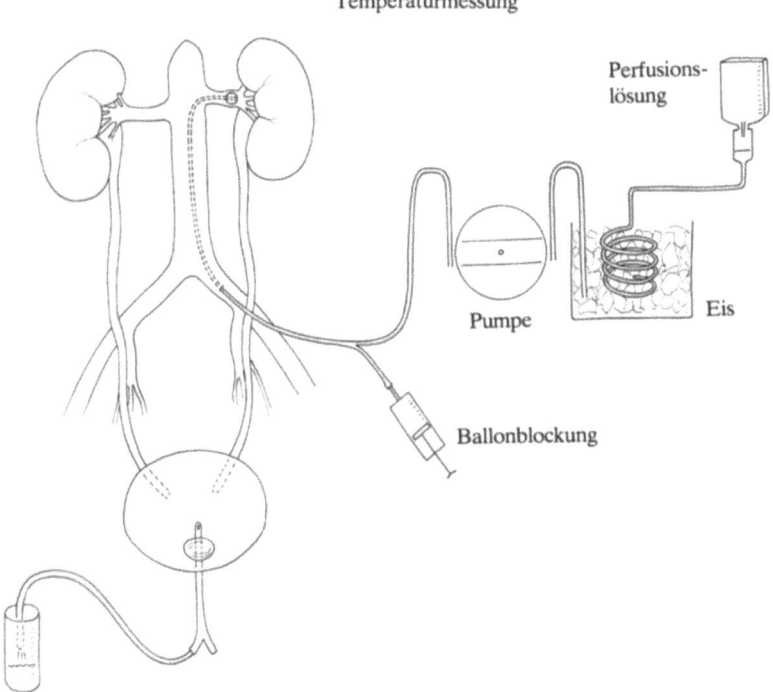

Abb. 24. Schematische Darstellung der Nierenarterienblockung und der hypothermen Perfusion (4 °C) in der Methode nach MARBERGER

EISENBERGER et al. (1973) und MARBERGER (1978) zeigen, daß es auch für die Nierenfunktion die schonendste Methode ist.
Als Nachteile der Technik können die Gefahr der Überperfusion, die Verletzung von Gefäßen durch das Einlegen des Katheters sowie die mangelnde Beweglichkeit der Niere angesehen werden. Zur Vermeidung der Überwässerung der Patienten beschränken wir die Perfusionsmenge auf höchstens 1½ l und führen intraoperativ eine strenge Bilanzierung durch. Falls erforderlich erhalten die Patienten Furosemid.
Ein zusätzlicher Vorteil ist die perfusionsbedingte Ausschwemmung aller Blutbestandteile aus den Gefäßen. Damit kann die Bildung von Mikrothromben nach arterieller Blockung verhindert werden. Die Kühlung der Niere durch die Perfusionsflüssigkeit erlaubt eine gute Steuerung der Temperatursenkung. Durch die Perfusionskühlung kann allerdings eine erhebliche Allgemeinunterkühlung des Patienten auftreten. Hieraus leitet sich die Forderung ab, den Patienten präoperativ ausreichend internistisch auf seine kardiopulmonale Funktion zu untersuchen sowie die intraoperativ verabreichte Perfusionsmenge auf 1½ l zu begrenzen. Nach unseren Erfahrungen wird diese Flüssigkeitsmenge ohne Komplikation toleriert.
Wir haben in den letzten 3 Jahren bei 20 Patienten eine erfolgreiche intrarenale Kühlung durchgeführt, und zwar handelt es sich hier um Korallensteine bzw. partielle polbezogene Nierenbeckenkelchsteine. Sechsmal schlug der Versuch einer intrarenalen Kühlung fehl, dabei war zweimal der Ballon defekt, zweimal rutschte der Ballon heraus, zweimal kam es zu einer partiellen Kühlung, da der Katheter zu tief eingeführt wurde.
Die Dauer der Durchblutungsunterbrechung zeigt Tabelle 5. Wie zu erkennen betrug die längste Unterbrechung 110 Min. Extrarenale Kühlung zur Extraktion von Korallensteinen bzw. Polresektion haben wir insgesamt dreizehnmal durchgeführt.
Das Einführen eines Nierenarterienkatheters und Verschluß des Gefäßes mit einem Tourniquet ist eine weitere zur Perfusion anwendbare Methode (EISENBERGER et al., 1973).

Tabelle 5. Dauer der Durchblutungsunterbrechung

a) Intrarenale Unterkühlung
$\bar{x} = 66{,}7$ Min (27–110)   ($n = 20$)

b) Extrarenale Kühlung mit Stielabklemmung
$\bar{x} = 29{,}5$ Min (10–71)   ($n = 13$)

c) Nierenstielabklemmung ohne Kühlung
$\bar{x} = 17{,}5$ Min (8–49)   ($n = 9$)

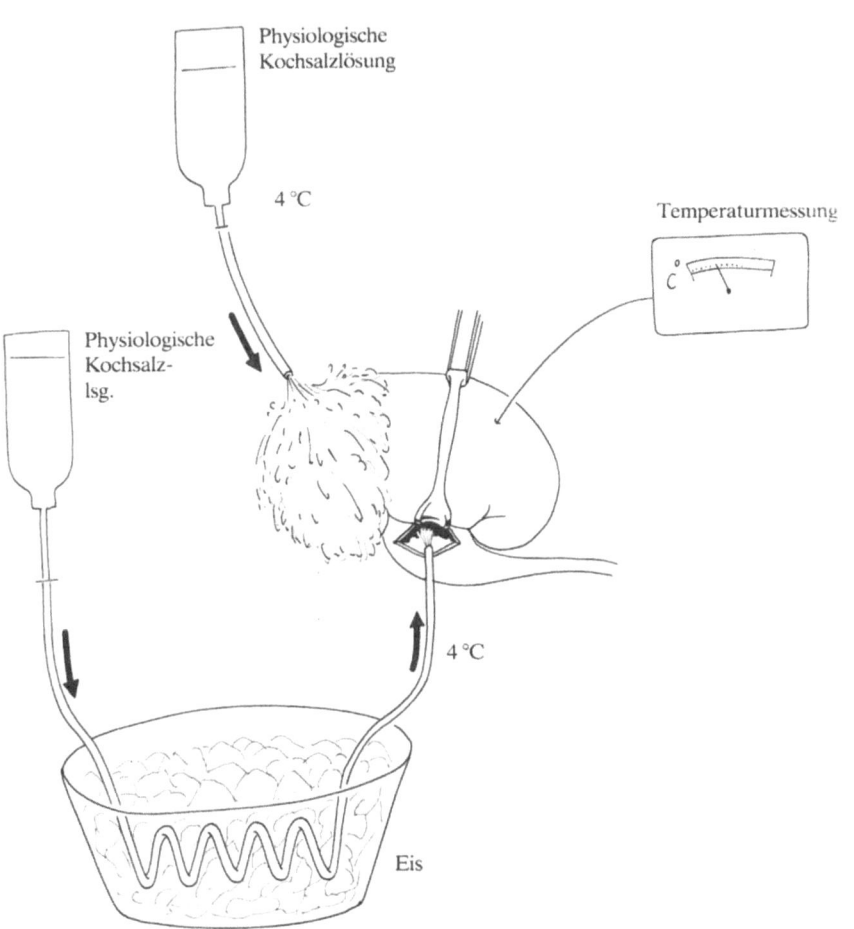

Abb. 25. Schematische Darstellung der externen Hypothermie in der Technik nach BLANDY

Eine in letzter Zeit von WILHELM und SIGEL (1978) im Tierexperiment angegebene Technik zur renalen Hypothermie durch transvenöse Perfusion sei hier erwähnt. Dabei gelangt das kalte Perfusat nicht in den allgemeinen Kreislauf zurück.

Von WAGENKNECHT und Mitarbeiter (1977) wurde eine „continious perfusion" durch Punktieren der renalen Gefäße (Arterie) beschrieben.

Ist eine Perfusionskühlung der Niere nicht möglich, so sollte bei einer ausgedehnten Nephrotomie eine externe Kühlung durchgeführt werden. Eine externe renale Kühlung kann durch Umlagerung mit Eis, Wärmeaustauschspulen oder durch Umspülen der Niere und des Nierenbeckens mit gekühlter physiologischer Kochsalzlösung in der Me-

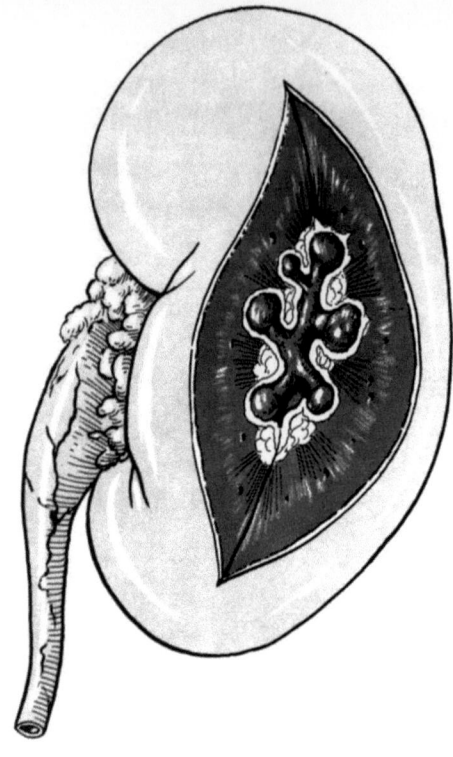

Abb. 26. Nach Durchtrennung der Nierenkapseln wird das Parenchym halb stumpf, halb scharf, durchtrennt und nach Eröffnung des Hohlraumsystems die Konkremente vorsichtig herauspräpariert

thode nach BLANDY (1977) erzielt werden. Uns hat sich die letztere Technik gut bewährt (Abb. 25). Die Methoden der externen Kühlung können auch als Ergänzung der Perfusionskühlung angewendet werden.

Zur **Operationstechnik** ist auszuführen, daß sich uns in Anlehnung an SMITH und BOYCE (1968) für die Eröffnung des Parenchyms folgendes Vorgehen bewährt. Die Nierenkapsel wird scharf durchtrennt und das Nierengewebe mit dem Messerrücken stumpf auseinander geschoben, kleinere Gefäßäste werden dadurch geschont. Systematische Eröffnung der Kelche und vorsichtiges Herauspräparieren der Konkremente aus dem Hohlraumsystem, Ausspülung des Nierenkelchsystems (Abb. 26). Einlegen eines Splintes vom Nierenbecken in den Harnleiter bis in die Harnblase (SMITH und BOYCE, 1968) oder eine Nephrostomie (SIGEL und BÜSCHER, 1974). Der Verschluß des Nierenbeckenhohlraumsystems wird mit atraumatisch Chrom-Catgut 5–8 × 0

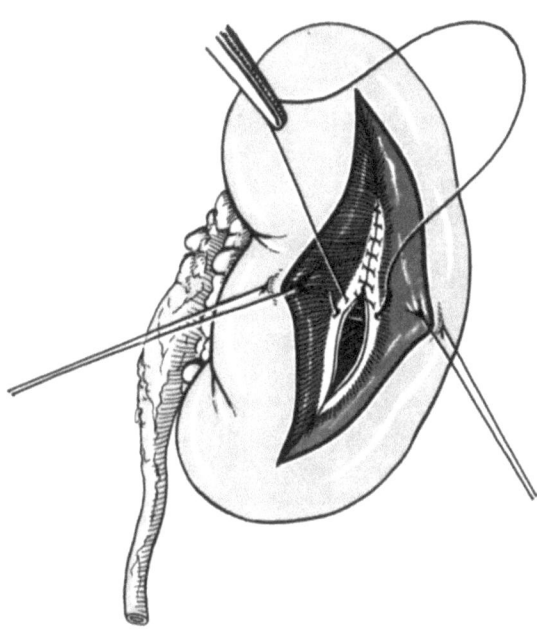

Abb. 27. Verschluß des Nierenbeckenhohlraumsystems mit atraumatischer Chromcatgutnaht

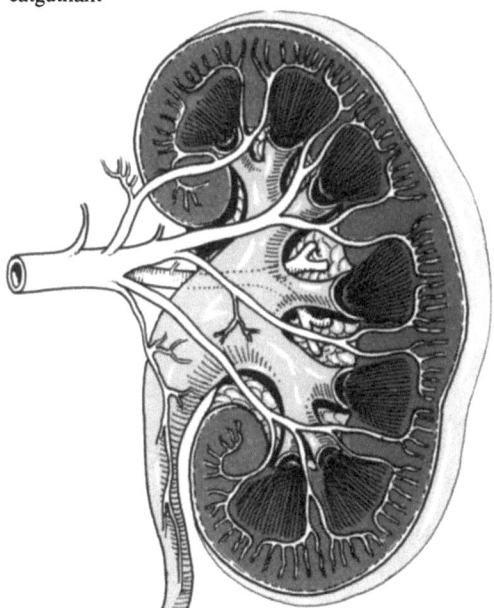

Abb. 28. Arterielle Gefäßversorgung der Niere (vorderer und hinterer Ast der Nierenarterie) (n. NETTER)

durchgeführt (Abb. 27). Das Nierenparenchym wird nicht genäht, es erfolgt eine Naht der Nierenkapsel mit 3 × 0 bzw. 4 × 0 Chrom-Catgut (atraumatisch). Nach den guten Erfahrungen von RAUCHENWALD und Mitarbeiter (1977) verwenden wir jetzt zusätzlich zur atraumatischen Kapselnaht, ein Fibrinklebesystem (Fibrinkleber HUMAN IMMUNO[1]). Der Fibrinkleber führt nach Mischung mit einer thrombinhaltigen Lösung zu einer direkten flächigen Haftung des Nierenparenchyms. Diese Technik erspart die Durchstechungsnähte zur Blutstillung und führt zu einer sehr zarten Narbenbildung.

Bei dieser Operationsmethode werden die anatomischen Besonderheiten der arteriellen Durchblutung der Niere berücksichtigt (Abb. 28). In den mittleren ²/₃ der Niere und zwar zwischen dem dorsalen und ventralen Segment liegt ein avaskuläres Areal. Es handelt sich hierbei um das Berührungsgebiet zwischen dem dorsalen und anterioren Ast der Arteria renalis (Abb. 29). Hier besteht die Möglichkeit durch Einspritzen von Methylenblau die Grenze der Versorgungsgebiete genau zu

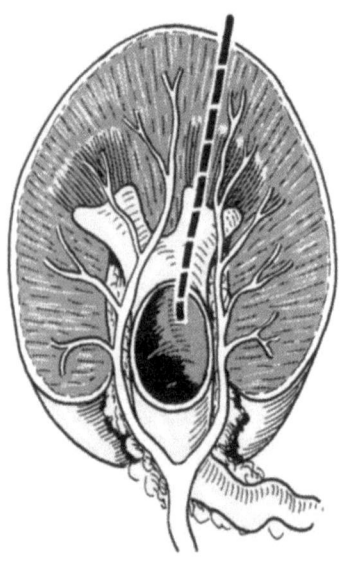

Abb. 29. Berührungsgebiet zwischen dem anterioren und posterioren Anteil der Arteria renalis

erfassen und die Eröffnung des Parenchyms in diesem Gebiet vorzunehmen (Smith und Boyce, 1968). Es zeigt sich dabei, daß diese echte Grenze der Gefäßareale durchaus nicht übereinstimmt mit der sogenannten weißen Linie von BRÖDEL (1901).

---

1 Fa. Immuno GmbH, Heidelberg

Von erheblicher Bedeutung für die völlige Entfernung der Konkremente aus dem Nierenhohlraumsystem sind die intraoperativen Röntgenkontrollen, Ultraschalltechniken bzw. die Pyeloskopie (BAUR, 1972; GITTES, 1976; MATOUSCHEK, 1978).
Große Bedeutung hat die Anwendung der intraoperativen Röntgenuntersuchung für die restlose Harnsteinausräumung (BAUR, 1972; MATOUSCHEK, 1978). Während beispielsweise der intraoperative Einsatz der Röntgenbildverstärker in der Knochenchirurgie eine breite Anwendung gefunden hat, läßt sich diese Technik zur Auffindung von Konkrementen in der Niere nicht problemlos nützen. Zur intraoperativen Kontrolle haben sich dagegen speziell konstruierte Geräte wie der Renodor der Firma Siemens bewährt. Sie ermöglichen eine intraoperative Röntgenaufnahme der Niere unter Verwendung von speziellen Filmfolienkombinationen (z. B. Kodak oder 3M). Wichtig ist dabei, daß der entsprechende Nierenabschnitt durch Einstechen von feinen Nadeln (uns hat sich dazu die Anwendung von Mandrins aus Spinalpunktionsnadeln bewährt) markiert wird. Verwendet werden verschieden empfindliche Folien in Verbindung mit einer Verstärkerfolie aus seltenen Erden, die in einer Filmtasche verpackt, in einem sterilen Klarsichtbeutel hinter die Niere gelegt werden. Uns hat sich ein Mindestabstand von 7 cm (zwischen Röntgenstrahler und Filmfolie) bewährt.
In jüngster Zeit wurde von MATOUSCHEK (1978) eine Röntgenmethode beschrieben, bei der es unter Anwendung von zwei Röntgenstrahlern gelingt, das Konkrement sehr genau zu lokalisieren. Diese Röntgenstrahler sind in einem bestimmten Winkel gegeneinander versetzt. Durch Ausmessen der Verbindungslinien auf dem Röntgenbild und unter Anwendung einer entsprechenden Formel läßt sich der Stein sehr genau lokalisieren. Zur rascheren Auswertung wird ein vorprogrammierter Taschenrechner benutzt.
Als weitere Hilfe zur intraoperativen Steinsuche wird jetzt auch die Ultraschalltechnologie angewandt. So berichtet LYTTON (1979) über die Anwendung eines kleinen ophthalmologischen B-Scanner (10 MHz), der die Möglichkeit bietet, den Abstand zwischen der Oberfläche und dem Steinbett zu messen. EDELL und ZEGEL (1978) berichten ebenfalls über erfolgreiche Ultraschalluntersuchungen bei Nierensteinen. Dabei ist festzuhalten, daß die Ultrasonographie sowohl kalk- als auch nichtkalkhaltige Steine orten kann. Die praktikable Anwendung der Ultraschalltechnik gibt außerdem die Möglichkeit die Strahlenbelastung zu senken.
Zur intraoperativen Suche nach Restkonkrementen bzw. kleineren Kelchsteinen stehen Pyeloskope zur Verfügung. Uns hat sich hierbei das Instrument von Storz bewährt, das gleichzeitig die Möglichkeit zur

Manipulation bietet. Besser anwendbar ist ein flexibles Instrument, das leichter einführbar und weniger traumatisierend ist. Die Niere sollte bei Anwendung des Pyeloskops ausreichend mobilisiert sein.

Unter Anwendung der aufgeführten Operationstechniken, unter Einbeziehung der Hypothermie, intraoperativer Röntgenkontrollen und anderer technischer Möglichkeiten, ist ein deutlicher Fortschritt in der operativen Behandlung der Nierensteine festzustellen. Die Frage, welche Bedeutung eventuell zurückgelassene Steine (bzw. Trümmer) für den operativen Erfolg haben, beschäftigt immer wieder den Operateur, den nachbehandelnden Arzt und nicht zuletzt den Patienten. – Hierzu ist festzustellen, daß der operierende Urologe alles an operationstechnischer Erfahrung, Geschick und Ausdauer, aber auch an technologischem Rüstzeug, was heute von einer entsprechenden Klinik zu verlangen ist, aufbieten muß, um die Niere steinfrei zu bekommen. Ich möchte aber in Übereinstimmung mit BLANDY (1978, 1977) ausführen, daß das auch mit gesundem Menschenverstand zu geschehen hat, d. h. der Operateur hat halt zu machen, wenn er nach den Regeln der Kunst und ausdauerhaft sich bemüht hat, den Stein (oder -rest) zu entfernen. Es ist sicher sinnlos, ohne Rücksicht auf Zeit, Blutverlust und Zustand des Parenchyms den Stein zu „jagen". Immerhin ist zu bedenken, daß es sich auch um eine Kalzifizierung handeln kann und sehr kleine Steinbruchstücke sich spontan entleeren und letztlich die Bildung des lokalen Rezidivs auf der Basis kleiner Reste nicht gesetzmäßig ist.

Im Zusammenhang mit der Operation der großen Nierenbeckenausgußsteine stellt sich immer wieder die Frage nach der Notwendigkeit dieser Operation. Bis zur Einführung der eben angegebenen Operationstechnik (u. a. mit Hypothermie des Nierenparenchyms) verhielten sich die Urologen bei Korallensteinen häufig konservativ. BLANDY (1977; SINOH et al., 1973) ist der Frage nach der Opportunität der operativen Entfernung nachgegangen. Er konnte feststellen, daß der symptomlose Nierenbeckenausgußstein selten ist (in 80% bestanden Infektionen und Schmerzen). Die konservative Therapie führt in 50% der Fälle zur Nephrektomie und in einem hohen Prozentsatz zur Lebensverkürzung bei den Patienten. Von Bedeutung für den Entschluß zur Operation ist die Frage nach einer eventuellen operationsbedingten Schädigung der Niere. Vergleichende Untersuchungen zur Nierenfunktion nach Entfernung großer Nierenbeckensteine zeigen bei konsequenter Anwendung der intrasinusalen Operationstechnik, Hypothermie und gewebeschonender Nahttechnik keine bzw. nur vereinzelt geringgradige Veränderungen der Funktion im Vergleich zum präoperativen Status. Häufig findet sich im weiteren Verlauf eine deutliche Besserung der Nierenfunktion, z. B. infolge von Infektbeherrschung (BLANDY, 1977). Für das Ergebnis der operativen Harnsteintherapie ist

neben der Erhaltung der Nierenfunktion die Rezidivhäufigkeit von Bedeutung. COE (1978) findet bei Auswertung von 3229 Operationen von Steinen des Nierenhohlraumsystemes eine Rezidivhäufigkeit von 31% innerhalb von 10 Jahren. Es handelt sich hierbei um eine Literaturauswertung im Zeitraum von 1915–1974. Dabei zeigt sich, daß in den letzten Jahren unter Anwendung moderner Operationsverfahren sowie Einbeziehung konservativer prophylaktischer Maßnahmen die Rezidivquote von einzelnen Autoren mit weniger als 10% angegeben wird. So fanden WICKHAM und Mitarbeiter 1975 nur 8% Rezidive nach Nephrolithotomie unter Hypothermie (follow-up 1–4 Jahre).
Abschließend kann ausgeführt werden, daß durch verbesserte Operationsmethoden und neuere Technologien (z. B. Hypothermie) die operative Therapie der Harnsteine erheblich verbessert wurde. Die kritische Auswahl der verschiedenen Methoden und strenge Indikation vermochte die Effizienz der operativen Harnsteinbehandlung erheblich zu erhöhen. Die Kombination der operativen Maßnahmen mit konservativer Therapie bzw. Prophylaxe werden einen größeren Erfolg der Harnsteinbehandlung, nämlich die Senkung der Rezidivquote, bedingen.

3.3 Harnleitersteine

Nach dem Versuch der konservativen bzw. instrumentellen Harnleitersteinentfernung ergibt sich die Indikation zur Ureterolithotomie. Als Dauer der Steineinklemmung sollte 6–8 Wochen nicht überschritten werden. Die Indikation zur operativen Entfernung ergibt sich fernerhin bei der akuten Pyelonephritis, beim eingeklemmten, nicht abgangsfähigen Harnleiterstein, bei Schädigung der kontralateralen Niere oder Einzelniere. Dabei ist zu berücksichtigen, daß es bei Auftreten von Fieber im allgemeinen zweckmäßiger ist, zunächst wenigstens den Versuch der Ableitung über den Ureterenkatheter zu machen. Gelingt dies nicht beim ersten Anlauf, sollte ohne Zögern die operative Entfernung angestrebt werden.
Wie häufig werden Harnleitersteine operiert? In der Literatur wird die Häufigkeit der operativen Harnleitersteintherapie mit 25 bis 40% angegeben (BOEMINGHAUS, 1971; KARCHER, 1972; SANDEGARD, 1958). Von besonderem Interesse und Bedeutung für den Erfolg der Operation bzw. die richtige Indikationsstellung ist das Erfassen verschiedener Parameter (BOEMINGHAUS, 1971): Lokalisation des Steines, Größe und Form sowie Anzahl der Steine, Vorliegen einer Harnstauung, Erfas-

sung der Nierenfunktion und nicht zuletzt die Frage, wie lange der Zustand schon besteht, d. h. wie lange der Stein schon in dieser Position liegt.
Für die Wahl des Zuganges zum Harnleiterstein ist die Lage des Konkrementes von Bedeutung. Und zwar für den hochsitzenden Stein der Interkostalschnitt, die Steine im unteren Anteil des Harnleiters werden am besten von einem Pararektalschnitt aus angegangen, während die Konkremente im unteren bis intramuralen Abschnitt durch einen schrägen Unterbauchschnitt oder Pfannenstielschnitt erfaßt werden.
Vor Operation eines Harnleitersteines sollte immer eine Röntgenleeraufnahme durchgeführt werden. Falls der Stein nach Eröffnung nicht mehr feststellbar ist, kann von einer Ureterotomie aus der Harnleiter sondiert werden oder auch durch eine Schlinge das Konkrement wieder in den zugängigen Bereich gebracht werden. Es erleichtert die Manipulation, wenn dafür ein Röntgenbildverstärker zur Verfügung steht.
Während die operative Entfernung des Harnleitersteins im mittleren Drittel keine technischen Schwierigkeiten bereitet (nach Anschlingen des Harnleiters oder nach Ansetzen einer entsprechenden Gefäßklemme zur Fixierung des Steins), wird auf den Stein geschnitten, das Konkrement vorsichtig mit einem Steinhäkchen ausgelöst und entfernt.
Problematischer sind die hochgelegenen Harnleitersteine. Sie können leicht zum Nierenbecken hin abrutschen. Technisch schwierig ist die Operation des tiefen Harnleitersteines. Der Zugang erfolgt von einem schrägen Bauchschnitt oder Pfannenstielschnitt aus. Bei der Präparation ist es notwendig bei der Frau das runde Ligament zu durchtrennen. Der Ureter wird leicht gefunden an der Kreuzungsstelle der Bifurkation der Arteria iliaca. Liegt der Stein in diesem Bereich, so ist es nicht schwer, ihn zu entfernen. Im allgemeinen ist das Konkrement aber weiter distal zu finden. Es ist dann notwendig, die oberen Blasengefäße zu durchtrennen, danach kommt man relativ gut an den unteren Harnleiterteil heran. Die Entfernung der Konkremente aus dem unteren Harnleiteranteil bzw. intramuralen Bereich ist von besonderer Problematik. Bei brüskem Vorgehen kommt es leicht zur Zerstörung des Antirefluxmechanismus. Die intramuralen Steine sind in der Regel endovesical entweder durch Schlinge oder Schlitzung des Ureterdaches (mit Bugbee-Elektrode) entfernbar. Dabei sollte jedoch eine zu ausgiebige Schlitzung vermieden werden.
Distale Harnleitersteine, die noch nicht in dem intramuralen Bereich liegen, sind, wie eben beschrieben, nach ausreichender Darstellung des Harnleiters in der üblichen Weise durch Ureterotomie entfernbar.
Zur Darstellung des Harnleiters ist es wichtig ausreichend weit freizulegen, dabei sollte er aber nicht von dem periureteralen Gewebe befreit werden, um nicht seine Gefäße und Nervenversorgung zu schädigen.

Es hat sich gezeigt, daß die Längseröffnung des Harnleiters weniger schädlich ist als der Querschnitt. Wir eröffnen den Harnleiter immer über dem Stein, dieses Vorgehen ermöglicht es, das Konkrement unter Sicht zu entfernen, das Steinbett zu inspizieren und auszuspülen. Wundheilungsstörungen bzw. im Röntgenbild feststellbare Lumenveränderungen des Harnleiters konnten wir danach nicht feststellen. Eine Sondierung des Harnleiters zur Niere bzw. Harnblase sollte sich immer an die Steinentfernung anschließen.

Der Verschluß der Urethrotomie erfolgt mit atraumatisch Chrom-Catgut 4 oder 5 × 0, dabei wird die Ureterwand nur sehr oberflächlich (periureterales Gewebe) genäht. Die Eröffnung des Harnleiters, Steinentfernung und Naht der Harnleiterwand zeigen die Abb. 30 a, b, c und d.

Eine Ureterschienung führen wir bei stärkeren entzündlich sklerotischen Wandveränderungen des Harnleiters durch, aber nur bei den Fällen, in denen die Gefahr besteht, daß es postoperativ zu einer Behinderung des Urinabflusses kommt. Wir verwenden dabei handelsübliche Ureterschienen, die aber so eingepaßt werden, daß sie durch ihren Druck auf die Harnleiterwand nicht erneut zu einer Schleimhautschädigung führen. Die Ureterschiene hat nur die Aufgabe der Urinableitung. Sie sollte nicht wandständig eingepaßt werden. Im allgemeinen ist bei freier Ureterpassage eine Harnleiterdrainage nicht notwendig.

Besondere Umstände wie doppelseitige Harnleitersteine, Kombination von Harnstein und Nierenbeckenstein sowie mehrere Harnleitersteine

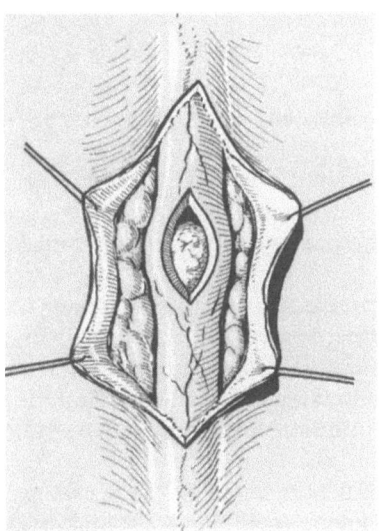
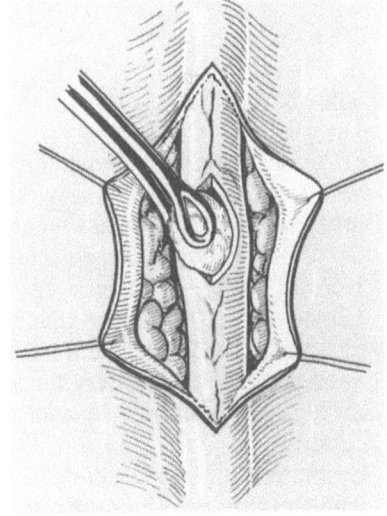

Abb. 30a   **Abb. 30b**

Abb. 30a–d. Technik der Ureterolithotomie

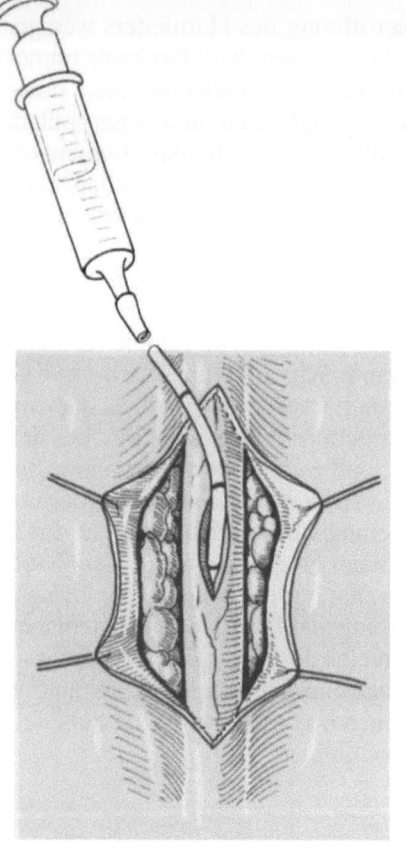
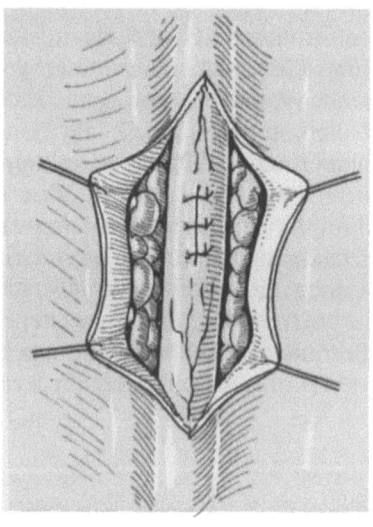

Abb. 30c　　　　　　　　Abb. 30d

erfordern einzelfallabhängige Entscheidung über das operative Vorgehen. Grundsätzlich ist anzustreben, alle Konkremente mit einem Eingriff zu entfernen. Ist das nicht möglich, so wird der Eingriff zunächst der Passagefreiheit dienen müssen.

Kommt es bei Vorliegen von doppelseitigen Harnleitersteinen zur Oligurie bzw. Anurie und gelingt eine endovesicale Ureterschienung nicht, so ist die Operation in den nächsten 24 Std durchzuführen und zwar auf der Seite der anamnestisch besseren Niere. Absolute Dringlichkeit zur Operation besteht bei Auftreten einer fieberhaften Pyelonephritis.

Besondere Probleme können bei Harnleitersteinen in der Schwangerschaft auftreten. Durch die Beschränkungen in der Anwendung von Röntgenuntersuchungen sowie der Gabe von Medikamenten ist die Führung der Patientin erschwert. Generell kann festgehalten werden, daß in der Frühschwangerschaft möglichst eine Entfernung des Konkrementes (konservativ oder operativ) angestrebt werden sollte. Falls möglich, sollte dagegen in der fortgeschrittenen Schwangerschaft möglichst konservativ vorgegangen werden.

3.4 Harnblasenstein

Die Lithotrypsie ist durch die heute vorhandenen optisch kontrollierbaren und technologisch verbesserten Instrumente erleichtert, so daß die Mehrzahl der Harnblasensteine durch Lithotrypsie entfernt wird. Indikation zur Operation (Sectio alta) sind bei großen Steinen (Tafelbilder II.3 und II.4, s. S. 80) Prostatahypertrophie, Harnblasendivertikeln, Harnblasentumoren und Steinbildung um Fremdkörper gegeben. Abbildung 31 zeigt einen inkrustierten Fremdkörper in der Harnblase.

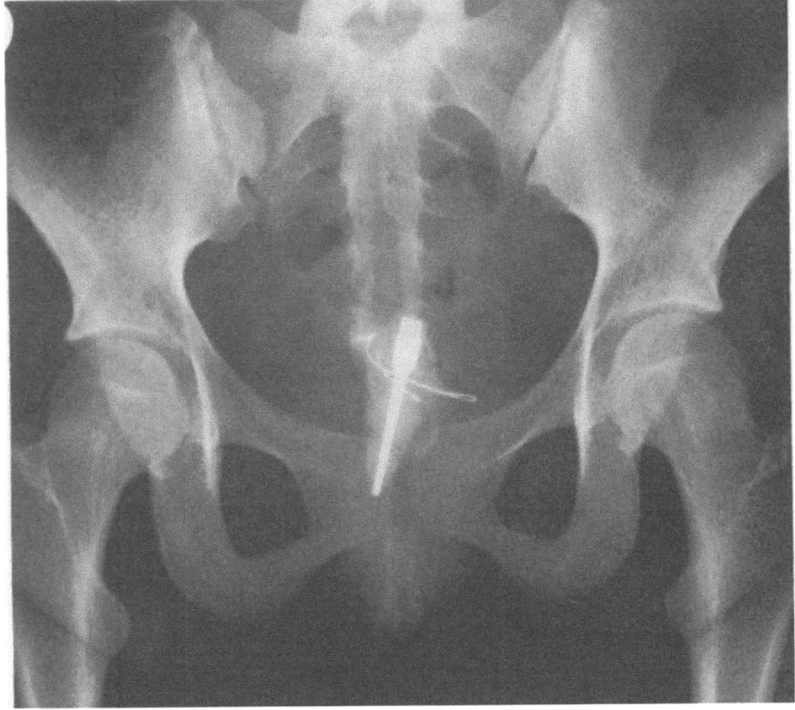

Abb. 31. K. H. ♀, 20 Jahre, inkrustierte Fremdkörper in der Harnblase

Bei der Patientin kam es infolge der erheblichen entzündlichen Veränderungen durch den Fremdkörperstein zu einem vesicoureteralen Reflux beiderseits mit erheblichen pyelonephritischen Veränderungen. Nach Sectio alta und Entfernung des Konkrementes und entsprechender antibiotischer Behandlung kam es rasch zu einer Besserung des Zustandes.

3.5 Harnröhrensteine

Die primäre Konkrementbildung in der Harnröhre ist selten, sie kann jedoch verursacht durch Urinabflußstörungen infolge eines Divertikels entstehen. Häufiger handelt es sich um Konkremente, die bei Übertreten von der Harnblase in die Harnröhre in der Pars prostatica bzw. vor dem Meatus festgehalten werden (Abb. 32).

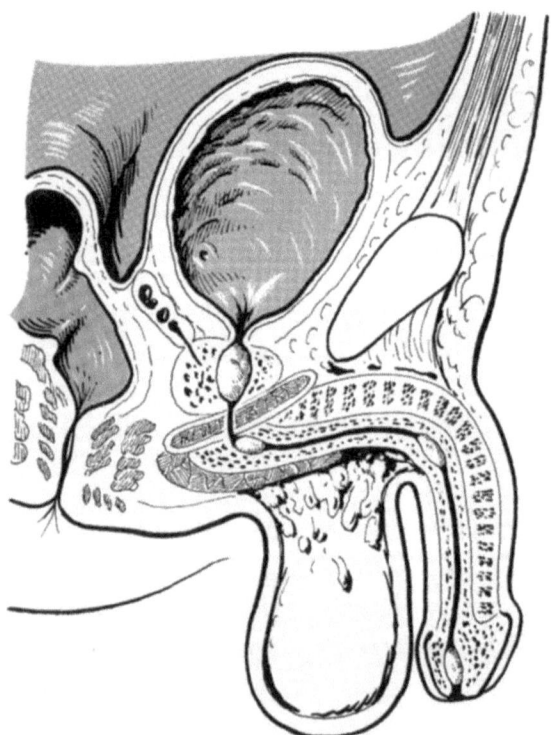

Abb. 32. Häufigste Lokalisation von Harnröhrensteinen entsprechend den relativen Engstellen der Harnröhre

Gelingt die Entfernung der Konkremente durch entsprechende Manipulationen nicht (Ausstreichen nach distal, bzw. Bugsieren des Konkrementes in die Harnblase), so sind operative Maßnahmen und zwar Urethrotomia interna bzw. transvesicale Entfernung von Konkrementen aus der hinteren Harnröhre erforderlich.

Literatur

Aas, T. N.: Ureterocele: A clinical study of sixty-eight cases in fifty-two adults. Br J Urol *32*, 133 (1960)

Abel, B. J., Kennedy, J. H.: Severe hypertension following traumatic renal infarction. Br J Urol *50*, 54 (1978)

Albrecht, D., Nagel, R., Kölln, C. P.: Electrohydraulic waves (Urat I) for the treatment of vesical calculi. Int Urol Nephrol *4*, 45 (1972)

Amar, A. D.: Management of urinary calculous disease in patients with ureterocele. I Urol *117*, 34 (1977)

Angeloff, A.: Hydro Electrolithotripsy. J Urol *108*, 867 (1972)

Ball, T. P., Bobroff, L. M.: Selective caliceal catheterization for stone manipulation. J Urol *114*, 172 (1975)

Bauer, K. M., Sökeland, J.: Entleerungsstörungen der oberen Harnwege. In: Klinische Urologie. Alken, C. E., Staehler, W. (Hrsg.), S. 227–249. Stuttgart: Thieme 1973

Baur, H. H.: Intraoperative Röntgenuntersuchung bei Nierensteinoperationen mit dem Röntgengerät „Status-X". Urologe [A] *11*, 190–195 (1972)

Blandy, J.: Surgery of renal cast calculi. In: Reconstructive Urologic Surgery. Libertino, J. A., Zinman, L. (eds.) pp. 17–26. Baltimore: Williams and Wilkins 1977

Blandy, J.: Operative Urology. Oxford: Blackwell 1978

Boeminghaus, H.: Urologie, Bd. 1. Operative Therapie. Indikation, Klinik. München: Banaschewski 1971

Bowers, L.: Loop catheter delivery of ureteral calculi. J Urol *110*, 178 (1973)

Boyarski, S., Labay, P.: Ureteral Dynamics. Baltimore: Williams & Wilkins 1972

Braun, F., Henning, K., Holle, J., Kovac, W., Rauchenwald, K., Spängler, H. P., Urlesberger, H.: Erfahrungen mit einem biologischen Klebesystem (Fibrin) bei Versorgung von Nierenparenchymwunden. Zentralbl Chir *102*, 1235–1246 (1977)

Brödel, M.: The intrinsic blood-vessels of the kidney and their significans in nephrotomy. Bulletin Hopkins Hospital *12*, 10–18 (1901)

Chaussy, Ch., Eisenberger, F., Wanner, K.: Die Implantation humaner Nierensteine – ein einfaches experimentelles Steinmodell. Urologe [A] *16*, 35 (1977)

Chaussy, Ch., Eisenberger, F., Wanner, K., Forßmann, B.: Extrakorporale Anwendung von hochenergetischen Stoßwellen – Teil II. Aktuel Urol *9*, 95 (1978)

Chaussy, Ch., Eisenberger, F., Wanner, K., Forßmann, B., Hepp, W., Schmiedt, E., Brendel, W.: The use of shock waves for the destruction of renal calculi without direct contact. Urol Res *4*, 181 (1976)

Chaussy, Ch., Wieland, W., Jocham, D., Eisenberger, F., Forßmann, B.: Röntgenologische Steinlokalisation im Modell der berührungsfreien Steinzertrümmerung. In: Verh Dtsch Ges Urologie, 30. Tagung 1978 in Essen, Albrecht K. (Hrsg), S. 333/334. Berlin Heidelberg New York: Springer 1979

Coe, F. L.: Nephrolithiasis. Chicago London: Year Book Medical Publishers 1978

Constantian, H. M.: Management of ureteral calculi: Series of 574 cases with special emphasis on use of Davis loop extractor. J Urol *112*, 33 (1974)

Constantinoiu, C. E.: Kontraktilität des Pyeloureteralen Pace-Maker-Systems. Aktuel Urol *9*, 65–72 (1978)

Council, W. A.: The treatment of ureteral calculi. J Urol *53*, 534 (1945)

Dees, J. E.: The use of a fibrinogen coagulum in pyelolithotomy. J Urol *56*, 271–275 (1946)

Deetjen, P., Boylan, J. W., Kramer, K.: Niere und Wasserhaushalt. München: Urban & Schwarzenberg 1976

Deuticke, P.: Hydronephrosen. Z Urol *44*, 124–128 (1951)

Diemer, K. F.: Autonomes Nervensystem und Ureter. In: Ureterdynamik. Lutzeyer, W., Melchior, H. (Hrsg.), S. 17–23. Stuttgart: Thieme 1969

Eaton, J. M., Malin, J. M., Glenn, J. F.: Electrohydraulic lithotripsy. J Urol *108*, 865 (1972)

Edell, S., Zegel, H.: Ultrasonic Evaluation of renal calculi. AJR *130*, 261–263 (1978)

Eisenberger, F., Chaussy, Ch., Wanner, K.: Extrakorporale Anwendung von hochenergetischen Stoßwellen – Ein neuer Aspekt in der Behandlung des Harnsteinleidens. Teil I. Aktuel Urol *8*, 3 (1977)

Eisenberger, F., Schmiedt, E., Pfeifer, K. J., Chaussy, Ch., Rothe, R., Klein, U.: Die Perfusionskühlung der Niere zur Verlängerung der operationsbedingten Ischämie. In: Verh Dtsch Ges Urologie, 24. Tagung 1972 in Hannover. Nagel R (Hrsg), S. 220–223 Berlin Heidelberg New York: Springer 1973

Fam, B., Rossier, A. B., Yalla, S., Berg, S.: The role of hemiacidrin in the management of renal stones in spinal cord injury patients. J Urol *116*, 696 (1976)

Fernström, I., Johansson, B.: Percutaneous pyelolithotomy. Scand J Urol Nephrol *10*, 257 (1976)

Fischer, G., Dirschmid, K.: Indikationen, Technik und Komplikationen der Ureterdachschlitzung. Z Urol *68*, 13 (1975)

Forßmann, B., Hepp, W., Chaussy, Ch., Eisenberger, F., Wanner, K.: Eine Methode zur berührungsfreien Zertrümmerung von Nierensteinen durch Stoßwellen. Biomed Techn *22*, 164 (1977)

Forth, W., Henschler, D., Rummel, W.: Pharmakologie und Toxikologie. Mannheim: Wissenschaftsverlag 1975

Freed, S. Z.: Vesicoureteral reflux following transurethral resection of bladder tumors. J Urol *116*, 184 (1976)

Furlow, W. L., Bucchiere, J. J.: The surgical fate of ureteral calculi: review of Mayo Clinic experience. J Urol *116*, 559 (1976)

Gaca, A.: Klinische Bilanz der chemischen Litholyse in Freiburg. Verh Dtsch Ges Urol *21*, 292 (1965)

Gasteyer, K. H.: Blasensteinzertrümmerung mit Ultraschall. Verh Dtsch Ges Urol *23*, 178 (1970)

Geering, P., Rutishauser, G., Graber, P., Elke, M.: Wie gefährlich ist die transurethrale Ostiumschlitzung bei intramuralen Ureterkonkrementen. Urologe [A] *12*, 292 (1973)

Gellißen, H., Reuter, H. J.: Erste Erfahrungen mit der elektrohydraulischen Lithotripsie von Harnleitersteinen. Z Urol *66*, 81 (1974)

Gil-Vernet, J.: New surgical concepts in removing renal calculi. Urol int *20*, 255–288 (1965)

Gittes, R. F.: Operative nephroscopy. J Urol *116*, 148–152 (1976)

Graves, F. T.: An osteotomy technique in the treatment of staghorn calculus. Eur Urol *3*, 116–123 (1977)

Gregoir, W., Weiser, M.: Grenzen der Operabilität bei Nierensteinbildungen. In: Verh Dtsch Ges Urologie, 25. Tagung 1973 in Aachen. Nagel R (Hrsg), S. 217–220. Berlin Heidelberg New York: Springer 1974

Hadley, H. L., Barnes, R. W., Rosenquist, R. C.: Tactile litholapaxy – safe and efficient. Urology *9*, 263 (1977)

Häusler, E., Kiefer, W.: Zerstörung von spröden Einschlüssen in flüssiger Umgebung durch autofokussierte Stoßwellen. Verhandlung DPG (VI) 10, K 35 (1975)

Henning, K.: Zur therapeutischen Wirksamkeit von Furosemid beim Harnstein. In: Pathogenese und Klinik der Harnsteine III. Vahlensiek, W., Gasser, G. (Hrsg.), S. 206–209. Darmstadt: Steinkopff 1975

Henry, H. H., Tamlin, E. M.: Ureteral calculi: review of 17 years of experience at a community hospital. J Urol *113*, 762 (1975)

Jacobs, S., Gittes, R. F.: Dissolution of residual renal calculi with hemiacidrin. J Urol *115*, 2 (1976)

Karcher, G.: Beitrag zur transurethralen Uretersteinentfernung unter besonderer Berücksichtigung eventueller Spätfolgen. Urologe [A] *3*, 135 (1964)

Karcher, G.: Chirurgie des Ureters. In: Spezielle Chirurgie für die Praxis, Bd. II/3. Baumgartl, F., Kremer, K., Schreiber, H. W. (Hrsg.), S. 326–365. Stuttgart: Thieme 1972

Kierfeld, G., Mellin, P., Daum, H.: Blasensteinzertrümmerung durch hydraulische Schlagwellenwirkung im Tierexperiment. Urologe [A] *8*, 99 (1969)

Kiil, F.: The function of the ureter and renal pelvis. Oslo: Oslo University Press 1957

Kim, H. L.: Ureteral Calculi and Colic. In: Ureteral Dynamics. Boyarski, S., Labay, P. (Hrsg.), S. 430–444. Baltimore: Williams & Wilkins 1972

Kim, S. K.: New technique of bivalve Nephrolithotomy. J Urol *106*, 19–22 (1971)

Klingenberg, J., Wolf, G.: Untersuchungen über die spasmolytische Wirkung von Nuron und Urol beim Harnsteinleiden. Urologe [B] *15*, 107–109 (1975)

Klompus, W. H., Owens, J.: Semi closed basket extraction of ureteral calculi. J Urol *119*, 320 (1978)

Klosterhalfen, H.: Klinische Erfahrungen mit der Chemolyse bei Nierensteinen. Verh Dtsch Ges Urol *21*, 297 (1965)

Knipper, W.: Die Beeinflussung des Nierendruckes durch Buscopan. Med Welt *23*, 778–780 (1953)

Kurth, K. H., Hohenfellner, R., Altwein, J. E.: Ultrasound litholapaxy of a staghorn calculus. J Urol *117*, 242 (1977)

Lapides, J.: The physiology of the intact human ureter. J Urol (Baltimore) *59*, 501–533 (1948)

Lyding, R., Wolters, A.: Harnsteinleiden II: Prakt Arzt *22*, 3294–3310 (1975)

Lytton, B.: Surgery of the kidney. In: Campbell's Urology *3*. Harrison, J. H., Gittes, R. F., Perlmutter, A. D., Stamey, T. A., Walsh, P. C. (Hrsg.), S. 1993–2046. Philadelphia London Toronto: Saunders 1979

Mahon, F. B., Waters, R. F.: A critical review of stone manipulation: a 5 year study. J Urol *110*, 387 (1973)

Marberger, M., Georgi, M., Günther, R., Schäfer, R., Hohenfellner, R.: Die intraluminale Ballonokklusion der Nierenarterie. Urologe [A] *16*, 146–153 (1977)

Marberger, M.: Ischämie und regionale Hypothermie bei Operationen am Nierenparenchym. Fortschritte der Urologie und Nephrologie *10*, 1–58 (1978)

Marshall, S.: Commercial fibrinogen, autogenous plasma, hole blood and cryoprecipitate for coagulum pyelolithotomie: A comperative study. J Urol *119*, 310–311 (1978)

Marshall, V., Blandy, J.: Simple renal hypothermia. Br J Urol *46*, 253–256 (1974)

Matouschek, E.: Über eine Methode zur intraoperativen Lokalisation schattengebender Nierensteine in 3 Ebenen. Urologe [A] *17*, 236–237 (1978)

Mauermayer, W., Hartung, R.: Der Stein-Punch, ein neues Prinzip zur Sicht-Lithotrypsie. Urologe [A] *15*, 164 (1976)

May, P.: Nierenbeckenkelchausgußstein – Grenzen der Operabilität. Urologe [A] *13*, 244–247 (1974)
Mayor, G., Zingg, E.: Klinik der Harnsteine. In: Klinische Urologie. Alken, C. E., Staehler, W. (Hrsg.), S. 196–199. Stuttgart: Thieme 1973
Melchior, H., Rathert, P.: Die Steuerung der Ureterperistaltik. In: Ureterdynamik. Lutzeyer, W., Melchior, H. (Hrsg.), S. 32–45. Stuttgart: Thieme 1969
Melchior, H. Terhorst, B.: Die Wirkung sympathikotroper Substanzen auf die Ureterdynamik. Urologe *8*, 348–353 (1969)
Mitchell, M. E., Kerr, W. S.: Experience with the electrohydraulic disintegrator. J Urol *117*, 159 (1977)
Nemoy, N. J., Stamey, T. S.: Use of hemiacidrin in management of infection stones. J Urol *116*, 693 (1976)
Netter, F. H.: Kidneys, Ureters, and Urinary Bladder. Ciba Collection Vol. 6, 1973
Patel, V.: Koagulum-Pyelolithotomie. In: Verh Dtsch Ges Urologie, 25. Tagung 1973 in Aachen. Nagel R (Hrsg), S. 231–234. Berlin Heidelberg New York: Springer 1974
Pearson, B. S.: An Instrument for intrarenal irrigation. Br J Urol *50*, 55 (1978)
Petersen, J. F.: Partial nephrectomy for nephrolithiasis. Scand J Urol Nephrol *5*, 171–176 (1971)
Prince, C. L., Scardino, P. L.: A statistical analysis of ureteral calculi. J Urol *83*, 561 (1960)
Puigvart, A.: Partial nephrectomy for renal lithiasis. Internat Surg *46*, 555–566 (1966)
Raney, A. M., Handler, J.: Electrohydraulic nephrolithotripsy. Urology *6*, 439 (1975)
Raney, A. M.: Electrohydraulic cystolithotripsy. Urology *7*, 379 (1976)
Rauchenwald, H., Henning, K., Urlesberger, H.: Nierenresektion – Operationstechnik und Spätergebnisse. Aktuel Urol *4*, 169–180 (1973)
Rauchenwald, K., Henning, K., Urlesberger, H.: Fibrinklebung bei der Nierenteilresektion. Norditalienische Urologenvereinigung, Triest 1977
Reuter, H. J.: Electronic lithotripsy: transurethral treatment of bladder stones in fifty cases. J Urol *104*, 834 (1970)
Rouvalis, P.: Electronic lithotripsy for vesical calculus with „Urat-1". Br J Urol *42*, 486 (1970)
Royle, G., Smith, J. C.: Recurrence of infected calculi following postoperative renal irrigation with stone solvent. Br J Urol *48*, 531 (1976)
Rupel, E., Brown, R.: Nephroscopy with removal of stone following nephrostomy for obstructive calculous anuria. J Urol *46*, 177 (1941)
Rutishauser, G.: Druck und Dynamik in den oberen Harnwegen. Darmstadt: Steinkopff 1970
Sachse, H.: Erfahrungen mit der Elektrolithotripsie. Verh Dtsch Ges Urol *23*, 171 (1970)
Sandegard, E.: The results of expectant treatment of ureterolithiasis: Follow-up study of kidney function and recurrence. Act Chir Scand *116*, 44–53 (1958)
Schmidt-Kloiber, H.: Energiewandler zur Steinzerstörung in den ableitenden Harnwegen des Menschen. Aktuel Nephrol *1*, 117 (1978)
Sigel, A., Büscher, H. K.: Grenzen der Operabilität bei Nephrolithiasis. In: Verh Dtsch Ges Urologie, 25. Tagung 1973 in Aachen. Nagel R (Hrsg), S. 248–249. Berlin Heidelberg New York: Springer 1974
Singh, M., Chapman, R., Tresidder, G. C., Blandy, J.: The fate of the unoperated staghorn calculus. Br Urol *45*, 581–585 (1973)
Smith, J. M., O'Flynn, J. D.: Transurethral removal of bladder stone: the place of litholapaxy. Br J Urol *49*, 401 (1977)
Smith, M. J. B., Boyce, W. H.: Anatropic nephrotomy and plastic calhyrhaphy. J Urol *99*, 521–527 (1968)

Sökeland, J., May, P.: Physiologische und Pathophysiologische Gesichtspunkte der Elektromanometrie und Elektromyographie. In: Ureterdynamik. Lutzeyer, W., Melchior, H. (Hrsg.), S. 114–118. Stuttgart: Thieme 1969
Steigleder, G. K.: Konstruktionsanalytische Untersuchungen an den ableitenden Harnwegen. Bruns' Beitr. klin. Chir. *178*, 623 (1949)
Stewart, H. H.: The surgery of the kidney in the treatment of renal stone. Br J Urol *32*, 392–415 (1960)
Sücker, I., Catsch, A., Timmermann, A., Landecker, H. M., Koll, W.: Die Möglichkeiten der Nierensteinauflösung; klinische und experimentelle Probleme. Urologe [A] *1*, 205 (1962)
Swan, H. J. C., Ganz, W., Forrester, J., Marcus, H., Diamond, G., Chonette, D.: Catherization of the heart in man with use of a flow-directed baloon-tipped catheter. N Engl J Med *283*, 447–451 (1970)
Terhorst, B., Lutzeyer, W., Cichos, M., Pohlmann, R.: Die Zerstörung von Harnsteinen durch Ultraschall. Urol int *27*, 458 (1972)
Terhorst, B., Cichos, M., Versin, F., Buss, H.: Der Einfluß von elektrohydraulischen Schlagwellen und Ultraschall auf das Uroepithel. Urologe [A] *14*, 41 (1975)
Tessler, A. N., Kossow, J.: Electrohydraulic stone disintegration. Urology *5*, 470 (1975)
Thiel, W.: Anatomie. In: Radiologische Diagnostik der Harnorgane. Vogler, E. (Hrsg.), S. 44–46. Stuttgart: Thieme 1974
Timmermann, A., Kallistratos, G.: Modern aspects of chemical dissolution of human renal calculi by irrigation. J Urol *95*, 469 (1966)
Ueno, A., Kawamura, T., Ogawa, A., Takayasu, H.: Relation of spontaneous passage of ureteral calculi to size. Urology *10*, 544 (1977)
Vahlensieck, W.: Das Harnsteinleiden. Nieren-Hochdruckkrankheiten *6*, 270–276 (1973a)
Vahlensieck, W.: Das Harnsteinleiden. Wien Med Wochenschr *39*, 561–566 (1973b)
Vahlensieck, W.: Epidemiologie und Klinik der Urolithiasis. Aktuel Ernährungsmed *2*, 76–81 (1977)
Wagenknecht, L. V., Hupe, W., Bücheler, E., Klosterhalfen, H.: Selective hypothermic perfusion of the kidney for intrarenal surgery. Eur Urol *3*, 62–68 (1977)
Wald, U., Caine, M., Salomon, H.: Ist die Nierenteilresektion bei Nephrolithiasis noch indiziert? Aktuel Urol *9*, 263–269 (1978)
Walsh, A.: An aggressive approach to stones in the lower ureter. Br J Urol *46*, 11 (1974)
Wickham, J. E. A., Hanley, H. G., Joekes, A. N.: Regional renal hypothermia. Br J Urol *39*, 727–742 (1967)
Wickham, J. E. A., Coe, N., Ward, J. P.: 100 cases of nephrolithotomy under hypotherma. Eur Urol *1*, 71–74 (1975)
Wilhelm, E., Sigel, A.: Die transvenöse Perfusion, eine neue Methode der regionalen Hypothermie. Urologe [A] *17*, 54–57 (1978)
Zeiss, L.: 20 Jahre Zeiss Schlinge. München, Berlin: Urban-Schwarzenberg 1959
Zinner, N. R., Datta, N. S., Fay, R.: Cystometrics during endoscopy of a ureterocele: determination of potential for reflux. J Urol *117*, 562 (1977)

Tafelanhang

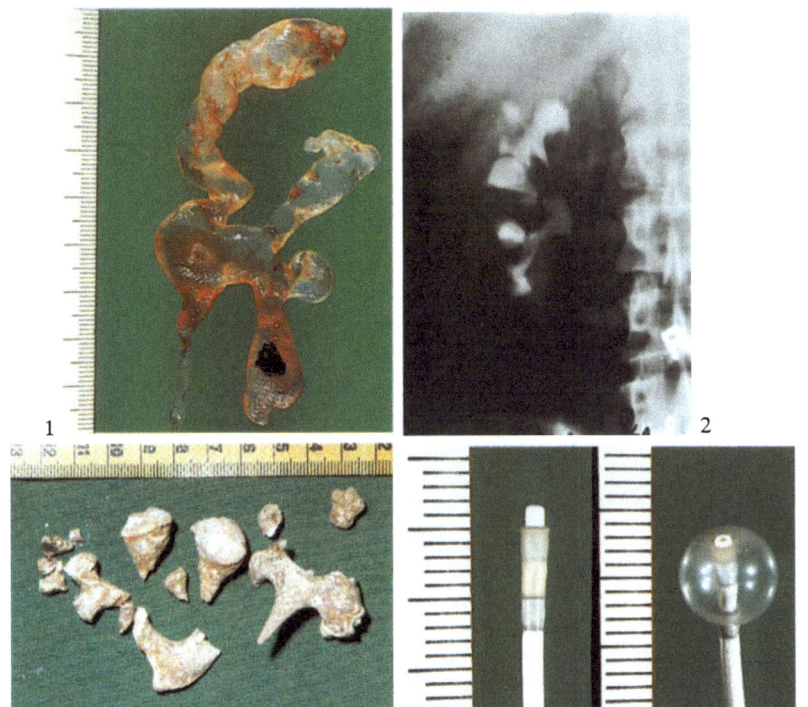

Tafel I

I.1. E. Schl., ♀, 60 J. In toto aus dem Nierenbecken extrahiertes Fibrinkoagel mit eingeschlossenem Nierenkelchkonkrement

I.2. B. H. ♀, 48 Jahre, Nierenbeckenausgußstein rechts (Röntgennierenübersicht)

I.3. Nierenbeckenausgußstein mit pilzartig entwickelten Kelchanteilen, operative Entfernung durch ausgedehnte Nephrotomie (B. H. ♀, 48 Jahre)

I.4. Swan-Ganz-Katheter zur Blockung der Nierenarterie und gleichzeitiger Perfusion

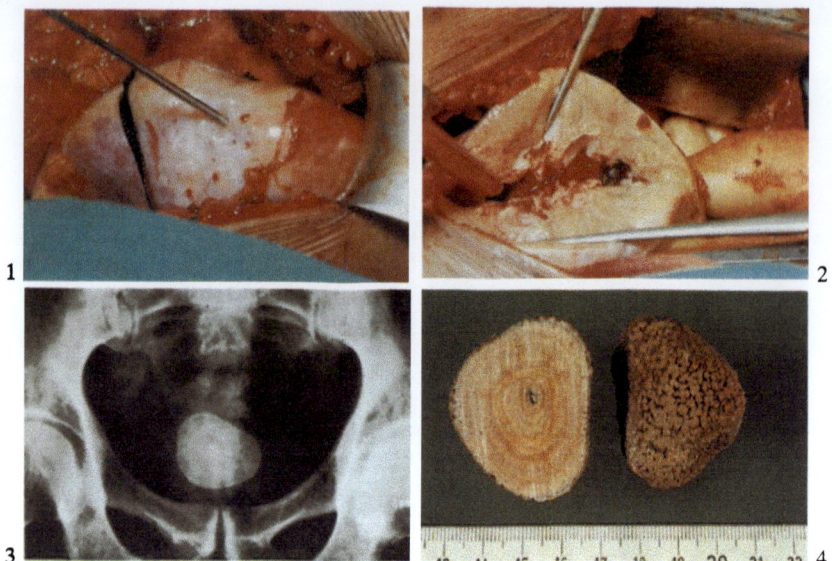

Tafel II

II.1. Hypothermie der Niere durch intraarterielle Ballonocclusion und Perfusion. Die blasse Organfarbe zeigt die erfolgreiche Perfusion. Temperaturmessung 20 °C.

II.2. Perfundierte Niere nach Nephrotomie, Ausräumung der Konkremente

II.3. J. F. ♂, 68 Jahre, Röntgenharnblasenübersicht: Großer Harnblasenstein

II.4. Entfernung des Harnblasensteines durch Sectio alta, Schnittfläche des Harnblasenkonkrementes

MIX
Papier aus verantwortungsvollen Quellen
Paper from responsible sources
FSC® C105338

If you have any concerns about our products,
you can contact us on
ProductSafety@springernature.com

In case Publisher is established outside the EU,
the EU authorized representative is:
**Springer Nature Customer Service Center GmbH
Europaplatz 3, 69115 Heidelberg, Germany**

Printed by Libri Plureos GmbH
in Hamburg, Germany